L'Islam de la Mecque à Oslo

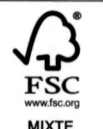

Abraham Brami

L'Islam de la Mecque à Oslo

Le Code de la propriété intellectuelle interdit les copies ou reproductions destinées à une utilisation collective. Toute représentation ou reproduction intégrale ou partielle faite par quelque procédé que ce soit, sans le consentement de l'auteur ou de ses ayants cause, est illicite et constitue une contrefaçon sanctionnée par les articles L.335-2 et suivants du Code de la propriété intellectuelle.

© 2010 Gilbert Brami
Edition : Books on Demand, 12/14, rond-point des Champs Elysées, 75008 Paris, France
Imprimé par : Books on Demand GmbH, Allemagne
ISBN 978-2-8106-1125-6
Dépôt légal : juin 2010

Table

Introduction	13

1ᵉʳ chapitre
Chronologie des événements	17
La religion	22
Les trois monothéismes et la laïcité	27
Surprises – surprises	29

2ᵉ chapitre
Décor historique en Arabie	30
La région	31
Les Sémites	33
La religion pendant la djâhiliya (le paganisme)	36

3ᵉ chapitre
La langue arabe socle religieux de conquête et d'assimilation	41
Le Yémen : l'Arabie du Sud se convertit au judaïsme	42
L'Arabie du Nord, celle des déserts	44
Famille, clan et tribu socle de survie de l'Arabe du nord	46

4ᵉ chapitre
Les juifs en Arabie	48
La péninsule d'Arabie	50

5ᵉ chapitre
Pendant ce temps en Perse	54
L'imagerie (icône) et les hérésies ou le fracassement de la chrétienté	55
L'icône ou l'image sublimée (Le veau d'or façon christique)	57
La Mecque, Yathrib et Taïèf	58

6ᵉ chapitre
Chronologie de la biographie de Mohamed	60
Qui commandait au temps antéislamique à La Mecque ?	61
Mohamed et la tribu Quraychite	63

Situation à Yathrib (Médine) avant l'Hégire 64
Khadîdja cherche un époux et prédications faites à La Mecque . . . 65

7ᵉ chapitre
Mohamed commence ses prédications 69
Jérusalem et le Mont du Temple 72
Les versets sataniques 73

8ᵉ chapitre
Stratégie de conquête du pouvoir du clan omeyyade et contrôle
de l'Avertisseur 77
Le Mystère de l'Hégire 78
Alliance secrète des clans Hachémite et Omeyyade 79
Questionnement que tout croyant sincère devrait se poser 85

9ᵉ chapitre
L'exil à Yathrib ou l'Hégire 87
La vie à Yathrib s'organise autour des nouveaux venus 90
L'Hégire ou vassalité de Yathrib 91

10ᵉ chapitre
La vie dans l'oasis de Yathrib s'organise 94

11ᵉ chapitre
Comparant les prédications de Mohamed à Yathrib (Médine)
avec celles énoncées précédemment à La Mecque 98
Conflits d'idées entre Judaïsme et Islam 99
Changement de direction qibla 101
Ressentiments de Zeyd ben Hâritha envers Mohamed 102

12ᵉ chapitre
L'Islam usurpateur des âmes 103
L'Islam imite le précédent chrétien (fausses accusations contre
le judaïsme) 105
Qui était véritablement Mohamed – Mahomet ? 106
Mohamed était-il un prophète ? 108

13ᵉ chapitre
Silences et personnages à l'origine de la révélation coranique   112
La bataille de Badr : 15 mars 624   116
La bataille de Uhud : 23 mars 625   123
Transgression du mois sacré à Nakhla sur les ordres de Mohamed   125
Siège de Yathrib : 31 mars 627 ou expédition du Khandaq ou du Fossé   128

14ᵉ chapitre
Aïcha s'égare   133
La punition d'Aïcha concoctée par son époux   134
Le traité el-Hudaybiyah   135
Le pèlerinage dit d'adieu   137

15ᵉ chapitre
Décès de Mohamed   141

16ᵉ chapitre
Abû Bakr 1er calife rachidüm   144
Sacralisation du Messager d'Allah   149

17ᵉ chapitre
Jihâd   153
Un éclairage sur certains versets du Livre saint du Coran   154

18ᵉ chapitre
Informations sur les recensions du Coran   162
Deuxième compilation coranique   163
Héritage du Messager d'Allah   166
L'ümma vole en éclats et l'Islam part en guerre   173

19ᵉ chapitre
L'Islam s'impose en Arabie du Sud et se lance à la conquête de l'empire byzantin sous le califat d'Omar   177

20ᵉ chapitre
Jérusalem de chrétienne devient musulmane   179

21e chapitre
  Mohamed, sceau des prophètes ? — 183

22e chapitre
  Causes de l'expansionnisme islamique en terre chrétienne — 187

23e chapitre
  Adhésion à l'Islam des chrétiens sémites persécutés par Byzance — 190
  Mère, sœur, épouse et fille en terre d'Islam — 193

24e chapitre
  Fondation de la dynastie omeyyade de Damas — 197
  Allah – Lui sait rendre Justice ! — 199

25e chapitre
  La conquête du Maghreb par les Arabo-islamiques de l'an 675 à l'an 708 — 202

26e chapitre
  Fin de la saga de la reine berbère — 215

27e chapitre
  Changement de dynastie — 221

28e chapitre
  Le Coran entre transcendance et Histoire — 226

29e chapitre
  L'Islam pendant le mutazilisme — 233

30e chapitre
  L'Islam propage philosophie et rationalisme — 239
  Les croisades — 240
  Critique objective du corpus coranique : — 243
  Husayn al-Hallaj – Perse – 887-922 — 244
  Ibn Sina dit Avicenne – Perse – 980-1037 — 246
  Ibn Tufayl – Andalousie – (Espagne) 1096 – 1179 — 249
  Averroès – Ibn Rush – Andalousie (Espagne) 1126-1198 — 252

Ruzbehan Baqli, Perse – 1126-1209	257
Fakhr al-Din al-Razi, Perse – 1149-1209	258
Shihab al-Din Yahya al-Suhrawardi, Perse – 1155-1191	259

31ᵉ chapitre

3e compilation du Coran et rajouts du Hadith et la Sîra	262
Les Mongols	263
Rajout à la Sîra – Biographie du Messager d'Allah à la 3e compilation du Coran	264
Rajout au Hadith – dires, faits et actions de l'Avertisseur à la 3e compilation du Coran	265

32ᵉ chapitre

L'âge d'or en Andalousie ou le califat omeyyade	270
Au XIIe siècle, le Livre du Coran est rangé dans une niche métaphysique	272
D'après les propres Écritures saintes islamiques, la révélation reçue par Mohamed était destinée exclusivement aux Arabes d'Arabie !	273

33ᵉ chapitre

La Tradition remplace le savoir	279
Suite de la révélation coranique « Coran Incréé »	284
Les théologiens théorisent l'Islam	284
Le Coran et les autres	288

34ᵉ chapitre

Le soufisme (mysticisme)	290
Muhyi al-Din Ibn Arabi, Andalousie – 1165-1241	293
Les difficultés attachées au Coran.	296
Évolution des penseurs musulmans après les Lumières mutazilites	298
Les Almohades	300
Point de vue juif sur le Coran	302

35ᵉ chapitre
Au XIIIe siècle, le théologien juif, Saad Ibn Kammuna fit
une analyse critique et rationnelle du texte coranique ... 303
Maimonide ... 304

36ᵉ chapitre
Aujourd'hui l'islam ... 306

37ᵉ chapitre
L'Islam est à la fois religion, état et civilisation ... 308
Les Mamelouks, ensuite les Ottomans ... 313
La domination turque sur l'Islam ... 313
Le début de la fin de Byzance ... 313
Après la disparition de Constantinople ... 314
L'évolution musulmane ... 315
Institutionnalisation de la révélation coranique ... 317

38ᵉ chapitre
Critique du texte coranique passée sous silence ... 320
Curieuses similitudes ... 321
La critique coranique se poursuit sans bruit ... 323
La prière ... 327

39ᵉ chapitre
Les versets contradictoires du Coran ... 329
Conséquences de la lutte anti-coloniale ... 330
La civilisation islamique ... 333

40ᵉ chapitre
Nouvelles attitudes des musulmans ... 336
Faire connaître la Shoah aux musulmans ... 339
Le projet Aladin ou faire connaître la Shoah aux musulmans ... 340
L'Islam intégriste révèle ses ambitions au monde ... 344
Timide retour actuel du mutazilisme ... 347
Les grands penseurs de l'Islam ... 349

41ᵉ chapitre
Propagation de philosophie et rationalisme par l'Islam 352
L'émir Abd el-Kader, Algérie – 1807 – 1883 354

42ᵉ chapitre
Les grands penseurs de l'Islam je cite certains nouveaux penseurs, ceux qui se distinguent pour ramener la religion musulmane au siècle des Lumières 358
Mohammed II bey de Tunisie – 1810 – 1859 359
Sir Mohammed Iqbal – 1876 – 1938 359
Cheikh Mohammed Achraf 360
Cheikh Ali Abderrazak 361
Docteur Amir Ali – 1953 362
Cheikh Abdulhamid Bakhit – 1956 363
Maruf al-Rusafi, Mésopotamie – 1875 – 1945 364
Le martyr du Soudanais Muhammad Taha – 1908 – 1985 367
Le cadi Ali Abd al-Raziq – Égypte 371
L'évolution des penseurs juifs 371
Mise au point sur certains pratiques 373

43ᵉ chapitre
Chronologie historique de l'Islam arabe des conquêtes à la civilisation 375
L'Islam a–t-il un avenir ? 377
L'intégrisme 378
Le crépuscule de l'Islam 383
Réclamez des fatwas condamnant le terrorisme et les terroristes 387

Conclusion 390
Combat inégale entre intégrisme et liberté 391

Lexique 397

Introduction

Ibn Khaldoun, grand historien et sociologue tunisien du XVe siècle, affirmait :

« L'avenir ressemble au passé plus encore que l'eau ne ressemble à l'eau ».

À l'évidence, si le présent n'est pas la réplique exacte du passé, celui-ci nous éclaire sur le présent et guide vers le futur, à la condition de ne pas recommencer les erreurs faites jadis. Deux phénomènes dominent la vie de chacun de nous : la recherche de la vérité et celui qui manipule les masses plus préoccupées par leur quotidien que par l'étude de l'histoire des religions.

Sans aller prétendre qu'il faut chercher l'explication du présent dans le passé et qu'il faut rechercher dans l'histoire du monde arabe les racines profondes des remous actuels, je suis pour ma part convaincu que seule la connaissance sans complaisance de ce passé est susceptible d'apporter des éléments de réponse aux événements qui agitent le monde arabo-islamique de la région du Proche et Moyen Orient. Autrement dit, les élites orientales, musulmanes, à l'instar des élites occidentales, chrétiennes, du XIXe siècle, doivent imposer une étude critique scripturaire du Coran et des hadiths, pour débarrasser cette religion du folklore religieux, où les tenants d'un pouvoir absolu et corrompu l'ont plongée à partir de la fin du IXe siècle de notre ère, avec la complicité active des théologiens.

Peut-on prétendre que le fait arabo-islamique, après avoir occupé la scène du monde et tenu un rôle de premier plan pendant trois siècles, a disparu dans la poubelle de l'histoire, sans laisser de trace apparente ? Cette méconnaissance de l'Islam et de la civilisation à laquelle il a donné naissance, comme les ravages opérés par un enseignement occidental qui occulte l'apport oriental, expose la plupart d'entre nous à l'aveuglement des préjugés ou des passions. L'ignorance, ici et encore, est toujours mère de tous les fanatismes.

Il est clair que si une poignée de cavaliers d'Allah surgissant du désert a pu d'un même mouvement détruire deux empires, celui de Byzance et de la Perse[1], c'est que cette cavalcade extraordinaire libérait l'Orient d'un assujettissement millénaire à l'Occident gréco-latin. Les Sémites rejetaient la colonisation gréco-latine qui durait depuis un millénaire. Ils trouvaient qu'ils avaient plus d'affinité avec les nouveaux envahisseurs sémites qu'avec les gréco-latins qui les asservissaient depuis la conquête d'Alexandre le Grand, et de plus les persécutaient à la suite de divergences religieuses ayant trait à l'imagerie (**icône**) et à la nature du Christ (« **Sauveur consacré** »).

Mais le mythe de l'assemblée des croyants, l'ümma amputée d'un de ses composants, qui n'a jamais véritablement vu le jour, fera vivre les masses misérables hors de l'histoire, sur le mode mythique ou fantasmatique de l'oppression musulmane. Du Machrek au Maghreb, bien qu'appartenant à des ethnies différentes, avec une histoire distincte, les peuples furent conditionnés par le conquérant arabo-islamique. Ce colonisateur a gommé la mémoire collective des nations qu'il soumit par le glaive, pour qu'elles constituent une unité fondamentale à travers le fait religieux et la langue arabe. L'Islam, après avoir imposé la primauté de la fidélité de la foi sur celle du clan et de la tribu en Arabie, imposa la même disposition aux nations qu'il soumit à son joug.

Mais la solidarité historique, cultuelle et culturelle, qui unit les différentes composantes de l'Islam est un vernis qui craque de toute part. Elle prend des formes violentes parce qu'elle a, à sa source, des traumatismes qui ont bridé l'épanouissement de la personnalité et les traditions des peuples conquis. Oppressés, brimés, humiliés par des conquérants venus d'ailleurs, les déshérités de la mosaïque des ethnies ont toujours voulu s'affranchir de cette pesante tutelle, que ce soit en Afrique, en Asie ou en Europe.

Parce que l'Islam, après un début prometteur, tourna le dos à la science, à la philosophie et à la médecine, il y a plus d'une dizaine de siècles, il s'est

---

1 La Perse bien que conquise par les Omeyyades en l'an 642 de notre ère, il fut seulement islamisé entre l'an 874-999 de notre ère.

enfermé dans la magnificence d'un passé mythique qui permettait aux pouvoirs corrompus de gouverner des ignorants. Pouvoir en grande partie responsable aujourd'hui du climat d'aberration dans lequel baigne le monde arabo-islamique. S'il y eut dans le passé et aujourd'hui des musulmans sincères et courageux, qui voulurent et veulent élaguer du Coran, ou du moins dans la pratique de l'Islam, les versets dits abrogeants, c'est-à-dire prétendument la plupart de ceux qui furent édictés à Yathrib (Médine) par Mohamed sous la pression des événements politiques militaires ou matrimoniaux, leurs efforts furent et sont voués à l'échec. À l'évidence, la plupart des théologiens qu'ils soient juifs, chrétiens ou musulmans, craignent qu'en aménageant l'édifice religieux ancestral pour l'adapter au monde d'aujourd'hui, le château de cartes dont ils avaient hérité ne s'effondre à tout jamais. Cette frilosité et surtout le fait d'un manque de foi dans l'enracinement de leur propre croyance dans le subconscient de leurs sectaires sont le principal obstacle à toute évolution religieuse. Il est vrai que l'on ne peut pas demander à une catégorie socioprofessionnelle de se suicider spontanément.

J'ai entrepris ce travail dans la perspective d'apporter ma contribution à une meilleure compréhension historique de l'Islam, première religion monothéiste de notre planète.

Mais si ardent soit mon désir d'apporter ma pierre à la connaissance du vrai et d'intéresser tous ceux qui veulent savoir avant de juger, celui-ci n'eût pas suffi sans la lecture des ouvrages, des études et des articles auxquels je me réfère, et qui forment en partie la substance de ce livre. Je tiens à remercier les historiens et tous les spécialistes des problèmes arabo-musulmans auxquels j'ai eu particulièrement recours, et envers qui j'ai contracté une lourde dette. Ils sont cités sans ordre :

René Kalisky, W. Montgommery Watt, Dominique Sourdel, Henri Sérouya, Philip K. Hitti, Maxime Rodinson, René Grousset, Eric Rouleau, Raymond Charles, Jean-Pierre Alem, Jean et Simone Lacourture, Edouard Montet, Georges Marçais, Benoist-Méchin, André Chouraki, Robert Matran, Pierre Bloch, Hassan Riad, Vincent Monteil, Gilles Képel et l'Américain Bernard Lewis, Malek Chebel, Salah Stetie, Abdelwahab Meddeb, Abdelmajid Charfi.

Mais cette liste n'est pas exhaustive et par avance je m'excuse envers ceux ou celles que j'ai omis de citer.

Il est regrettable qu'au cours de l'Histoire, les différents entre religions et cultures aient conduit au fanatisme et au déclenchement de guerres destructrices où l'effusion de sang eut comme seule justification d'asseoir ou maintenir au pouvoir des hommes sans foi ni loi qui se servirent de Dieu au lieu de le servir.

Mise en garde :
Les ayats (versets) cités dans cet ouvrage figurent dans la traduction du Coran fait soit par M. Kasisirsski soit par le Cheik Hamza Boubakeur.

1ᵉʳ chapitre

Chronologie des événements

Les princes manipulèrent sans scrupule l'écriture scripturaire avec la complicité des clercs exégètes, des demi-lettrés, des gens du ressentiment. L'espoir peut cacher la peur, mais pas la réalité. Mythes et mythologies sont le moteur de l'humanité, cette idée est le verso de la pensée marxiste qui prétend que c'est l'économie.

Nul ne peut prétendre expliquer les Écritures saintes ou en comprendre le sens sans les replacer dans le contexte historique qui les a vues naître.

En l'an 619, mort de Khadîdja, première épouse du Prophète de l'Islam pour laquelle il resta monogame. Elle lui donna trois filles : **Zeynab, Rouqayya** et **Fatma.**

En l'an 620, après le refus de la cité de Taïëf d'héberger le Prophète de l'Islam et ses adeptes, ce dernier rencontra des Yathribois, à l'occasion du rassemblement annuel des tribus arabes idolâtres, qui à cette occasion venaient vendre leurs productions artisanales. Ils écoutèrent ses prédications ; à la suite de quoi, il leur demanda de l'accueillir avec ses quelques adeptes dans leur oasis. Ils lui promirent de consulter leurs coreligionnaires. De retour à La Mecque l'année d'après, ils autorisèrent Mohamed et ses quelques dizaines d'adeptes à séjourner dans leur oasis. Ils s'imaginaient avoir trouvé en lui un allié qui pourrait convertir au monothéisme les arabes idolâtres qui s'étaient infiltrés dans leur oasis. Un accord, sous forme d'une constitution, fut conclu entre les trois tribus juives et Mohamed au nom de ses adeptes.

En l'an 621, à la suite de l'accord intervenu avec les trois tribus juives, il envoie à l'oasis de Yathrib une quarantaine de personnes dont quinze femmes qui furent du voyage.

Lorsqu'on considère le petit nombre des adeptes islamistes et l'importance en nombre des trois tribus juives propriétaires de l'oasis de Yathrib, on est étonné de la passivité de celles-ci face à quelques dizaines de musulmans fraîchement convertis par l'Avertisseur. Il suffisait à l'une des tribus juives d'agir seule ou en concertation avec les deux autres tribus pour annihiler les forces de destruction mises en œuvre par le Messager d'Allah et ses compères.

Ce différentiel entre homme et femme fut peut-être une coïncidence, mais il permit par la suite, grâce aux alliances matrimoniales, l'infiltration des adeptes mahométans au sein des deux tribus arabo-idolâtres pour les retourner contre les trois tribus juives propriétaires de l'oasis d'Yathrib.

Le Messager de l'Islam, agissant contre tout comportement rationnel, après la fuite de ses sectaires à Yathrib, demeura seul sans protection à La Mecque. Là, des événements aux dates indéterminées sont à signaler. Ils eurent une immense importance pour l'extension de la révélation coranique en Arabie et partout ailleurs.

Pendant cette période où le Messager d'Allah demeura seul à La Mecque, une alliance inexplicable se conclut entre ce dernier et le clan Omeyyade, scellée par des échanges matrimoniaux et le versement d'un pactole financier.

1 – Conversion aux prédications coraniques de son riche oncle Abû Bakr, du clan Hachémite, qui offrit sa fillette Aïcha, âgée de 6 ans, comme épouse à Mohamed en conclusion de cette alliance. Celui-ci consomma son mariage lorsque cette enfant eut 9 ans.

2 – Tentative d'assassinat contre la personne de Mohamed par Omar el-Khattab, serviteur d'Abû Süfyân, chef du clan omeyyade. Conversion spectaculaire du meurtrier qui renonce à son crime et offre de son côté à celui qui aurait été sa victime sa fille Sahïfa comme troisième épouse.

3 – Ralliement d'un riche bourgeois mecquois, Othmân ben Affane du clan omeyyade. Il épousa Rouqayya une des filles de Mohamed

et offrit à ce dernier une importante somme d'argent contre la garantie d'être admis au paradis, quel que soit le nombre de ses péchés passés ou à venir.

Les termes de l'alliance sont clairs pour celui ou celle qui connaît l'histoire de l'Arabie du Nord. Il s'agissait d'utiliser les prédications de Mohamed pour imposer aux Arabes belliqueux la primauté de la foi sur celle du clan ou de la tribu.

Toutes ces alliances matrimoniales croisées dissimulaient en réalité une association secrète dont le but était la neutralisation de l'oasis de Yathrib. Les trois compères et leur parrain, qui n'était autre que le richissime Abû Süfyân, chef du clan Omeyyade, œuvrèrent dès l'Hégire à s'emparer de la Révélation coranique. Ce personnage ambitieux et sans scrupule contrôlait La Mecque et avait comme ambition d'être désigné comme roi d'Arabie du Nord. Mais il craignait que son couronnement ne soit éphémère. La turbulence arabe n'était pas un mythe. Les prédications de Mohamed lui donnèrent l'idée de substituer à la fidélité au clan et à la tribu celle de la foi à l'Islam.

Après le décès du Prophète de l'Islam, il fallait bien vivre, les arabo-islamiques, qui n'avaient plus la possibilité de se battre entre eux, entreprirent des razzias en cascades contre les cités et villages insuffisamment défendus situés aux marches de l'empire byzantin. Et, comme l'appétit vient en mangeant, ils s'emparèrent presque par hasard de Damas, Jérusalem et Alexandrie. Les habitants chrétiens persécutés pour leurs convictions religieuses par l'Église byzantine, lassés du joug millénaire de la civilisation gréco-latine, accueillirent les conquérants arabo-islamiques, sémites comme eux, en libérateurs.

Hégire, le Prophète de l'Islam, se décida enfin à quitter La Mecque le **12 rabî 1 (= 24 septembre 622)** pour Yathrib avec ses trois compères accompagnés de leurs compagnes. Ce fut Omar el-Khattab qui décida de fixer à cette date l'ère islamique après le décès du Messager d'Allah.
Après l'épuration ethnique des juifs propriétaires de l'oasis de Yathrib, et la mort de Mohamed, cette oasis fut baptisée du nom de Médine par

Omar el-Khattab, deuxième calife. C'est encore ce calife qui décida de dater le calendrier lunaire musulman de l'Hégire fixé au 1er moharrem.

En l'an 624, soit en l'an 2 de l'Hégire, fut finalement entériné ce que le Prophète de l'Islam lui-même qualifie de « **Constitution de Yathrib (Médine)** »[2]. » Ce pacte conclu entre les trois tribus juives et les adeptes de l'Islam ne comprenait que les convertis de La Mecque, les Mouhadjiroûn de Quraych (**Expatriés**). Ce pacte, texte déterminant connu aujourd'hui sous le nom de « **Sahifa** » ou « **'ahd el-Médine** », (**convention, contrat social ou pacte**) constituait l'ébauche d'une véritable constitution. Parmi les bénéficiaires des droits édictés par la constitution de Yathrib figurent les Juifs qui, pourtant n'ont pas embrassé l'Islam ni n'ont manifesté l'intention de le faire. Les trois tribus juives piégées par leur adhésion à cette constitution ne réagirent pas lorsque le quatuor, par l'intermédiaire de Mohamed, se débarassa d'elles en invoquant pour chacune d'entre elles un prétexte autant mensongé que fallacieux.

Dix ans après l'Hégire, le Prophète de l'Islam décède seul, sa famille et ses adeptes sont tenus à l'écart, filles et petits-enfants, sans aucun de ses compagnons de luttes pour égayer ses derniers moments. Apparemment séquestré, il rendit son âme au Créateur la tête posée sur les genoux de sa bien-aimée Aïcha.

Il y a six principales écoles qui chapeautent la Révélation coranique :

Hanbalite, Malikite, Hanafite, Shafite, Zâhirite et Mutazilite.

L'humanité est une et indivisible. Cette révélation l'humanité l'accueillit avec scepticisme et indifférence. Et pourtant cette idée, vérité première portée pendant quarante siècles par les enfants d'Abraham est : Ce Qui Est. Elle n'a pas pris une seule ride depuis quarante siècles.

---

2 Alliance dite « la constitution de sahifa » ou « 'ahd el-Médine », qui constitue l'ümma.

Les peuples qui ne connaissent pas leur histoire sont condamnés à la revivre. C'est pourquoi, pour les juifs, l'Histoire n'a été qu'un terrible et effroyable recommencement.

L'imaginaire et l'angoisse, source des superstitions

Aristote disait :

« **Les hommes ne veulent pas savoir, ils veulent croire.** »

L'astrologie, les horoscopes, la pythie, voyantes et autres charlatans, nous submergent de leurs oracles. On peut se demander : comment les gens peuvent-ils croire à de telles fables ? Pourquoi cette attirance pour l'irrationnel ? Comment la magie peut-elle encore persister au sein d'une société scientifique, qui vit et utilise à chaque instant le progrès et les bienfaits de la science, et bénéficie instantanément des retombées des découvertes biologiques et technologiques ?

Avant d'entamer le sujet principal de mon récit, j'aimerais citer deux philosophes mystiques aristotéliciens musulmans de l'époque médiévale, mais ils ne furent pas les seuls. Deux hautes personnalités cordouanes :

Ibn Tufayl, l'**Abubakr** des Latins, et **Ibn Rush**, surnommé **Averroès** par les Latins, dont il fut l'un des disciples et successeur à la Cour de la dynastie **Almohade** à Cordoue (**1096-1179**), nous donne la recette du philosophe dans la cité sous forme d'une métaphore instructive. C'est le récit de **Hayy ibn Yaqzan**, un conte ou un récit philosophique, écrit entre l'an **1165** et l'an **1169**, où sont envisagés la nature, la vocation et l'avenir de l'homme[3]. Ambitieuse démarche s'il en est !

Le dilemme qui se pose à tout philosophe (**tout lettré**) :

– Que faire des masses populaires incultes ?

---
3 Le récit de cette métaphore est relaté en fin de livre.

- Doit-on leur tourner le dos ou vivre avec elles ?

- Peut-on amender la foule des incultes ou doit-on la considérer comme irrémédiablement perdue ?

Véritable dilemme qui est toujours d'actualité, comme le souligne si justement un dicton populaire :

« **On ne peut faire boire un âne qui n'a pas soif !** »

La tradition est la tragédie de l'âme et des ruptures existentielles ! Peut-on changer les mentalités forgées par des siècles de traditions conditionnées par la haine, la violence et le mépris de l'autre ?

La religion

Les religions, quelles qu'elles soient, furent des réponses à l'ignorance de l'homme face à l'immensité et aux mystères de la nature et de l'univers, ainsi qu'à son angoisse devant sa destinée et sa mort.

La science, dont les premiers balbutiements sont en rapport avec la contemplation du mouvement régulier des astres et les propriétés élémentaires, en apparence incompréhensibles, des nombres entiers, a réduit le champ de l'ignorance humaine, mais non pas celui de ses angoisses. Elle a toutefois donné à l'homme une certaine confiance en la Raison, faculté qui lui a permis de bâtir cet édifice imposant, qui a débuté avec la création de l'écriture cunéiforme il y a près de six mille ans, sous le règne de **Sargon 1er le Grand**, de la civilisation Akkado-sumérienne. L'écriture permit de transmettre chaque découverte de la nature sans la déformer par la tradition orale qui la transforme en légende. Le récit de la « **Tour de Babel** », que relate la Bible dans le rouleau de la Genèse, met justement en garde tout lecteur contre l'oralité.

La mesure du temps par le mouvement du Soleil et de la Lune est une faculté qui a donné lieu à la création des mathématiques chez les Grecs, vers le VIᵉ siècle avant notre ère, et qui, alliée à l'observation expérimentale, permit le prodigieux essor de la connaissance scientifique de l'humanité, depuis que les hommes ont abandonné l'alchimie et l'imitation de la nature pour se consacrer à la découverte de ses secrets. Cette période s'étend arbitrairement de **Copernic — Galilée — Newton** jusqu'aux découvertes contemporaines des particules élémentaires, du code génétique et du Big-Bang.

Plus cette Raison était triomphante, plus les hommes qui s'en servaient ont espéré qu'elle donnerait un jour la clé de l'énigme humaine : **pourquoi nous ?** Ils crurent aussi qu'elle pouvait être le guide de leurs actions et, par conséquent, chasser le mal et l'injustice. Égoïstement, ils oublièrent que s'il y a plusieurs civilisations, il y a une seule race humaine et que l'homme ne pouvait se sauver tout seul.

Cette puissance de la Raison fut exploitée par ceux qu'on appelle les philosophes de l'Antiquité classique, de la scolastique du Moyen-Âge, auxquels ont succédé les tenants de la philosophie moderne et contemporaine.

L'homme exige des philosophes qu'ils répondent aux trois questions qu'il juge essentielles :

– Que puis-je savoir ?
– Que puis-je faire ?
– Que puis-je espérer ?

Ces trois questions ramènent l'homme à son point de départ : **pourquoi l'homme ?** L'homme est le produit de la nature. Une espèce animale dotée d'un langage créé après des millions d'années de tâtonnement par une société urbanisée expansionniste. Ce gigantisme contraignit l'homme à s'éloigner de la nature et surtout imaginer l'écriture pour se construire les outils de contrôles et de communications nécessaires à ce développement qui remet en cause le concept religieux de la transcendance.

Or tous ces philosophes butèrent contre un obstacle : **la Raison à ses limites**. Il est des concepts, des idées, qu'elle peut approcher, mais non pas comprendre. Comment concilier le fait que les choses soient à la fois « **multiples** » et « **unes** » ? Tout Ce Qui Est évolue, se transforme, disparaît et ressuscite. L'Être est Unique, il est Un et on ne pouvait ni le penser, ni le connaître, car toute connaissance introduit de la multiplicité dans Ce Qui Est connu. Affirmer que « **l'Un est** », c'est lui attribuer deux qualités, l'unité et l'être, et dès lors amputer son Unité primordiale.

Par religion, on entend généralement un ensemble cultuel qu'on peut définir par les points suivants :

1 – L'existence d'une religion est codifiée par un ensemble de gestes et de diverses pratiques. Ce rituel fortement chargé de symboles s'accomplit dans le but explicite de rendre hommage à un être transcendant, ou d'en obtenir les faveurs.

2 – L'exigence d'adhérer à une croyance définie relève de la nécessité de se fondre dans le groupe de sa naissance ou dans celui du groupe dominant.

3 – La religion est la fonction sociale qui intègre les individualités spirituelles en une conscience collective et, par là, assure l'homogénéité du groupe.

4 – La religion n'est pas affaire de raison, mais de foi. Il importe peu à celui qui a la foi d'acquérir ou de comprendre l'enseignement qui la porte.

5 – Le salut de l'homme dépend de la grâce de Dieu et de l'interface qu'il utilise. Jésus affirmait à la Samaritaine :

« **Vous adorez ce que vous ne connaissez pas. Nous adorant ce que nous connaissons car le Salut vient des juifs** » (Ev. Jn. 4, 22).

Quant à **Saint-Augustin**, juif par sa mère, après avoir vécu en païen, il s'essaya au judaïsme, mais trouvant l'enseignement de Moïse (**Joug de la loi**) trop contraignant, il fut conduit à la conversion au christianisme par l'évêque de Milan, futur saint Ambroise. Pour contraindre les chrétiens à l'unité, il enseigna l'application de la loi « **catholique** », c'est-à-dire les décisions conciliaires, par l'intolérance envers les hérétiques, autrement dit, contre ceux qui s'obstinaient à pratiquer la foi christique léguée par leurs pères. Il chercha et trouva dans l'Évangile selon Luc, au chapitre XIV dans la **parabole du notable** au verset 23, une phrase déconnectée de son contexte historique permettant d'appliquer sa doctrine d'intolérance et de conversion forcée.

L'Islam adopta ce même principe intégriste sans état d'âme, pour museler toute opposition.

Il y a plus de quinze siècles, Saint-Augustin enseignait aux baptisés (**chrétiens**) :

« **Nous sommes juifs, non par le sang (mais qui l'est ?), mais par l'esprit (qui le conteste ?)** »

Le chrétien lambda bien qu'il sache que Jésus, les Apôtres, Paul l'apôtre des Gentils, et ceux qui ont initié, propagé et transmis l'espérance messianique déjà réalisée à l'humanité, étaient des juifs pratiquant l'enseignement de Moïse (Joug de la Loi), refuse dans son subconscient d'admettre cette évidente Vérité historique. Ce refus subliminal aveugle également la conscience de ceux et de celles qui se disent musulmans, c'est-à-dire soumis à la volonté Divine. Les islamistes, qui se prétendent croyants refusent d'appliquer les prescriptions coraniques favorables aux juifs et aux chrétiens.

Saint-Augustin considérait que les épreuves qui frappaient l'humanité ne sont qu'épreuves et châtiments voulus par le Créateur. Comme les juifs, Saint-Augustin, attribue les victoires à Dieu et les défaites à la mécréance des hommes.

Peut-être sciemment, peut-être inconsciemment, les auteurs ou les scribes, allez savoir, des Écritures saintes laissèrent traîner certaines contradictions dans leur récit, où tout lecteur attentif peut en déceler la rupture avec le texte et découvrir ainsi la vérité de Ce Qui Est réellement passé dans le temps jadis.

La religion, ou plus précisément les religions font partie de la culture et des civilisations où elles prirent racines. Elles ont marqué le patrimoine intellectuel, artistique, politique des peuples. Croyants ou non, nous devons les connaître si nous voulons nous comprendre.

Chacun de nous dans son genre a besoin de connaître le fait religieux et de l'analyser, de débattre à son sujet dans un esprit de liberté et de critique objective.

Mon but est de faciliter l'accès à un univers complexe et foisonnant, multiple et contradictoire, de fournir des éléments de connaissance et de discernement pour mieux savoir et comprendre la diversité cultuelle et culturelle des hommes et des femmes qui vivent sur notre planète bleue. Dans ce monde où religion et spiritualité jouent un rôle crucial.

La terre appartient au Seigneur, Allah, celle de Canaan, Il l'a donnée aux enfants d'Israël. (Judée-Samarie = Palestine). (Cn. La Table, V. 23-29)

La religion, dans la mesure où elle consiste en croyances et pratiques prescrites par un législateur humain, peut être fondée à n'importe quel moment de l'évolution de la société, mais sa perfection dépend du stade qu'auraient atteint la pensée et l'expérience humaine évoluées. La religion humaine, binôme de l'histoire de l'humanité, est entraînée dans la circulation des biens culturels à travers des frontières nationales et elle est sujette au plagiat de la part de soi-disant fondateurs en quête de renommée et de gloire. Aussi est-elle prise dans le mouvement cyclique de l'histoire (**guerre**).

La philosophie de la religion est une sagesse humaine, un effort visant à élucider les êtres et les événements (**divins**) qui ont changé la face du monde et amené les humains à penser et agir de manière radicalement différente. La philosophie de la question consistait à savoir comment rendre ce phénomène religieux intelligible.

La religion monothéiste se veut distributrice des richesses aux déshérités, protectrice de la veuve et de l'orphelin. Elle canalise la violence vers des lendemains qui chantent et l'espérance d'une vie idyllique dans un monde meilleur qui aspire à l'équité.

C'est de bon droit et avec sincérité que certains hommes politiques musulmans se sont opposés au projet qui fait de l'Islam encore aujourd'hui la religion de l'État. L'argumentation rationnelle qu'ils mettent en avant se résume comme suit :

« Il est hypocrite de prescrire l'Islam comme religion d'État avec l'intention de ne pas appliquer les préceptes en faveur des déshérités, sachant qu'il est impossible de passer de l'écrit à l'acte. Si nous ne voulons pas d'une religion d'État, c'est pour éviter à cette religion l'injure d'être bafouée et invoquée à la légère. Car à quoi sert de se référer à une religion, alors que les règles religieuses ne peuvent être appliquées. »

Les trois monothéismes et la laïcité

Comme certains s'obstinaient à ignorer, jusqu'à un passé récent, que les prédications de Paul et celles de Mohamed portèrent à l'universalité le message divin, c'est-à-dire le monothéisme : un unique Dieu pour une seule humanité, le christianisme et l'Islam portèrent à l'humanité l'espérance juive à travers le monothéisme d'Abraham et les sept commandements de Noé. Il faut reconnaître et affirmer haut et fort qu'à partir du XIXe siècle, la laïcité et la démocratie prirent le relais pour appliquer le volet social et responsable envers son prochain dans la nation, prolongé ensuite de par le monde.

La question qui est posée aujourd'hui :

« **Que dis-tu de ton frère (l'humanité) ?** »

La laïcité est le résultat d'une opération historique de critique du dogmatisme des religions qui a permis d'instaurer un humanisme fondé sur la capacité d'interrogation et de mise en cause des religions. Ainsi, les valeurs universelles sont sorties de l'abîme de l'obscurantisme, où s'étaient fourvoyées les institutions religieuses, pour devenir le bien commun de la société. Il est évident que si la critique dédramatise, elle désenchante un peu ce qu'elle touche. Or l'homme à un besoin existentiel d'espérance, il espère contre toute espérance. C'est sur cette crête que surfent les gourous de toutes religions ou superstitions, mais également tous les jeux de hasard.

Avant de passer à la critique des trois monothéismes, nous devons nous interroger sur la conception de la civilisation que chaque religion véhicule et impose. Comment dépasser l'attitude tactique de tolérance pour établir un véritable rapport de compréhension entre les hommes, quelle que soit leur croyance ?

Si le judaïsme n'est pas adossé à une civilisation, c'est parce qu'il n'a jamais eu de pouvoir national impérial et expansionniste, pouvoir qui lui aurait permis de faire prospérer et imposer un mode de vie spécifique à une région, mais aussi de se perdre par l'assimilation des mythes et des superstitions qui imprégnaient ces conquêtes.

Maïmonide (1138-1204), médecin, rabbin et philosophe aristotélicien, est le seul décisionnaire qui se soit appliqué à définir systématiquement le statut de l'éthique religieuse universelle du point vue judaïque (**Hil. Mélakhim**). Il considérait comme une nécessité impérative l'instauration d'un tel code universel, à la fois pour le bon ordre social mais également pour le salut des hommes afin qu'ils acceptent de pratiquer les sept commandements monachistes. Il préconisait d'y convertir tous ceux qui se mettaient sous l'autorité politique d'Israël[4]. Les sept commandements monachistes sont un engagement moral et civique minimum à l'intention de l'humanité. Ce fut le cas pour le christianisme dans sa lecture évangélique, sans le dévoiement d'un catéchisme sortie d'un obscurantisme primitif.

Surprises – surprises

Ceux et celles qui s'attelleraient à lire avec attention la totalité du corpus de l'Histoire sainte ou celui du Coran « **Incréé** » sur lequel leur foi se fonde, ils ou elles se rendraient rapidement compte que ce qui est écrit n'a aucune concordance avec ce que leur avait enseigné leur milieu familial ou rabbin, curé, ouléma ou imam.

Principes qui devraient être ceux des religions

Appliquez à vous-mêmes ce que vous demandez aux autres, c'est-à-dire :

1 – **La confiance** ;
2 – **Le respect mutuel** ;
3 – **La morale publique et l'efficacité** ;
4 – **Lien entre détérioration des vertus publiques, l'insécurité sociale et les risques d'effondrement démocratique.**

Certaines religions en imposant des principes absolus, si contraires à l'enseignement biblique, propagent souffrances, massacres et bains de sang. Seul le pluralisme religieux est un modèle de vertu et de tolérance. Dieu aime l'unité profonde dans la diversité des croyances. La Bible enseigne maints exemples.

---

4   Comme depuis Maïmonide, nulle nation ne s'est mise sous l'autorité politique d'Israël, ce code ne fut jamais mis à l'épreuve. Ce statut de l'ethnique universel révèle que, bien qu'il soit philosophe et rationaliste, Maïmonide ne pouvait s'empêcher de rêver. Le judaïsme à son époque était durement persécuté par l'Islam et le christianisme.

2ᵉ chapitre

Décor historique en Arabie

Religion et implantation géographique des Arabes dans la péninsule

Qu'est-ce que l'Arabie ?

C'est dans cette région du monde qui jouxte de près ou de loin la Méditerranée, mer centrale, que s'était joué, à un moment donné, le destin de l'homme et des civilisations. Il y eut la Mésopotamie, enfantée par deux fleuves l'Euphrate et le Tigre, qui initia l'écriture. L'Égypte, création du fleuve dieu, terre des pyramides. La Grèce, patrie de la philosophie et de la prétendue démocratie. Il y a l'Italie qui, dès la Rome antique jusqu'à la Rome vaticane d'aujourd'hui, règne et rayonne. Seule de ces civilisations prestigieuses, une utopie qui prit naissance dans une civilisation venue d'ailleurs, véhiculée par un petit peuple sans pouvoir et sans force, surnommé tour à tour hébreu, israélite, juif. Peuple esclave de Dieu. Ce peuple proclama à la face de l'humanité incrédule et éberluée de tant d'impudence : Dieu est Un et les hommes sont un tout ; autrement dit, il n'y a qu'une seule race humaine. Il faut aimer son prochain comme soi-même, quelle que soit la croyance de l'autre. Car il ne fallait pas qu'il oublie qu'il fut lui-même étranger en Égypte. Il est vrai qu'il imposa cette utopie par d'autres en acceptant des mutations de détail en faveur de tous ceux qui avaient bien voulu s'associer à lui. Il leur rappela que, par Abraham et Jacob/Israël, tous les peuples de la terre sont bénis. Pour lui seul, il accepta avec enthousiasme de se soumettre au joug de l'enseignement de Moïse, pour témoigner à la face de l'humanité à la mémoire courte, stupéfaite de tant de persévérance, de foi et de sacrifices, sa volonté de respecter le serment qu'un jour, jadis, ses ancêtres firent au pied du Sinaï. De plus, le peuple d'Israël s'entêta à vouloir réaliser en faveur de l'humanité les promesses divines !

La région

Aucune civilisation ne survit à ses contradictions :

- L'Égypte avec ses pyramides d'éternité pour la résurrection de quelques-uns.
- La Mésopotamie avec son écriture cunéiforme et ses jardins suspendus pour le plaisir de certains.
- La Perse et son concept dans l'unité du bien et du mal, divinités qui se battaient et se combattaient.
- La Grèce, patrie de la philosophie, à la démocratie réservée à la seule élite oisive.
- La Rome antique républicaine ou impériale, réceptrice de toutes les croyances mais n'en privilégiant aucune. Il y a la Rome de notre ère qui, après avoir côtoyé le Satan noir pour se protéger du diable rouge, retourne lentement, mais sûrement, aux sources de sa foi et perpétue son dogme sur les peuples.
- L'Arabie idolâtre opta un temps pour le judaïsme et elle finit de se donner à l'Islam pour se lancer à la conquête de deux empires épuisés par une guerre millénaire.

Auparavant, l'Arabie du Sud avait connu des civilisations avancées. Le roi d'Assyrie **Salmanasar III** la colonisa, elle fut occupée successivement par le royaume **Minéen (IXe siècle avant notre ère)** le royaume de **Saba**, dont les richesses accréditèrent la légende de l'Arabie heureuse. Le voyage d'une de ses reines est relaté dans le livre des rois de la Bible, ce qui permit à ce pays d'avoir une résonance universelle.

La presqu'île arabique, inépuisable désert préservé de tous les bouleversements qui frappaient les peuples voisins. L'Arabie est un immense quadrilatère placé entre deux continents, l'Asie et l'Afrique, avec comme seul débouché la mer Rouge et l'Océan Indien. La grande partie du territoire est aride et stérile : la nature n'a pas été particulièrement bienveillante pour ces lieux faits de vastes étendues brûlées par le soleil, de steppes maigres et inhospitalières, de rudes chaînes montagneuses qui rendent les communications malaisées. Sables, rocs basaltes ; point de rivières, point de nappes d'eau ; quelques oueds la plupart du temps asséchés. L'eau a été pendant des siècles la préoccupation constante des hommes : l'eau du ciel, quand le ciel consent à s'ouvrir, l'eau des puits, généralement saumâtre, celle de torrents occasionnels où de pauvres réserves constituent autant de points de ralliement pour les tribus nomades de Bédouins, pasteurs, chasseurs et pour de puissantes caravanes. Quelques-unes étaient conduites sur les pistes du Nord par des hommes, bons connaisseurs des pas et des traces…

L'expédition d'Alexandre de Macédoine, le Grand, est un des événements culminants de l'histoire humaine. Elle n'a pas changé seulement la face des choses, mais elle introduisit dans la sphère sémite pendant un millénaire le joug de la civilisation occidentale, dont la rencontre avec les Sémites devait produire un monde nouveau. Ce conquérant obligea les peuples soumis à la Grèce à se mesurer avec sa civilisation pour ne pas être méprisé et tenu pour barbare. C'est, entre autres, pour cette raison que les juifs traduisirent la Bible (= **Thora**) sous le règne du pharaon gréco-égyptien Ptolémée II, dit philadelphe en l'an 248 avant notre ère. Cette traduction grecque porte le titre de *Septante*.

Un nouveau Proche-Orient se dessinait, précédemment dominé par la Perse d'une part et de l'autre par Byzance, cette grandiose métropole devenue le centre de la chrétienté par le transfert du pouvoir impérial de Rome à Constantinople à la suite de la récupération de la foi chrétienne par **Constantin 1er**, dit le Grand. Cette récupération fut nécessaire pour consolider son pouvoir politique face à ses deux concurrents : **Maxence** et **Licinus**. Une force inattendue entre en scène, ce que n'avait pas prévu l'empereur : la religion chrétienne avec ses propres contraintes et ses divisions. Alors que les adeptes de l'idolâtrie, sans centralité, étaient atomisées dans des centaines de sectes qui se jalousaient et se combattaient, le christianisme était regroupé dans des Églises entretenant des relations étroites entre elles. Au Proche-Orient, deux empires se faisaient face : Byzance la chrétienne et la Perse zoroastrienne. Ils se combattaient pour imposer leur suprématie hégémonique et dominer toute la région. Perses et Byzantins, autour desquels gravitaient des populations sujettes ou vassalisées, voulaient retenir sous leur domination, directement ou indirectement, le plus de territoires. Leur face à face millénaire, tour à tour violent ou pacifique, donna naissance à des courants de pensée, à des coutumes, à des structures institutionnelles ou sociales avec lesquelles le bas peuple se familiarisa.

Il y a la presqu'île arabique, désert sans fin, c'est là, dans cette région, seule partie du Proche-Orient en grande partie encore idolâtre, sauvage et désertique, que va se réaliser l'aventure du monothéisme arabe. L'Arabie est la patrie des Arabes comme elle est le berceau de l'Islam, mais l'Islam n'est pas seulement arabe, depuis l'avènement de l'Islam, foyer de cette foi avec ses deux centres de pèlerinages que sont pour plus d'un milliard d'hommes et de femmes La Mecque et Médine (**Yathrib**), pour la prospérité de tous ceux qui exploitent cette croyance en se servant de Dieu au lieu de le servir.

Les Sémites

L'Asie occidentale est peuplée de trois ethnies d'origines différentes : les Sémites, les Asiatiques, et les Indo-Européens ou aryens. On trouvait dans le premier groupe les Akkadiens, les Assyriens, les Babyloniens, les Araméens, les Phéniciens, les Hébreux et les Arabes. Dans le second groupe se trouvaient à la fois les Sumériens, les Élamites et les Hurrites. Et dans le troisième groupe les Hittites, les Mèdes et les Perses.

Les Hébreux, dont le nom signifie les « **gens d'ailleurs** », allusion au fleuve qui a pour nom l'Euphrate en Mésopotamie, étaient issus en fait de la grande tribu des Araméens. Leur lieu d'origine était le port d'**Ur** à l'embouchure de l'Euphrate ouvert sur l'Océan Indien[5]. Leur dieu était **Sin**,

---

5 À l'origine, l'Euphrate et le Tigre, ces deux fleuves de Mésopotamie, avaient chacun une embouchure différente mais se jetaient tous deux dans l'Océan Indien. La cité d'Ur III était un port sur la rive gauche de l'Euphrate. L'ensablement de l'embouchure réunit progressivement ces deux fleuves en une unique embouchure. Cet ensablement déporta les vestiges de la Cité antique d'Ur III à plus de vingt kilomètres à l'intérieur des terres.

le dieu lune. On situe la migration d'une partie d'un clan araméen, celui d'Abraham, vers la fin de l'époque de Ur III, ultime cité de la civilisation prestigieuse akkado-sumérienne, qui parallèlement coïncida avec la XIIe dynastie égyptienne du Moyen Empire.

L'empire akkado-sumérien et sa civilisation influencèrent cette région ; l'écriture cunéiforme fut inventée à ce moment-là, c'est-à-dire un peu moins de quarante siècles avant notre ère. Les tablettes antiques rédigées dans une langue non sémitique, l'écriture cunéiforme, attestent des mélanges et des influences auxquels furent soumis tous les peuples de la famille sémitique, à l'exception toutefois des Juifs et des Arabes.

L'Arabie du Nord, que les auteurs surnommaient l'« **Arabie du désert** », devait son importance dans l'Antiquité essentiellement à sa position géographique. Cette région était enchâssée entre les deux grandes puissances du Proche-Orient ancien : la Mésopotamie et l'Égypte, comme elle le fut plus tard entre deux empires : Romain et Sassanide (**Perse**). Elle séparait les régions productrices de myrrhe et d'encens d'Arabie du Sud de leurs marchés, le bassin méditerranéen avide de ces résines aromatiques, comme d'autres produits de luxe provenant des Indes. Les déserts d'Arabie jouèrent ainsi dans le commerce à longue distance le rôle que jouera, plus tard, la route de la soie et la mer. Cette vaste région a donc présenté un intérêt stratégique et commercial pour ses puissants voisins, qui essayèrent logiquement de s'en emparer. Mais leurs victoires militaires écrasantes n'ont jamais été suivies d'une domination physique durable.

La péninsule arabique n'est pourtant pas qu'un désert. À l'Ouest et au Sud se dressent des chaînes côtières. Côté occidental, un puissant et haut massif montagneux s'étend le long de la mer Rouge : il atteint 3.760 m dans la région de Sanaa, la capitale actuelle du Yémen. Au Sud, de hauts plateaux viennent sculpter le paysage le long des côtes du golfe d'Aden et l'Océan Indien, au Yémen et en Oman occidental. Ces hauts reliefs bloquent les masses d'air humide, provoquant des précipitations particulièrement abondantes dans la partie yéménite. Sorti de ces zones privilégiées, le climat est extrêmement aride. Une végétation se concentre autour des rares points d'eau et les oasis étaient entourées de vastes palmeraies. Pendant la brève saison des pluies, le désert se couvre de végétation, offrant aux bêtes des pâturages temporaires. Les auteurs classiques ont souligné cette différence en distinguant « **l'Arabie heureuse** » et « **l'Arabie déserte** », ces deux régions donnèrent naissance à des civilisations distinctes.

Alors que les Arabes du Nord protégés des influences étrangères par une ceinture de déserts se sont préservés sans effort à la fois de tout contact et de toute occupation étrangère, la préservation de la particularité juive est d'une autre nature. La situation exposée de Canaan, couloir d'invasion entre la Mésopotamie et l'Égypte, entre le Nord et le Sud, avait mis les Hébreux et leurs descendants en contact avec tous les envahisseurs d'envergure.

Égyptiens, Assyriens, Babyloniens, Perses, Grecs et Romains, Islamo-Arabes, Occidentaux, Islamo-Mongols = Turcs, Anglais et Français.

Rome puissance idolâtre, occupante de la Judée-Galilée, dispersa le peuple juif parmi les nations de son empire. Cette dispersion transforma ce petit peuple sans force et sans pouvoir en vecteur témoin, gardien jaloux et intransigeant du monothéisme. Le génie natif de ce groupe sémite qu'il conserva à travers les pires vicissitudes de l'histoire de sa Diaspora, écrit **Gauthier**, ce n'est pas à la nature qu'il en fut redevable, mais à la religion. Cette foi, transmise par l'enseignement de Moïse, donna un peuple à Dieu pour donner un Dieu au monde !

Par contre, l'isolationnisme naturel des Arabes du Nord, dû à sa situation géographique, eut pour conséquence une entrée tardive dans l'Histoire. Il faut attendre l'an 854 avant notre ère pour qu'il soit fait mention des Arabes. Constamment soucieux de faire éclater la preuve de leur haute noblesse, ils tenteront par tous les moyens de faire oublier leur entrée tardive dans la scène de l'Histoire. Et comme ils ne possédaient rien qui puisse se comparer à la Bible hébraïque, ils feront force emprunts aux juifs, défigurant leurs traditions par des rapprochements arbitraires et des accusations imaginaires.

Si la Révélation coranique rencontra une expansion aussi imprévue qu'extraordinaire, l'Arabie et les Arabes n'en furent que les bénéficiaires éphémères. Leur influence s'évapora et les Arabes retournèrent à leur cher désert. Ils n'eurent plus aucune influence sur l'actualité de la religion musulmane à partir de la fondation de la dynastie des Omeyyades de Damas qui fut éliminée à son tour par celle des Abbassides.

La religion pendant la djâhiliya (le paganisme)

Le destin arabe était lié au désert, encore aujourd'hui grâce ou à cause des réserves pétrolières qu'il recèle, comme le fut au début celui des Hébreux qui sont ethniquement ses plus proches parents. Mais ce n'est qu'après coup que l'homme réalise que son destin ne se noue pas uniquement là où il vit, mais à son insu en d'autres lieux, en d'autres temps. Ce destin dont il s'imagine être le maître, d'autres que lui en décident quand ils n'en disposent pas. Tel en a été souvent le cas de celui des Juifs et des Arabes.

Par ailleurs, nous voyons les Arabes, soumis à l'épreuve du désert, se développer selon un processus aussi inéluctable qu'il était ininterrompu. De l'autre, nous voyons les Hébreux émigrer de Mésopotamie dans le pays de Canaan, puis de Canaan en Égypte, pour finalement se retrouver dans le désert du Sinaï, toujours en rupture de patrie, mais sur le point de découvrir le monothéisme, la « **Cause suprême** ». Y a-t-il eu un sémitisme militant pendant l'Antiquité ? C'est en tout cas la thèse de plusieurs chercheurs qui concluent d'abord à l'origine sémitique des **Hyksos**, et liaient la présence de ceux-ci en Égypte à l'arrivée massive des Hébreux dans le delta du Nil. Ce que révèle l'épisode obscur de Joseph, esclave du Temple de Ôn, ministre sémite, favori d'un roi également sémite. Cet épisode expliquerait qu'à la suite de la défaite et de l'expulsion des Asiatiques Hyksos du delta égyptien, la situation des Hébreux se soit lentement détériorée. Le refoulement de la dynastie Hyksos du Nil fragilisa la situation des Hébreux, qui s'étaient implantés dans la province excentrée de **Goshen**. À partir de ce moment, ils furent persécutés par les Égyptiens. L'exode des Hébreux, dépeint par la Bible, sous la conduite de Moïse, se situa vers l'an 1230 avant notre ère. Sortis d'Égypte et en marche vers Canaan, les Hébreux séjournèrent dans les régions désertiques du Sinaï, du **Néfoud** et de **Canaan**.

On peut s'interroger sur l'aptitude exceptionnelle à découvrir ce qui a été finalement l'apanage des Sémites, ce qu'**Ernest Renan** a appelé :

« **La notion la plus pure de la Cause suprême.** »

Toute théorie de l'Histoire comporte des dangers et à ce titre appelle les plus sérieuses réserves. On en tire souvent l'impression d'avoir trouvé la clé unique qui servira à ouvrir toutes les portes. Elle n'a de valeur que dans la mesure où l'on considère ses résultats comme des éléments, parmi d'autres, d'un héritage qui ne fut pas seulement d'ordre éthique, social, culturel, philosophique ou religieux, mais tout à la fois.

Invoquée sans nuance, la fameuse disposition innée des Hébreux pour le monothéisme créa le mythe du peuple élu[6], c'est-à-dire le mythe d'une élection délibérée providentielle dont la cause réside dans les qualités particulières de l'ethnie sémite. On peut tenir cette hypothèse pour négligeable, à moins de se réfugier derrière quelques métaphores commodes. Rejeter l'influence de la religion égyptienne sur les Hébreux, sous prétexte que son caractère de polymorphisme était en contradiction avec les tendances profondes des fils de Jacob, n'est pas sérieux. Il est évident que sous le polythéisme de façade, concocté par les prêtres pour la masse du peuple ignare, l'antique religion égyptienne recelait un monothéisme implicite.

---

6   Peuple élu, c'est à voir, le Lévitique nous apprend au chapitre XXV, versets 41 et 55, que cette élection se limite à être les esclaves de la Divinité. Situation peut enviable ! À moins que, pour certains, être esclave ne soit une situation séduisante.

Le professeur **Yahuda** a consacré une thèse sur l'origine des Lévites qui les donne comme des Égyptiens qui auraient accompagné (Thout) Moïse prince exilé pour le protéger des dangers des ténèbres. Le pressentiment d'un Dieu omnipotent et unique s'était d'ailleurs manifesté en public à maintes reprises en Égypte, ne serait-ce qu'à travers l'hérésie atonienne.

Les aspirations proprement arabes s'exprimaient à travers une attitude particulière à cette ethnie. La recherche du Dieu unique qu'on avait perdu en s'éloignant de la religion du patriarche Abraham, sorte de prophète, ne pouvait être la démarche que d'hommes épris de ce Dieu.

La vie des prophètes révèle une similitude étrange. Au début, rien ne laisse pressentir leur vocation si ce n'est un comportement d'une dignité exemplaire ou certaines tendances à un ascétisme qui est une réaction aux folles prodigalités dont leurs concitoyens, riches notables, ou hommes de pouvoir, se rendaient coupables face à la misère des gens d'en bas.

Après une période d'angoisses et de tourments qui remuent le tréfonds de leur âme tourmentée, et torture lourdement leur esprit (**aujourd'hui ces personnages seraient traités médicalement pour dépression nerveuse**), alors éclate la crise. Dans le silence de leur retraite psychique, abîmés dans la prière et la contemplation, ces inspirés attendaient d'être touchés par la grâce pour entendre ou voir Dieu l'espace d'un fulgurant éclair représentant le but ultime de leur quête.

Ceux qui revenaient parmi les hommes pour faire partager leur révélation, ils le devaient à la vigueur de leur corps autant qu'à celle de leur psychisme qui joint à la foi de leur âme leur avait fait percevoir dans l'éblouissement incandescent d'une vision la profondeur de l'infini là où resplendit la Lumière.

Les rescapés trouvaient un public bien disposé, eu égard à leur démarche. Épuisé par le jeune, miné par une tension intérieure qui ne lui laissait aucun répit, le messager revenu parmi les siens concrétisait cette recherche d'une plénitude, d'un absolu, en dénonçant les injustices faites aux faibles et aux déshérités par les puissants insatiables qui accumulaient maison sur maison, champs sur champs comme s'ils voulaient s'emparer de la terre tout entière. Mais ces insatiables personnages oublient que la terre comme leur âme appartient au Seigneur !

De nombreuses années avant que Mohamed commence ses prédications, La Mecque était devenue le centre célèbre d'un pèlerinage d'une pierre noire dénommée **Ka'aba**. Ce cube de maçonnerie, que l'on considérait comme la demeure d'un dieu inconnu, exerçait déjà une sorte de fascination superstitieuse sur les idolâtres autant que sur les juifs et les chrétiens de cette région. C'était une sorte de dieu inconnu de la panoplie païenne, que l'on trouve dans la mythologie grecque et que saint Paul utilisa pour mystifier les Grecs lors de sa prédication sur l'agora d'Athènes.

À l'évidence à cette époque l'unité des tribus arabes du Nord faisait rapidement son chemin et tout laissait supposer que la puissante et riche tribu des Quraychites, dont les membres dominaient La Mecque et sous l'égide de laquelle le pèlerinage avait lieu, établirait sa souveraineté sur l'Arabie tout entière[7]. Mais l'habitude et la jouissance de la richesse avaient rendu les membres de cette tribu sceptiques et cyniques, indifférents aux passions religieuses qui brûlaient l'âme arabe. Les Quraychites faisaient ouvertement étalage d'un opportunisme religieux, ne voulant blesser personne. Le but avéré était de ménager les croyances de chacun pour exploiter à leur seul

---

[7] La suite de l'histoire est surprenante, et apparemment elle ne fut pas prévue par Mohamed. Le clan Omeyyade était présidé par Abû Süfyân qui fut l'ennemi le plus implacable du Messager d'Allah et de ses prédications à La Mecque. À la disparition de ce dernier, il s'empara du pouvoir et de la Révélation coranique. Après quoi, il élimina les premiers disciples, ceux de La Mecque et ceux de Yathrid (Médine), qui s'étaient enfermés dans la Mosquée sacrée, la Ka'aba, croyant en l'inviolabilité de ce lieu sacré. Mo'äwiya b. Abû Süfyân, fut le fondateur de la glorieuse dynastie Omeyyade de Damas (Syrie), commit le sacrilège de faire détruire ce lieu sacré pour l'Islam avec des balistes et fit égorger tous ceux qui s'y étaient réfugiés. Il obligea Ali, cousin, premier disciple et gendre de Mahomet à se démettre de son califat. Ali fut assassiné par un adepte allié mécontent ou manipulé par les agents de Mo'äwiya. Les desseins de Dieu sont insondables, comme son Appel et ses promesses sont éternellement valables.

profit la foi de tous ! La Ka'aba, dépotoir de toutes les idoles de la région, séduisait les personnes de toutes conditions influencées par les chimères de l'obscurantisme et de la superstition.

L'amour n'est qu'une image, la vie est un voyage, Dieu Vie et Esprit survole le cosmos et domine l'univers (Gn. VI, 1 et suiv.). Je ne puis que rêver d'un ciel étoilé, je ne puis y résister à l'attrait de l'infini. Ne pleure pas sur le soleil qui se couche, demain ressuscité, il resplendira à nouveau : tes larmes t'empêcheraient de voir le ciel se couvrir d'étoiles !

Les textes du passé ne peuvent avoir que le sens que leurs auteurs voulaient leur donner au moment même dans leur contexte historique. Car en jugeant le passé au nom du présent, l'historiquement correct, on traque des faits et comportements révolus. Ce n'est plus le monde de la science mais de la conscience. Ce n'est pas le règne de rigueur mais de la clameur, ce n'est pas la victoire de la critique mais de la dialectique. C'est se laisser submerger par la tentation de réécrire ou de relire le passé à la lueur de nos préjugés.

3ᵉ chapitre

La langue arabe socle religieux de conquête et d'assimilation

Avec ses racines trilitères, la langue arabe se prête admirablement à la concision du discours. L'Islam mettra en pleine valeur une langue qui a la particularité de contraindre celui qui l'apprend à raisonner tout en le rendant apte à exprimer des idées générales. L'effet de la langue arabe pendant toute la durée de la conquête et au-delà fut celui d'une langue de civilisation « **dénationalisante** ». Elle fit oublier aux peuples conquis et exploités jusqu'à leur propre origine civilisationnelle.

L'existence aventureuse des Arabes du Nord dans le désert, leurs querelles intestines, qui les opposaient sans fin dans des vendettas meurtrières, trempaient le courage des tribus arabes, mais aussi, elle constituait un facteur permanent d'instabilité et de division. Le même instinct de conservation qu'ils mettaient à survivre les faisait s'entre-tuer, les éloignant les uns des autres. Ces tribus sujettes à des accès de passion subits et violents, à des élans d'énergie momentanés mais irrésistibles, parlaient la même langue. Malheureusement, le nomadisme et la rivalité perpétuelle entre les tribus compromettaient la pureté de la langue arabe dont ils étaient si fiers. À un moment donné, ils convinrent avec dépit qu'ils commençaient à ne plus se comprendre. La corruption lente mais réelle de leur langue les éloignait les uns des autres. Les Arabes étaient dépités, ayant cheminé à l'écart pendant des générations. « Deux clans de la même origine s'apercevaient, écrit **Benoist-Méchin**, qu'ils n'employaient plus les mêmes mots pour désigner les mêmes choses. Amoureux de leur propre gloire, il fallait à ces héros du songe, des chants héroïques. Les Arabes en étaient dépités. Les Bédouins guerriers du Hedjaz ou de Nejd n'ignoraient pas que leurs exploits devaient être chantés pour être popularisés dans toute la péninsule, et que ces chants, ces poèmes, ces hymnes dédiés à leurs prouesses devaient être compris de tous. »

Il faut savoir que l'amour du Bédouin pour sa langue était sans limites, l'expression poétique représente pour l'Arabe l'essentiel de son patrimoine littéraire et cultuel. Cette instabilité empêchait toute constitution d'une nation par une unique autorité.

Ces mœurs impulsives, à l'emporte-pièce, laissaient peu de place à la réflexion. Les us et coutumes nés de la tradition avaient force de loi. Sectaire et fanatique, avec passion, le Bédouin se précipitait dans l'action tête baissée pourvu que l'événement fût de nature à sauvegarder l'intérêt de la tribu ou lui rapporter quelque chose. Les règles définies par la tribu primaient toute autre considération morale ou matérielle. Cette nature fut développée et amplifiée par le fanatisme et l'intégrisme religieux. Lorsque l'Islam s'imposa, ils déterminèrent le déroulement des opérations militaires. Mais ce sens inné du devoir du Bédouin, sa dévotion aveugle envers l'organisation sociale dont il faisait partie, la détermination implacable qu'il mettait à défendre tout ce que lui prescrivaient ses chefs, son indifférence atavique pour les valeurs non répertoriées dans ses traditions, et par la suite dans le corpus religieux imposé par l'Islam, devait immanquablement se retourner contre lui. Utile pendant la période de la conquête, le côté orgueilleux et vindicatif du caractère arabe se révéla une source continuelle de mécontentements pour l'empire islamique et la cause de sa chute.

Le Yémen : l'Arabie du Sud se convertit au judaïsme

L'Arabie a aussi, sur quelques-uns de ses bords, des zones riantes, la zone humide du sud, le Yémen, qui prolonge celle du sud-ouest, n'est pas sans connaître les bienfaits de passagères moussons qui arrosent cette région d'importantes et bienfaisantes chutes d'eau. Cette zone bénie du ciel qui englobait quatre importants royaumes – **Ma'in, Qatabân, Hadramaout**, mais surtout celui de l'illustre reine de Saba -, est une région particulièrement riche et luxuriante. Véritable corne d'abondance s'enroulant autour de son arbre symbolique, le **boswalia** ou arbre à encens déversait sur tous une véritable pluie d'or. L'encens était recherché au plus haut prix dans tout le monde connu de l'époque, il était indispensable à tout rituel religieux. Les peuplades du Sud étaient riches, regroupées sous l'autorité de leurs prêtres-rois en états-cités que furent **Qarnaw, Ma'rib, Tamna'** et **Shawba**. Ces derniers cédèrent plus tard le pouvoir, une fois advenue la sécularisation de la vie politique, à des souverains laïques, dont l'illustre **Bilqîs (Saba)** reine de Saba, citée dans la Bible et le Coran pour les relations qu'elle eut – messages, cadeaux, visites… – avec le **roi Salomon**. Arabie heureuse, l'Arabie méridionale des quatre royaumes sabéens était aussi une Arabie aromatique et parfumée. Cette région, pays de la myrrhe fortune de l'Arabie du Sud, était en raison de sa richesse avide de luxe. Elle entretenait des rapports commerciaux privilégiés avec l'Inde, la Somalie, l'Éthiopie, le Yémen. Les habitants de cette région d'Arabie étaient désignés sous le nom de Sabéens ou Himyarites. Ils n'étaient pas des Arabes, mais des Sémites qui partageaient avec les Arabes du Nord le parler sabaïque. Le panthéon religieux du Sud est composé d'une constellation astrale où figure le Soleil et la divinité particulièrement aimée la Lune. Divinité bénéfique et souvent sollicitée, la lune est, de ce fait, au pays de Saba comme en Arabie, une divinité nécessairement masculine, contrairement au Soleil responsable de la sécheresse.

L'Arabie aromatique, celle de la reine de Saba, cultivait ses plantations d'arbres d'encens et de myrrhe en terrasses irriguées par des canaux ingénieusement disposés, permettant de récupérer chaque goutte d'eau de pluie dans de gigantesques citernes creusées à même la roche. Malheureusement, un tremblement de terre détruisit les terrasses, les canaux d'irrigation et les citernes. Les indigènes furent traumatisés par cette catastrophe, qu'ils attribuèrent à une malédiction divine. Ruinés par la disparition de leur gagne-pain, privés d'un chef à l'autorité incontestée, trop peu nombreux pour planter et reconstruire ce que la nature avait détruit dans l'instant, ils laissèrent les choses en l'état et s'enfoncèrent dans la misère.

L'Arabie du Nord, celle des déserts

Le Bédouin nomadisait dans le désert, qu'il considérait comme sa patrie, ne s'inquiétait pas de son avenir, persuadé qu'il était là pour l'éternité. Il restait donc imperméable à toute idée d'exode. Progressivement, certains d'entre eux découvrirent, au cours de leurs pérégrinations et incités probablement par des paysans à la recherche d'une main-d'œuvre corvéable à merci, parce qu'ignorante de l'importance de ce qu'elle produisait, se laissèrent persuader de se sédentariser aux abords des oasis et des cités. Profondément dépaysés par ce changement radical d'ambiance, ils comprirent très vite que dans ces cités où les hommes vivaient en grand nombre, ils n'étaient nullement disposés à subir leurs raids sans réagir par une répression faisant payer chèrement leurs méfaits. Mais il fallait avant tout survivre, faire taire tout regret et se préoccuper de l'essentiel, c'est-à-dire se mettre en quête de nourriture.

Leur dilemme a été décrit par **T.E. Lawrence** dans son ouvrage, *Les sept piliers de la sagesse*, p.48 :

« L'occasion et le cri de leur ventre affamé leur suggéraient alors de posséder des chèvres, puis des moutons. Un jour, ils semaient ne fût-ce qu'un peu d'orge pour leurs bêtes. Dès lors, cessant d'être Bédouins, ils commençaient à souffrir, comme les villageois, des Bédouins restés nomades dont la poussée se faisait sentir derrière eux, et qui suivaient les pistes qu'ils avaient eux-mêmes empruntées. Insensiblement, pour ne pas être spoliés, ils faisaient cause commune avec les paysans établis sur le même sol. Peu à peu, ils s'assimilaient à eux et devenaient eux-mêmes paysans. »

C'est ce qu'aujourd'hui les états modernes appellent l'intégration.

Les Arabes de la région nord de l'Arabie, le célèbre désert des déserts, habitaient pour la plupart le **Hedjaz**, le **Nejd** et le **Yamama**, fussent-ils bédouins, ou bien nomades semi-sédentaires de la steppe ou encore sédentaires définitivement fixés dans les cités caravanières entourant l'infertile désert. Pour survivre, ils s'appuyaient les uns sur les autres, le Bédouin utilisait le chameau et plus tard le cheval pour une incessante mobilité à la recherche de points d'eau, de pâturage, et pour les combats permanents qu'il conduisait avec les siens contre d'autres clans ou tribus, avides de points d'eau et d'herbe fraîche pour leurs troupeaux : ce furent d'incessantes razzias, attaques brusques et guets-apens sournois. La lutte pour la vie prenait ainsi l'aspect d'une institution naturelle entre les groupes humains dont l'individu doit nécessairement faire partie : c'est l'appartenance à un clan et celui-ci d'une tribu. Cette organisation archaïque ne permit pas l'établissement d'une société politique évoluée en Arabie du Nord, contrairement à ce qui s'était produit au Sud où, au fil des millénaires, une civilisation raffinée s'était établie dans les quatre royaumes, civilisation qui atteignit son apogée vers l'an 300 de notre ère avec l'unification de ces États et après leur conversion au judaïsme des habitants du royaume juif himyarite fondateur de la dynastie **Tûbâ's**.

Face à cette entité prospère ouverte sur le large, l'Océan Indien, la mer Rouge et le Golfe indien. Golfe qui contrôle les deux détroits, ceux d'**Ormuz** et d'**Aden**, faisant ainsi de toute cette zone maritime une sorte de *mare nostrum*. L'Arabie du Nord n'avait à aligner que quelques cités oasis, relais de caravanes situées en marge du désert, telles l'oasis de Yathrib (**Médine**), la ville de La Mecque et la cité de Taïèf, toutes bourgades soumises aux caprices du climat et menacées par les agissements incontrôlés des pillards. Ces villes tiraient l'essentiel de leur prospérité soit du fait qu'elles étaient situées sur le chemin des lourdes caravanes venant du Sud et se rendant au Nord, vers les pays du « **Croissant fertile** » (**Irak, Syrie, Israël**) soit du fait qu'elles étaient une halte-oasis comme Yathrib (**Médine**) ou une ville de pèlerinage, comme La Mecque, réputée parmi les habitants d'Arabie. Longtemps, l'Arabie Heureuse n'eut rien à craindre de personne, forteresse protégée par l'étendue du désert et des mers, placée de ce fait en dehors des grandes routes des conquérants. Au troisième siècle après notre ère, l'Arabie du Sud se fragilisa par la complexité même de sa civilisation et d'un système économico politique dépendant beaucoup de facteurs extérieurs. Le monde qui l'entourait évoluait, les Bédouins abandonnèrent leurs lents et chaloupants chameaux pour devenir de rapides et brillants cavaliers ; ils multiplièrent leurs incursions aux marges et à l'intérieur des terres, instaurant l'insécurité préjudiciable aux échanges et à la prospérité. Les têtes de pont des caravanes arabes au sein du Croissant fertile – **Pétra**, **Palmyre** ou **al-Hadar** se transformèrent en puissantes localités enrichies par le commerce des épices. [8]

Famille, clan et tribu socle de survie de l'Arabe du nord

Les occupants, la faune, la flore et l'humain, de la zone aride furent respectivement le palmier dattier, le chameau et le Bédouin, qui témoignaient tous les trois, par leur endurance, d'une capacité d'adaptation extraordinaire aux dures conditions de la géographie. Leur existence à tous les trois fut une perpétuelle lutte pour la vie. Tantôt d'une férocité sauvage, tantôt plein de générosité chevaleresque, les Bédouins guerriers du désert étaient amoureux de leur propre gloire. En leur qualité de Bédouins, à la fois pillardes et hospitalières, avides et libérales, dignes de blâme et d'admiration, les tribus arabes étaient une juxtaposition des contraires. Elles étaient portées aux actions extrêmes, dans une sorte de théâtre vivant, offraient le spectacle d'une anarchie certes détonante et incontrôlable, mais haute en couleurs. Sémites types, nous dit **Philip K. Hitti**[9], les Arabes n'ont ni créé ni développé aucun grand art qui leur soit propre. Ce qu'il peut y avoir en eux de tendances artistiques n'a trouvé que la parole comme seul moyen d'expression.

Et pourtant, les tribus arabes du nord de l'Arabie, que la volonté de survivre obligeait à se combattre, cultivaient déjà une sorte de solidarité généreuse. Dans ce monde brutal, perpétuellement hanté par la mort, le Bédouin, si redoutable qu'il ait pu être comme ennemi, n'en savait pas moins se comporter avec générosité. Les poètes préislamiques célébrèrent leurs exploits en les plongeant dans une saga d'exploits dignes des héros de légendes. Ils

---

8   Yamama est l'Arabie du Sud, c'est-à-dire le Yémen.
9   Philip K. Hitti : *Précis d'histoire des Arabes*, p. 27.

projetèrent par leurs couplets dithyrambiques une lumière déformée sur l'esprit et la mentalité d'un peuple soutenu par l'instinct de conservation, qui n'avait d'autre issue que les compétitions brutales et définitives. Les ballades reflétaient la lutte sans pitié pour l'eau, le pâturage et les femmes, contribuant ainsi à leur éparpillement en tribus indépendantes et concurrentes.

Chaque tente représentait une famille, et les membres du campement, constitués en clans se soumettaient à l'autorité d'un seul chef. La suprématie de ce dernier était fonction de ses capacités d'action. Il était choisi pour ses qualités d'homme de guerre, pour son courage, sa générosité ; s'il manquait d'initiative ou devenait faible, sa faiblesse l'obligeait à s'effacer ou être supprimé. Le clan formait la base de la société du désert d'Arabie. Un certain nombre de clans apparentés, réunis ensemble, constituaient une tribu solidaire. L'Arabe du Nord préislamique n'aurait jamais pu s'accoutumer à un roi au pouvoir absolu car il était totalement récalcitrant au châtiment légal tout comme à l'impôt, qui sont les attributs minimums et traditionnels de tout état constitué. La société nomade jugeait l'individu sur sa conduite ainsi qu'il sied à un homme libre qui se considère comme la perfection de la création humaine. Dans le désert où l'individu valait pour sa bravoure, toute différence sociale serait apparue comme indécente.

L'esprit du clan exigeait de chaque membre une loyauté totale et inconditionnelle envers les autres membres du même clan, une espèce de xénophobie passionnée doublée d'un fanatisme intolérant. À ce culte forcené du clan, s'ajoutait un culte tout aussi forcené envers la tribu. La tribu présentait un ensemble à la fois uniforme et compact propre à engendrer le respect. Chaque tribu constituait toutefois une proie en puissance, une cible sur laquelle pouvait fondre une attaque surprise et imprévisible de pillards déterminés.

4ᵉ chapitre

Les juifs en Arabie

La présence des juifs en Arabie centrale et du Nord est attestée par le Talmud dans les cités de : Yathrib (**Médine**), **Khaïbar, Fadak, Makna, Taïma** et diverses autres cités du **Wadi el-Quora** où des communautés juives prospéraient, attachées à l'exploitation de leur oasis. **Ernest Renan** signale que les **Cohanïm**, (prêtres israélites, seuls juifs habilités à officier dans le Temple de Jérusalem) étaient choisis comme arbitres aux joutes poétiques en langue arabe auxquelles se livraient les différentes tribus. Ce choix des Arabes explicite la considération morale et culturelle attachée au judaïsme.

- Comme dans le rouleau de Job, interface d'Israël, celui-ci réclame qu'on lui rende justice ou qu'on lui dise quel a été son péché.

La vérité est insubmersible, elle finit toujours par réapparaître à la lumière pour confondre les imposteurs.

Le christianisme ? Ou l'espérance juive offerte à l'humanité !

Si Jésus est Dieu, il a choisi d'être juif, en tant que fils d'Israël, il s'est fait le chantre de l'enseignement de Moïse (Bible). Il portait comme tout Juif religieux une barbe et les franges (Stistifs), qui sont un engagement à pratiquer les commandements imposés par le judaïsme orthodoxe.

Jésus annonça le royaume de Dieu, ce fut l'Église qui s'imposa.

Byzance gardait, bien sûr, en héritière de Rome, la maîtrise de la presque totalité du bassin méditerranéen où se reliait l'antique royaume chrétien d'**Aksouôm**, allié de Byzance. Les Balkans dans leur ensemble et l'Asie mineure constituaient le Bas-empire. L'Espagne **wisigothe**, jadis province romaine, avait acquis son indépendance. Sur les marches européennes, l'empire exerçait une puissante pression sur des populations slaves et germaniques, païennes ou arianistes. Et sur les autres provinces, celles d'Afrique où parmi les Berbères dominait la judaïté, où chrétiens et animistes formaient des minorités puissantes, auxquelles s'ajoutaient des Arabes du limes syro-palestinien restés idolâtres. À l'intérieur de l'Empire byzantin, c'était l'orthodoxie qui régnait, elle inspirait les institutions et imposait aux esprits son intolérant dogme issu de conciles. À côté de ce christianisme officiel défini par le **concile de Chalcédoine** en l'an 451, des Églises dissidentes s'étaient développées, en Égypte, en Syrie et même en Arménie, sous le signe du monophysisme, ancien dogme du concile de Nicée (**325 de notre ère**). Cette faille dans l'unité christique et les persécutions qui en découlaient générèrent un sentiment national, copte, syrien ou arménien, sous la bannière de la même foi. Ces trois Églises critiquaient avec véhémence le pouvoir byzantin, alors en communion avec Rome et qui se qualifia par la suite de « **Melkie** » c'est-à-dire roi. L'Église de Constantinople (**Istanbul**) était celle du Basileus.

Les chrétiens s'entre-déchiraient, souvent à l'ombre des persécutions d'un pouvoir ballotté par les décisions conciliaires contradictoires. L'empereur Constantin 1er, avait délégué l'administration de l'Orient religieux à quatre Patriarches. Jusqu'au Ve siècle, ceux d'Antioche, d'Alexandrie, de Constantinople et de Jérusalem restèrent liés au siège de Saint-Pierre à Rome.

Les conciles plongèrent dans des conflits théologiques sans fin les dogmes christiques, dont les règles changeaient après chaque session, avec pour conséquence dramatique pour tous ceux qui avaient une foi véritable de plonger dans l'hérésie tous ceux qui refusaient d'abandonner les croyances de leur père. La croyance officielle à Constantinople était bien la croyance romaine suivant laquelle le Messie est le Christ fait homme pour le salut du genre humain, mais les discussions populaires allaient bon train sur sa nature : humaine ? Divine ? Humaine et divine ? Humaine et/ou divine ? L'Église avait la passion mise par tout un chacun à se prononcer, à tort ou à raison, sur les nuances les plus subtiles de la nature du Messie ou sur les questions religieuses.

Les dogmes contradictoires des conciles créèrent un climat favorable à toutes les spéculations. Ils donnèrent naissance à des schismes traités d'hérétiques et persécutés par le pouvoir central. Ils morcelèrent la chrétienté orientale en autant d'Églises qu'elle comptait de particularisme régionaux différents. Ces divisions jetèrent les chrétiens dans des persécutions réciproques.

Il régnait dans la chrétienté un climat propice à toutes les spéculations, même les plus affinées, et qui aboutissaient à des conceptions nouvelles, traitées d'hérétiques par le pouvoir central, et à ce titre persécutées.

La péninsule d'Arabie

Parallèlement, la péninsule arabe subissait, à partir de l'an 300 de notre ère, le contrecoup de la conversion au christianisme de **Ezânâ** Négus d'Éthiopie. Le christianisme, dans ses positions universalistes, ne pouvait pas accepter de passer en pertes et profits l'Arabie.

Or, l'Arabie du Sud était déjà pénétrée par une religion plus antique, celle d'Israël. Le royaume **Himyarite du Sud** se trouva naturellement bien disposé à l'égard de la foi Mosaïque et se convertit au judaïsme, dès lors que le christianisme était associé à ses deux ennemis traditionnels, l'Éthiopie et, derrière elle, en ombre menaçante, Byzance. Le christianisme, pour sa part, faisait de rapides progrès en Perse. Le Premier et le Second Testament se livraient à une véritable bataille théologique, désireuse l'un et l'autre de gagner « **la bataille d'Arabie** ».

Ce fut le judaïsme qui remporta au troisième siècle la première bataille face au christianisme, avec l'accession au pouvoir vers la fin du IIe siècle du roi juif **Himyarite Yousouf As'ar** qui tenta systématiquement de propager autour de lui sa foi dans le Dieu d'Israël. Il fut le fondateur de la dynastie des **Tûba's**. Celle-ci gouverna l'Arabie pendant trois siècles. Mais cette première victoire ne pouvait pas rester sans réplique de la part de l'impérialisme chrétien. Elle eut lieu vers l'an 520 de notre ère, soit près de trois siècles plus tard.

Suite des événements en Arabie : destruction du royaume juif d'Arabie du Sud par l'Éthiopie chrétienne (ou abyssins d'Aksoum)

Le **royaume juif Himyarite** fut envahi au début du VIe siècle de notre ère par les chrétiens abyssins d'**Aksoum**. Une expédition éthiopienne traversa le détroit du Golfe indien avec l'appui de Byzance et des Églises monophysites, pour une fois unies dans leur haine envers les juifs, détruisit les forces militaires du dernier roi juif himyarite d'Arabie, et mit fin à l'existence et au rayonnement du Sud. Cette victoire fut un succès à la Pyrrhus pour le christianisme, la défaite du royaume juif himyarite et sa destruction fut un événement considérable pour la région.

La disparition du royaume juif **Sabéen** ou **Himyarite** mit fin définitivement à l'existence d'une civilisation juive sémitique, jusqu'à la résurrection d'Israël le 14 mai 1948. Cette civilisation sémitique, comme le fut celle des Phéniciens ou des Carthaginois, avait un réseau étendu et complexe de relations internationales, politiques autant que commerciales, affirmées par le génie négociant, diplomatique et éthique de tout un peuple dont la **reine de Saba**, reste le plus expressif des symboles. Le déclin du Yémen s'accéléra à la suite de l'émigration des juifs vers le nord de l'Arabie fuyant les persécutions chrétiennes.

En Arabie à l'évidence, l'imprégnation des juifs arabes et des arabes idolâtres devait être commune et banale

Les juifs d'Arabie, après la liquidation du **royaume juif himyarite**, s'établirent au cœur de l'Arabie du Nord dans la région de La Mecque, autour des citées oasis de **Khaïbar** et **Yathrib**, la future Médine. La présence des juifs rassemblés dans des communautés à la fois solides et agissantes, donna la possibilité aux Bédouins de l'Arabie Centrale et du Nord, imprégnés des valeurs juives, de s'imposer face au christianisme. Elle renforça les oasis, propriétés juives de ces deux régions d'Arabie, notamment celle de l'oasis de Yathrib. Cette cité était située au nord de l'Arabie centrale, sur la route des caravanes qui, venant du Yémen géré par le pouvoir Éthiopien, se dirigeaient vers la Syrie. Les abords de cette oasis étaient le théâtre d'inimitiés entre deux tribus nomades idolâtres dénommées **Aws** et **Khazradjs**, qui par glissement avaient fini par se sédentariser aux abords de la cité de Yathrib. Elles s'étaient inféodées aux trois tribus juives propriétaires de ces lieux qui louaient leurs services pour assurer leur protection contre tout péril extérieur. Chacune des trois tribus juives possédait des places fortes dans l'oasis de Yathrib, cette présence révèle des rapports conflictuels entre elles.

La mainmise des chrétiens éthiopiens sur l'Arabie du sud dura une cinquantaine d'années environ, fortement ponctuée par la révolte du chrétien **Abraha**, riche soldat éthiopien qui tua le vice-roi chrétien Himyarite, gouverneur désigné par le **Négus** et organisa une expédition militaire contre La Mecque. Cette expédition punitive fut décidée à la suite de la profanation par deux Arabes idolâtres mecquois de l'église de **Sana'a** en la souillant d'ordures. Un éléphant soutenait les forces militaires éthiopiennes, cet animal inconnu des Arabes les terrorisa. Contre toute attente, l'armée chrétienne himyarite commandée par Abraha subit une cuisante défaite face aux Arabes idolâtres : l'année de cette victoire fut baptisée l'« **Année de l'Éléphant** » et son souvenir est rappelé dans le Coran, par une courte sourate du même nom.

Tous les protagonistes sont en scène pour la suite de l'histoire spirituelle du tout dernier-né du monothéisme. Le spectacle peut commencer, mais avant, il faut solutionner la présence juive à Yathrib (**Médine, cité concurrente à celle de La Mecque**). La tribu Quraychite désigna un trio pour la réalisation de cette délicate mission, ils se chargèrent de persuader l'Avertisseur de la nécessité de participer aux projets de sa tribu ou rejoindre son Créateur. Les trois comparses payèrent au prix fort cette adhésion.
Yathrib était une oasis de 35 km² qui appartenait à trois tribus juives

concurrentes que divisait une solide inimitié. Dans cette oasis, prospérait en sus d'une production maraîchère et dattière, un artisanat fait d'orfèvrerie et d'équipement militaire : épées, boucliers, armures, éperons, mors pour chevaux, etc. Leur production artisanale, par sa qualité et ses motifs artistiques faits d'arabesques ciselées, était très prisée dans la région et trouvait des débouchées jusqu'aux marchés de la cité de Damas. Elles faisaient connaître leurs fabrications lors du grand rendez-vous annuel des tribus arabes antéislamiques à La Mecque où les artisans écoulaient leurs fabrications.

Naturellement, comme il se passe dans toute société prospère, les métiers pénibles, serviles et mal rétribués, furent abandonnés par les indigènes aux immigrés étrangers. Ceux-ci s'installèrent, dans un premier temps, comme ils le pouvaient sur les marges de l'oasis. Par la suite, comme cela se produit d'une façon rémanente, la démographie majorée de l'apport migratoire toujours plus important, pour répondre aux besoins des classes aisées, se développe d'une manière exponentielle. Les immigrés renversent le rapport de force en leur faveur et deviennent les protecteurs de ceux qui les accueillirent. Il n'y a rien de nouveau sous le soleil. Vanité des vanités, tout est vanité !

Il faut attendre l'époque de la dernière dynastie sabéenne pour que La Mecque, située en Arabie du Nord, devienne un centre commercial par l'impulsion de la puissante tribu des Quraychites sous l'autorité du riche Abû Süfyân et du même coup monopolise tout le trafic caravanier qui se faisait entre l'Inde et la Méditerranée. Cette république marchande devint le point de départ régulier des caravanes. Une route terrestre partant du désert du Sinaï reliait l'Arabie. Une autre route empruntait la vallée du Nil pour obliquer à la hauteur de Thèbes vers la mer Rouge.

Entre les deux Empires romain et sassanide, à l'angle où ils se trouvaient en contact, l'Arabie subsistait inaccessible et méprisée : c'est là que naquit l'Islam au VIIe siècle.

5ᵉ chapitre

Pendant ce temps en Perse

De l'autre côté de l'**Euphrate**, c'était un tout autre monde qui s'ouvrait. Successeur de la dynastie **Parthe**, qui avait réussi à stopper l'expansion romaine à l'Est, la dynastie **Sassanide** régnait sur un immense territoire qui se prolongeait jusqu'aux steppes de l'Asie centrale, en direction de la Chine. Le **zoroastrisme** était la religion officielle de l'empire perse. Dans celui-ci, la religion Zoroastre avait résisté aux infiltrations et à l'émiettement des partisans de l'Évangile, grâce à l'opiniâtreté d'une classe de prêtres mages qui, tout en conservant à l'État son caractère religieux, avait su préserver sa vigueur politique.

Profitant de la tolérance religieuse et de la tolérance du pouvoir Perse, de nombreuses sectes chrétiennes s'étaient installées sur les terres de l'empire Sassanide, rivales entre elles, à l'abri de la répression byzantine qui ne pouvait s'opposer à leurs dérives, elles se développèrent rapidement. Les **nestoriens** s'étaient installés depuis des lustres en Perse et se constituèrent en Église nationale particulière aux Araméens et envers laquelle les pouvoirs publics marquaient une bienveillance intéressée. Mais bientôt, ils se trouvèrent en concurrence avec les monophysites **jacobites** qui avaient une puissante implantation en Mésopotamie. Les deux camps vont se livrer une lutte à mort qui ne prit fin qu'après la conquête de toute la région par les arabo-islamiques.

L'Islam mettra tout ce beau monde d'accord, en imposant aux chrétiens de toute obédience la condition de dhimmi, c'est-à-dire la condition d'esclave libre dans sa propre communauté. Si la condition de dhimmi sur le plan individuel était la plus abjecte des apartheids, sur le plan religieux et communautaire, elle faisait l'affaire des ecclésiastiques, qui grâce à cette condition conservaient le pouvoir absolu sur leurs ouailles.

L'imagerie (icône) et les hérésies ou le fracassement de la chrétienté

Lorsque les arabo-islamistes surgirent du désert, ils cueillirent sans effort les deux provinces byzantines rebelles où une importante diaspora arabe existait (**Croissant fertile et Égypte**)[10]. En effet, et cela est encore d'actualité, parmi les constantes de la vie arabe, chez les sédentaires aussi bien que chez les nomades, il y a le fait que l'Arabie a toujours maintenu le contact avec les pays voisins, pour pousser sur leurs territoires le surplus de ses populations prolifiques et affamées. Ainsi, la péninsule constituait un réservoir inépuisable de masses humaines qui débordaient vers les pays voisins pour accomplir les travaux serviles.[11]

En sens inverse, c'est par les échanges économiques que les subtilités morales, les idées religieuses atteignaient la presqu'île. C'est principalement par le commerce comme véhicule que les religions monothéistes pénétrèrent l'Arabie, comme, avant elle, certains concepts et croyances de l'Antiquité gréco-latine, et d'autres dérivées du paganisme syro-mésopotamien perse. Le judaïsme se fixa dans la péninsule depuis des temps immémoriaux, dans des groupements venus de la Diaspora juive ou par des conversions sur place. L'influence du judaïsme se développa particulièrement au Yémen, l'Arabie du sud, où il eut un royaume juif pendant trois siècles, en Arabie du Nord à Yathrib, Khaibar, et d'autres lieux.

Les chrétiens s'entre-déchiraient, souvent à l'ombre des persécutions du pouvoir. L'Orient s'administrait par quatre Patriarches – ceux de Constantinople, d'Antioche, d'Alexandrie, et de Jérusalem – les trois derniers restèrent liés au siège de Saint-Pierre à Rome jusqu'au Ve siècle. Le passage des trois Évêchés sous l'auto-

---

10 Aujourd'hui, le courant s'est inversé ce sont les état musulmans dépourvus de pétrodollars qui fournissent la main d'œuvre servile à l'Arabie saoudite et aux Emirats.
11 Les deux provinces rebelles byzantines, le Croissant fertile et l'Égypte, refusaient de se plier au dogme officiel et à celui de l'imagerie (icône) que voulait imposer Constantinople. Ce refus généra des persécutions contre les chrétiens récalcitrants.

rité de Byzance intensifia les luttes « **christologiques** » et les schismes en cascade. Elles morcelèrent la chrétienté orientale en autant d'Églises nationales.
Trois courants hérétiques principaux dominaient cet Orient versatile mais magnifié :

L'arianisme, fondé par **Arius**, prêtre d'Alexandrie : il enseignait au IVe siècle que Dieu est unique, in-engendré, mais que son médiateur auprès de l'humanité, le Verbe, est créé sans être éternel. Le concile de **Nicée**, en l'an 325, condamna l'arianisme et proclama que le Christ est de la même essence que le Père. Persécuté par le pouvoir central et l'Église officielle, ce courant mal structuré finit par disparaître.

Le **nestorianisme**, fondé par le prêtre Nestorius, devenu Patriarche de Constantinople, soutenait que les deux natures dans le Christ devaient être séparées. L'union entre elles s'accomplit par la volonté du Fils. C'est donc la nature humaine qui a subi les souffrances de la crucifixion. Ce dogme entraînait l'abandon de la Rédemption, pilier central du christianisme. Cette doctrine fut condamnée en l'an 431 au troisième concile d'**Ephèse**. Réfugié en Perse, il constitua une puissante Église.

Ces deux doctrines n'accusent pas les juifs de déicide, accusation portée arbitrairement contre le peuple juif par l'Église catholique. Cette accusation historiquement mensongère fut la pierre sur laquelle s'édifia la théologie de la haine envers les frères par la chair de Jésus. Elle fut supprimée en l'an 1965 par le concile de **Vatican II – Déclaration Nostra Aetète**.

C'est vraisemblablement sous sa forme nestorienne que Mohamed aura connaissance de la doctrine chrétienne parvenue à lui par son beau-frère, **Waraqa ben Naufal**, des caravaniers ou des pèlerins de passage à La Mecque pour faire leurs dévotions à la Ka'aba.

Le **monophysisme** prit naissance en Syrie. Il privilégia la prédominance de la personne divine dans celle du Christ. Après l'Incarnation, il ne subsistait qu'une seule nature dans le Christ, celle de Dieu, par laquelle le Christ ne pouvait être indissociable des hommes. **Yacoub Zanzolas**, protégé par l'impératrice **Théodora**, popularisa ce dogme. L'Église égyptienne prit le nom de **copte** orthodoxe. En Syrie, réformée par **Jacques Barodaï**, cette nouvelle tendance prit le nom d'Église **jacobite** ou **syriaque** orthodoxe. Le monophysisme fut frappé d'anathème par le concile de Chalcédoine en 451. Ce credo se rebella contre le pouvoir central de Byzance.

Le **monothélisme** : à la veille de la conquête arabe, l'empereur **Héraclius** tenta une suprême réconciliation ; il donna son soutien au monothélisme, « **moyen terme entre le monophysisme hérétique et le duophysisme catholique** », doctrine affirmant l'existence d'une « **volonté unique** » dans le Christ, à ne pas confondre avec le « **mono-énergisme** » qui, lui, insiste (**étranges nuances**) sur l'existence d'une « **énergie unique** ». Le VIe concile œcuménique, réuni à Constantinople en 680-681 condamna également le monothélisme.

Entre-temps, le Proche, le Moyen-Orient et le Maghreb avaient basculé dans l'escarcelle des arabo-islamiques, en attendant le tour de l'Europe par l'Espagne au Sud-Ouest et Byzance au Nord-Est.

L'icône ou l'image sublimée (Le veau d'or façon christique)

Parallèlement, certains à Byzance découvrirent qu'on pouvait s'enrichir par la vente d'images de saints faites de pierre et de bois, et par glissement ils monnayèrent même le corps du supplicié et la Croix qu'il avait traînée jusqu'au Golgotha. Ce culte délirant des reliques et les luttes « **christologiques** » furent la faille où au VIIe siècle l'Église d'Orient se plaça sous l'autorité de l'Islam. L'Église de Constantinople, pour quelques poignées d'écus, jeta aux orties les mises en garde de Paul et notamment celle qu'il laissa en héritage à la postérité.

« Ils se sont fourvoyés dans leurs vains raisonnements et leur cœur insensé est devenu la proie des ténèbres : se prétendant sages, ils sont devenus fous ; ils ont troqué la gloire de Dieu incorruptible contre des images

représentant l'homme corruptible, des oiseaux, des quadrupèdes, des reptiles. » (Rms. 1, 21-22)

Les Évêques orientaux des provinces rebelles, d'Égypte et de Syrie, refusèrent de se soumettre. Le pouvoir central byzantin persécuta leurs adeptes, ce qui conduisit ces Évêques à clamer haut et fort dans leurs homélies et à tous ceux qui voulaient les entendre :

« Mieux le turban que la tiare. »

Cette phrase laconique résume parfaitement l'état d'esprit de l'élite chrétienne d'Orient. Celle-ci, par orgueil et parce qu'elle n'avait pas mesuré à sa juste valeur l'attrait religieux de l'Islam et le renversement de culture, les voleurs d'âmes venus du désert qui faisaient la part belle aux hommes, fut servie au-delà de sa haine imprévoyante. Le christianisme, ce jour-là, déclina et devint progressivement une religion marginale en Orient.

La prière des Évêques orientaux fut exaucée ! Et dire que certains prétendent que Dieu est indifférent aux prières des hommes !

La Mecque, Yathrib et Taïëf

Si l'Islam est né en Arabie du Nord, sa spiritualité comme ses sources vives prennent racines en Judée-Israël, en Syrie, en Égypte et en Perse, cœur de la culture antique et lieu où vécurent ensemble les idées religieuses et philosophiques les plus contrastées et adverses : d'une part le judaïsme pré-exilique, le néoplatonisme avec Philon, le philosophe juif d'Alexandrie fut en plus d'une philosophie une théosophie, d'autre part, le gnosticisme, né d'un mélange bigarré d'éléments helléniques et orientaux fut plus qu'une secte religieuse, un système mystique spéculatif. Enfin, l'ascétisme chrétien et celui des rédacteurs du Talmud, qui par leur nature ont été une méthode pratique de la vie, avec des germes d'un mysticisme spéculatif. À ces trois éléments hétérogènes conjugués entre eux, il y a lieu de majorer, comme facteurs d'influences dans la naissance de la spiritualité islamique, les modèles du bouddhisme indien.

Si l'Arabie est la patrie des Arabes, celle du Nord est le berceau de l'Islam ; dans cette contrée existaient bien avant l'Islam des adeptes du judaïsme et du christianisme. C'est là, dans cette région, seule contrée du Proche-Orient en grande partie encore idolâtre, sauvage et désertique, que va s'imposer l'aventure du monothéisme arabe. À l'origine, ce monothéisme avait comme ambition de remplacer en Arabie du Nord, à travers un monothéisme saupoudré d'idolâtrie, la fidélité du clan et de la tribu par celle de la fidélité à la foi, c'est cette réalité que révèlent les versets sataniques.

Pratiques idolâtres au temps du paganisme (djâhiliya) revêtues de l'habit de l'Islam après le « Pèlerinage d'adieu ».

Durant les mois sacrés, les tribus arabes idolâtres se précipitaient à La Mecque pour effectuer les rites du pèlerinage particulièrement appréciés et naturellement fédératifs : **Oukaz**, le célèbre souk aux grandes joutes poétiques où les meilleurs poètes rivalisaient d'éloquence par des quatrains flamboyants et le **Haram**, autrement dit l'enceinte sacrée et sa Ka'aba, où l'idolâtrie polythéiste allait de quelques bétyles à la célèbre « **Pierre noire** » récupérée par l'Islam ainsi qu'une triade de déesses : **al-Lât, al-Uzzâ** et **Manât**, « **filles d'Allah** ». Le clan Hachémite, l'autre composante de la tribu Quraychite, ne laissait pas sa part aux chats, il tirait une part de sa richesse de tous les trafics qui se pratiquaient à l'occasion de ce rassemblement ; de plus, il avait la haute main sur la Ka'aba, chapelle polythéiste des idoles de la région et d'ailleurs auxquelles s'ajoutait la vente exclusive de l'eau de la source **Zem-zem** aux pèlerins. Mohamed, lors du pèlerinage dit d'adieu, n'eut pas la cruauté de priver son clan des revenus si juteux qu'il tirait de tous ces trafics : le **mont Arafat**, situé à la sortie du territoire sacré de la ville et qui semble avoir été, avant l'Islam, un lieu de pèlerinage et de sacrifices humains propitiatoires aux astres divins producteurs de pluie.

6ᵉ chapitre

Chronologie de la biographie de Mohamed

La Mecque était dominait par la tribu Quraychite où plusieurs clans étaient associés : Banî Makhzoûm, Omeyyade et Hachémite.

La Mecque était une ville qui prospérait rapidement, centre d'échanges commerciaux et lieu du rassemblement du paganisme religieux par la présence de la Ka'aba, antre de prédilection des idoles de bois ou de pierre, figures grotesques et ignominieuses de l'idolâtrie, perversion de la connaissance du vrai Dieu qui consiste à échanger la majesté de Dieu contre des images. Cette cité était une sorte de « **république commerciale** » dominée par le riche et principal clan Omeyyade présidé par Abû Süfyân, de la tribu Quraychite, son pouvoir d'essence ploutocratique assurait la stabilité du gouvernement.

Il faut souligner que, dans l'Arabie antéislamique, on ne faisait aucune distinction entre la classe possédante et les gens d'en bas ; il suffisait à ceux-ci, pauvres ou étrangers, d'obtenir la protection d'un notable pour avoir un droit complet de séjour, assorti de tous les avantages de la citoyenneté.

Les habitants de cette ville se flattaient d'être issus d'une unique ascendance, ce qui, évidemment, était une galéjade. Les chefs de clan étaient d'opulents marchands dans la plupart des domaines de leurs activités, ils exerçaient un véritable contrôle commercial, allant jusqu'à exclure les yéménites de leurs associations. Ils profitaient de ce que les guerres entre Byzantins et Sassanides (**Perses**) avaient détourné le trafic du golfe Persique vers l'Arabie occidentale. La Mecque prit ainsi le contrôle du mouvement caravanier tout le long de la côte ouest de l'Arabie, entre le Yémen du Sud et la région de Damas au Nord. Seul l'oasis de Yathrib résistait à son hégémonie. Au Sud, les routes caravanières se prolongeaient vers l'Éthiopie et, selon les moussons, vers l'Inde. Au Nord, peuplé de chrétiens, comme tous les peuples riches et capricieux, la population de l'empire du Basileus était avide des produits exotiques venus de l'Asie centrale. De tout cela, les divers clans de la tribu Quraychite savaient tirer le meilleur profit, et pas toujours par les moyens les plus honnêtes.

Les autres, ceux qui n'avaient pu trouver un protecteur, formaient une sorte d'individu perpétuellement menacé. Masse d'hommes misérables : Bédouins en rupture de ban, Syriens, Perses ou Abyssins et Nègres échoués tels des épaves sur cette côte d'Arabie, esclaves des deux sexes et prisonniers de guerre ; naturellement, c'est dans cette population de déshérités et de laissés-pour-compte que les prédications de Mohamed éveillaient un intérêt lors des réunions publiques qu'il tenait tout près de la Ka'aba où les déshérités se rendaient pour recevoir de dévots idolâtres quelques aumônes. Là, il recevait quelques adhésions de circonstance.

Les notables de La Mecque ne se préoccupaient guère des problèmes sociaux : leur prééminence résidait, et sans doute à leurs propres yeux, dans le fait qu'ils étaient en train de forger l'identité des Arabes et leur première unification.

Qui commandait au temps antéislamique à La Mecque ?

Les tenants du pouvoir réel à La Mecque étaient les puissants et riches clans **Banî Makhzoûm** et **Omeyyade**, celui **Hachémite** les suivait de loin. Ils avaient autorité sur la tribu Quraychite, tout comme sur les clans qui la composaient. Le chef du clan Omeyyade, présidé par Abû Sûfyân, aspirait à dominer la région, connaissant mieux que quiconque la mentalité arabe et les querelles intestines qui empêchaient la constitution d'une nation fédérée autour d'une même autorité. C'est pourquoi, Abû Sûfyân hésitait à s'emparer du pouvoir et soumettre les tribus turbulentes par la force.

Pour les membres de cette confrérie, c'était dans l'accumulation d'une fortune colossale qu'ils trouvaient un sens à la vie. La richesse donnait à un homme la puissance et la reconnaissance sociale. Augmenter sa fortune et son pouvoir devint le grand but de la vie pour les Arabes de La Mecque, non seulement pour les quelques notables possesseurs d'opulentes richesses, mais aussi pour la grande majorité de la population qui les imitait à distance. Ceux qui avaient quelques chances de réaliser cette ambition se remplissaient de l'« **orgueil de leur fortune** » et se montraient arrogants envers les déshérités. Il n'y a rien de changé sous le soleil ! Vanité des vanités tout est vanité et air du temps.

Ce groupement uni par le pouvoir et les privilèges que donnent l'or et l'argent facile faisait la loi dans la cité, ils ne pensaient qu'à accroître leur propre richesse et leur propre puissance. Rusés, ambitieux et pas fous, les principaux chefs qui se partageaient le pouvoir et les richesses savaient que les Arabes étaient divisés en tribus et clans, pour lesquels la fidélité clanique et la solidarité tribale surpassaient sur toute autre considération de justice ou d'organisation.

Le clan formait la base de la société du désert d'Arabie. Un certain nombre de clans apparentés, réunis ensemble, constituaient une tribu. Dans le désert, la moindre faiblesse pouvait être interprétée comme un aveu d'impuissance qui pouvait valoir au clan ou à la tribu des moments difficiles. La peine du talion y inspirait toute justice : le sang appelait le sang. Une vendetta entre clans pouvait durer jusqu'à quarante ans. Ce comportement rendait toute fédération clanique ou tribale difficile, sinon impossible à réaliser. C'est pourquoi, Abû Süfyân, candidat à la réunification des tribus sous son autorité, cherchait un nouveau moyen qui primerait sur la fidélité du clan ou de la tribu. Le chef du clan Omeyyade, hésitait à s'imposer comme souverain sur ces tribus éparses, turbulentes, toujours en guerre les unes contre les autres, soit pour assouvir une vengeance, soit pour razzier, par cupidité ou par jalousie, un campement.

Il conçut un projet simple mais efficace, convertir les Arabes d'Arabie du nord, pour la plupart encore idolâtres, à une foi monothéiste spécifique en rattachant la nouvelle foi aux Écritures saintes de l'antique Israël, plus particulièrement à celle de la saga d'Abraham et à sa descendance par l'interface d'Ismaël, sorte de syncrétisme judéo-chrétien.

Mohamed et la tribu Quraychite

Les Hachémites jouissaient pourtant de la considération générale par leur importante fonction de gardien de la Ka'aba, lieu peuplé d'idoles des dieux de pierre et de bois de la région. Leur pauvreté était toute relative, dans un milieu où l'argent était roi et seul étalon de mesure de la puissance, où l'or coulait à flot entre les mains des membres du clan Omeyyade, sous l'autorité d'Abû Süfyân.

Mohamed naquit le 20 août 570 de notre ère dans le clan Hachémite de la tribu des Quraychites. Appelé Mohamed dans Le Coran, c'est-à-dire « **le loué** » ou « **hautement loué** », il était également surnommé **al-Amine** « **le fidèle** ». Pour l'état civil, il s'appelait **Mohamed ben Abdallâh ben Abd el-Muttalib**. D'après la Sîra (**biographie**), il perdit ses parents de bonne heure : il était orphelin de son père Abd-Allah avant sa naissance et sa mère **Amina**, du clan **Bani-Najjar** d'origine Yathriboise de la tribu **Khazradj**, mourut quand il avait l'âge de 6 ans. Il fut recueilli et élevé par son grand-père **Abd el-Muttalib**, chef du clan, faisant office de gardien de la **Ka'aba**, antre d'idoles de bois et de pierre comme celui des pratiques du paganisme régional. Le clan Hachémite avait la concession exclusive, dans le périmètre sacré de la Pierre noire, de la vente de l'eau de la source de **Zem-zem**, pendant le grand rassemblement annuel des tribus arabes à La Mecque. Cette concession était extrêmement lucrative dans cette région désertique où l'astre du jour brillait de toute sa vigueur.

Au décès de son grand-père, **Hamza ben Abd el-Muttalib**, son oncle, nouveau chef du clan, hérita de ses prérogatives et prit le jeune Mohamed sous sa protection. À la mort de cet oncle, son fils **el-Abbâs** hérita des privilèges du clan. Comme vous l'avez compris, cette attribution exclusive dépendait du puissant clan Omeyyade. Mohamed connut une enfance difficile ballottée entre divers mentors, peu instruit, d'abord berger puis conducteur de caravane.

Situation à Yathrib (Médine) avant l'Hégire

En effet, insidieusement, l'occasion et le cri de leur ventre affamé suggérèrent à deux tribus nomades arabes, alors idolâtres, les **Aws** et les **Khazradj**, de camper à proximité de l'oasis de Yathrib appartenant à trois tribus sédentaires juives. Ils rendirent quelques menus services aux juifs sédentarisés, après quoi, ils possédèrent des chèvres, puis des moutons. Un jour, ils semèrent ne fût-ce qu'un peu d'orge pour leurs bêtes à la périphérie de l'oasis. Dès lors, cessant d'être Bédouins, ils commençaient à souffrir, comme les villageois, des Bédouins restés nomades dont la poussée se faisait sentir derrière eux, et qui suivaient les pistes qu'ils avaient eux-mêmes empruntées. Insensiblement, pour ne pas être spoliés et délogés de leur village, ils faisaient cause commune avec les paysans et artisans juifs propriétaires de l'oasis d'Yathrib. Les membres des trois tribus juives, habiles de leurs mains, maîtrisant l'art de la fabrication du fer et sa transformation en armes, cuirasses, éperons, selles, fournitures indispensables aux belliqueux guerriers arabes, produisaient également d'élégants bijoux en or ou en argent et de l'outillage essentiel aux travaux des champs. L'oasis de Yathrib devint une halte obligée des caravanes commerciales qui sillonnaient la région, pour l'approvisionnement de produits riches en plus-value.

Mais les tribus juives étaient occupées par des travaux artisanaux plus nobles, plus lucratifs et surtout moins ardus que ceux de la terre, où les Aws et les Khazradjs les remplacèrent dans cette pénible besogne. Pour assurer la sécurité de leur oasis, les trois tribus juives se lièrent aux deux tribus arabes idolâtres installées aux abords de leur oasis, mais divisées à la suite de dissensions commerciales, elles épousèrent les querelles de leurs belliqueux voisins ; deux d'entre elles s'allièrent avec les Aws et la troisième avec celle des Khazradjs.

Mais, peu à peu, les **deux tribus idolâtres,** pour imposer leur hégémonie sur l'autre, se firent concurrence. Leur rivalité dégénéra progressivement en querelles sporadiques qui faisaient fuir les caravanes qui utilisaient l'oasis de Yathrib comme relais. Les propriétaires de l'oasis de Yathrib se mirent à la recherche d'une solution acceptée par les deux belligérants. C'est dans cet état d'esprit que leurs délégués commerciaux se rendirent, comme chaque année, à La Mecque et participèrent à la foire annuelle d'**Oukaz** pour exposer et écouler leurs produits artisanaux.

Khadîdja cherche un époux et prédications faites à La Mecque

Après le décès de son époux, une riche et intelligente veuve du nom de Khadîdja, de famille chrétienne nestorienne, recherchait un mari pour s'affranchir du joug familial. Elle recherchait un homme complaisant, doux, rêveur et pauvre ; Mohamed du clan Hachémite répondait à cette description, il lui fut proposé comme époux.

Mohamed, jeune homme timoré, rêveur et introverti, après une première tentative avortée avec une bourgeoise en mal d'époux, contracta mariage avec la riche veuve Khadîdja. Il l'épousa à l'âge de 25 ans, bien qu'elle soit son aînée d'une quinzaine d'années. Cette veuve avait besoin d'une couverture masculine, dans cette société autant misogyne que machiste, pour continuer à exercer librement ses juteuses activités commerciales et financières en toute liberté en tant que membre de la tribu Quraychite. Pour l'époux, ce mariage le tirait d'un coup de la médiocrité matérielle où il végétait auparavant. Khadîdja était une femme de caractère dotée d'une forte personnalité et à ce titre exerça une forte influence sur son conjoint. Fidèle époux, vivant aux crochets de sa femme, il n'eut aucune autre liaison du vivant de cette femme de tête. Le couple eut une liaison heureuse et monogame qui se prolongea jusqu'à la mort de Khadîdja. Mohamed, oisif, resta fidèle à son épouse qui tenait les cordons de la bourse. Sans rôle précis, il végétait à La Mecque. Il put suivre ses inclinations personnelles. Esprit tourmenté, préoccupé de questions religieuses et spirituelles, observateur critique de cette société opulente où le

souhait de tous et de chacun était de surpasser en richesse et en faste ceux de ses voisins, il rêvait d'une société où les riches ne seraient plus pétris d'orgueil et d'arrogance. Il aspirait à une communauté plus unie, solidaire, protégeant les déshérités, la veuve et l'orphelin et où l'esclavage serait aboli.
L'Islam d'hier et d'aujourd'hui ne concrétisa aucune des généreuses prédications faites à La Mecque par l'Avertisseur.

Khadîdja donna naissance à sept enfants, trois filles seulement survécurent : **Zeynab, Rouqayya,** et **Fatma**.

Mohamed était impressionné par les récits du Pentateuque (**Thora**), les récits épiques de David et Salomon, rois d'Israël, tout comme par les légendes qui circulaient sur la dynastie juive Sabéenne ou Himyarite qui domina l'Arabie du Sud. Il est vrai que la mère du prophète d'Allah était originaire de l'oasis d'Yathrib, ceci explique cela. Le récit biblique que les juifs de La Mecque et d'Arabie popularisaient parmi la population idolâtre, où l'action d'un homme seul, avec l'aide divine, imposa la conception de l'unicité divine, le monothéisme, contre la multitude des dieux idolâtres. Le Messager d'Allah, la conscience éclairée par la saga d'Abraham, de Jacob-Israël, de Moïse, de Josué, des rois David et Salomon et de celle de tant d'autres que la Bible cite nommément, le subconscient lourd d'intuitions suspendues, quittait périodiquement son foyer pour se réfugier dans la grotte de **Mira**. Là, il méditait seul ou parfois en compagnie de quelques amis. Son jeune cousin Ali était un de ses fidèles compagnons. Céans, loin des hommes, de leurs concitoyens au matérialisme débridé, à l'écart du tapage de l'argent, du bruit des festivités et de la fureur des intérêts financiers, ils rêvaient d'une société plus solidaire où le droit primerait la force.

Alors, qu'il était plongé dans ses pensées pendant des jours et des nuits dans la solitude la plus totale à l'abri du tumulte des hommes, de leur cupidité et des ignominieuses idoles de La Ka'aba, tout à coup dans cette caverne, proche de La Mecque il reçut une première vision dans laquelle l'ange Gabriel lui apparut par une nuit froide d'Arabie. Mohamed, sous le ciel étoilé, entendit une voix qui lui ordonna :

« Lis !

— Je ne sais pas lire. »

La voix reprend :

« Lis, au Nom de ton Seigneur qui t'a créé ! Il a créé l'homme d'un caillot de sang. Lis ! … Car ton Seigneur est le Très-Généreux qui a instruit l'homme au moyen du calame, et lui a enseigné ce qu'il ignorait…. »[12]

Cette citation est le début de la sourate XCVI, versets de 1 à 5, dite « **le Caillot de sang** ».

Si cette citation confirme que Mohamed ne savait pas « lire », elle introduit dans la révélation coranique un élément matériel incontournable, celui d'être en mesure d'exhiber un parchemin divin prouvant l'authenticité de cette citation. Or, les musulmans n'ont jamais affiché un tel feuillet ni même ils en parlent.

Frappé de terreur, Mohamed court, d'après la tradition (**sûnna**), se réfugier auprès de son épouse, la sage Khadîdja, qui le conforte et l'apaise. Le lendemain, elle consulte son cousin le chrétien (**nestorien**) **Waraqa ben Naufal**, qui d'après le biographe de Mohamed, **Ibn Ishâq**, avait lu les livres et écouté les gens de la « **Thora et des Évangiles** ».

Il a peut-être entendu mais l'affirmation « avait lu » me paraît difficilement acceptable, car à cette époque, en Arabie, se convertir au christia-

---

12 Cette première révélation fut faite à l'Avertisseur d'après la tradition islamique le jour de Yom Kippour. Cette citation, comme la plupart de celles prescrites dans le Coran « Incréé », se trouve telle quelle dans Isaïe au chapitre XXIX, versets 11-12, que je reproduis : « Aussi, la révélation de tous les événements est-elle pour elle, pour vous comme les mots de ce livre scellé, qu'on présente à un homme lettré en lui disant : « Lis donc ce ceci » et lui de répondre : « Je ne puis, car le livre est scellé. » Et si on présente le livre à un homme illettré en lui disant : « Lis donc ceci ! » Il répond : « Je ne sais pas lire. » Saint-Augustin utilise la même interpellation « Prends et lis ! » En mai 386, avant de se convertir au christianisme latin, il relate cet épisode au chapitre XII de ses Confessions.

nisme dans une région idolâtre, dépourvue d'Église, de lieux de culte et de curés relevait plus d'une adhésion à un club que d'un véritable acte de foi. Encore aujourd'hui, en pays chrétien où l'obligation de scolarité existe depuis plus d'un siècle, il y a seulement une toute petite minorité qui lit la Bible (Thora) et les Évangiles, d'ailleurs la suite du récit nous le démontre.

Dans cette Arabie traversée par toutes sortes de superstitions, tout comme de récits aussi fabuleux que fantastiques, qu'ils soient testimoniaux, idolâtres ou ceux de héros réels ou imaginaires, les hommes et les femmes étaient disposés à entendre toute relation homérique qui les faisait projeter dans un monde mythique.

- Pour authentifier la révélation coranique, la tradition « sunna » ne trouva rien de mieux que de relater un soi-disant épisode érotique qui se serait produit dans l'intimité du couple, pour le moins insolite dans une religion. Craignant que l'être surnaturel perçu par Mohamed au cours de ses visions fût une figure satanique ou diabolique, Khadîdja eut recours à un stratagème. Comme l'apparition ne disparaissait pas quand elle était aux côtés de son époux, elle demanda à celui-ci de plonger sa tête dans son giron et, brusquement, elle souleva l'étoffe, la vision qui hantait son époux s'évanouit :

« C'est effectivement l'ange Gabriel, commenta-t-elle. Car pour préserver ma pudeur, il s'est effacé » (Ibn Hichâm).

Cette tradition « sunna » révèle, avec ce conte impudique, que Khadîdja partageait avec son époux les mêmes convictions et aussi les mêmes visions angéliques. Mais qu'une fois Khadîdja disparue, livré à lui-même, je devrais dire livré aux trois acolytes, les révélations reçues à Yathrib n'avaient plus rien d'humaniste, elles étaient orientées vers la conquête du pouvoir à n'importe quel prix en Arabie du Nord.

7ᵉ chapitre

Mohamed commence ses prédications

Encouragé par son épouse, Khadîdja, Mohamed décida de populariser ses méditations dans la cité mecquoise. Il adressait ses prières à Allah en se prosternant en direction de la **Mosquée éloignée (Jérusalem)**, il fêtait avec les juifs **Rosh Hashana,** Jour de l'An juif, et **Yom Kippour,** journée de jeune qui clôture les dix jours de pénitence. Ses prédications reflétaient une sensibilité sociale puisée essentiellement dans la Bible hébraïque, il apportait, par l'une de ses prédications transcrites dans le Coran « **Incréé** » un soutien au judaïsme contre la mystification chrétienne créée sur la crucifixion du « **Sauveur consacré** », dit Jésus-Christ, en affirmant que ce dernier n'a jamais été crucifié ; de plus, il changea le nom de Ieschoua, « **Sauveur** », par **Ïssa**. D'après ses prédications, les idolâtres romains qui dominaient la Judée mirent sur la croix au lieu et place de Issa (**Jésus**), fils de Marie, un prisonnier anonyme. Il dénia la déification de Jésus, qu'il dénonça comme blasphématoire et considéra Jésus comme un prophète juif parmi d'autres.

La foi chrétienne dans ses différentes Églises dominait le Proche-Orient de l'Irak à l'Égypte en passant par la Syrie et la Palestine. Les Arabes qui avaient conquis ces peuples étaient très minoritaires au sein des populations de l'empire qu'ils avaient constitué. La propagande islamique avait tout intérêt à propager de telles légendes, alors que, parallèlement, le pouvoir islamique imposait aux chrétiens la condition de l'apartheid, la plus abjecte condition humaine, celle de dhimmi, autrement dit, la condition d'esclave libre au sein de sa communauté : développement séparé, impôt supplémentaire pour assurer leur sécurité, un signe distinctif, interdiction de porter une arme, interdiction de construire des églises plus hautes que les mosquées, laisser le passage à tout musulman qu'il croise, défense de monter à cheval, interdiction de chants liturgiques sur la voie publique, etc. La condition de dhimmi fut étendue par la suite également au peuple juif, bien qu'il fasse parti de l'umma (communauté des croyants musulmans).

Les prédications du Messager d'Allah qui annonçaient une société plus égalitaire, l'abolition de l'esclavage et une société solidaire envers les déshérités, dérangèrent dans un premier temps le plan des chefs de son clan Hachémite et ceux de la tribu Quraychite. Les membres de cette tribu, ne pouvant s'en prendre à l'un des leurs, recoururent aux persécutions envers ses adeptes. Contre l'Avertisseur, ils excitèrent la haine, tentèrent de le faire passer pour fou, on lui cracha au visage, on lui jeta des pierres. En désespoir de cause ils projetèrent de le faire assassiner.

Ce qui dérangeait les idolâtres mecquois et particulièrement le clan Omeyyade et leurs alliés, c'était plus le côté social de ses prédications que le monothéisme que Mohamed proposait.

Le Coran caractérise l'homme qui recherche la fortune sans scrupule : ce « **mesquin** » perdra le Paradis. En faisant de la mesquinerie un péché capital, le Coran montre l'incompatibilité entre le culte de Dieu et celui de la richesse et de la puissance. Que l'accent soit mis dans le texte de la révélation coranique sur la générosité, le respect des déshérités, alors qu'elle ne prescrit pas le respect de la vie, de la propriété et du mariage, principes fondamentaux à toute vie sociale, cette lacune est en rapport avec la situation mecquoise telle qu'elle a été décrite plus haut. Pour le Messager d'Allah, le mal absolu est né à La Mecque de la recherche sans scrupule de la richesse et de la puissance. Rien de nouveau sous le soleil, vanité des vanités !

Le clan Omeyyade, que les prédications de Mohamed dérangeaient dans ses projets, organisa une réunion avec ce dernier en présence des chefs des clans de la tribu Quraychite pour l'influencer et le corrompre. Il refusa tout compromis avec les riches bourgeois de sa tribu, bien que le clan familial subordonné à celui des Omeyyades l'incitait au compromis. Ne pouvant museler Mohamed à cause de la protection clanique, les Quraychites persécutèrent ses adeptes pour les obliger à quitter La Mecque.

Dans la première partie des prédications de Mohamed, à travers le récit de ses biographes (**Sîra**), on sent derrière lui la présence constante mais discrète de la sage et riche Khadîdja. C'est dans le cercle de la famille chrétienne de cette dernière (1) qu'il trouva, d'après la tradition, « **sunna** », ses tout premiers appuis. On relève facilement dans les récits relatés les manipulations contradictoires des théologiens islamiques soumis au pouvoir des califes Omeyyades ou Abbassides.

Quelques années après sa rencontre avec **Waraqa** aux portes de la Ka'aba, Mohamed, qui continuait à se rendre à la caverne d'Hîra pour prier et méditer, écouta dans un moment d'extase une voix qui confirma, d'après les dires du cousin de son épouse, son élévation au niveau de Moïse. (**Cn.** **LXXIV.** 1-7)

Là, à La Mecque, Mohamed au commencement de ses prédications dénonçait, sur les places publiques et autres lieux de rencontres, à qui voulait l'entendre, que le grand but de la vie des mecquois était d'augmenter leur fortune et leur puissance. Ses prédications dérangeaient les notables de sa tribu et de son clan. Sa tribu, celle des Quraychites, contrôlait La Mecque et ses environs, son clan, le clan Hachémite avait la haute main sur la Ka'aba, dépotoir des idoles de toute nature et de toute provenance, ce qui permettait à ses membres de se remplir les poches pendant le rassemblement annuel antéislamique. Les membres de son clan vendaient jusqu'à l'eau, pour étancher leur soif, aux pèlerins arabes qui venaient rendre hommage à leurs idoles préférées. Les chefs des deux puissants clans Omeyyade et Banî Makhzoûm tiraient leurs richesses du commerce caravanier entre les deux empires ennemis, celui des Gréco-romains, **Byzance – Constantinople,** et celui des Perses, **dynastie Sassanide**. De plus ce clan aspirait à dominer l'Arabie du Nord, mais il y avait un os. Cet os, il y en avait même deux, le premier était la fidélité des Arabes au clan et à la tribu envers et contre tout, quant au second, qui n'était pas moins important que le premier, c'était l'oasis de Yathrib, future Médine. L'oasis de Yathrib faisait une concurrence active à La Mecque, elle appartenait à trois tribus juives protégées par deux tribus arabes idolâtres, celles des **Aws** et des **Khazradjs**.

Les idées généreuses de Mohamed, ses positions en faveur des déshérités, des opprimés et le rejet de l'esclavage, prêchées à La Mecque, si elles furent appréciées dans les milieux populaires, faisaient peur aux chefs des tribus et aux grands bourgeois de son propre clan, celui des Hachémites.

La bourgeoisie mecquoise le honnira et complotera sa mort. Mais paradoxalement, c'est justement cette bourgeoisie qui combattit le personnage et ses prédications et que Mohamed accusait de tous les maux, qui hérita de son œuvre pour en faire un outil au service du pouvoir séculier et religieux.

Jérusalem et le Mont du Temple

Le voyage nocturne de Mohamed, un épisode au sujet duquel les commentateurs se perdent en conjectures traduit un moment d'extase, qui se serait produit pendant le sommeil du Messager d'Allah (1). Le Coran précise que la relation du transport de Mohamed de la Mosquée sacrée (**Ka'aba**) à la Mosquée éloignée (**Jérusalem**) fut une vision. (**Cn. Voyage nocturne, XVII. 1 et 62**).

Ce fut la seule fois où Mohamed voulut se permettre une imitation transcendantale de la religion juive, la chose tourna au plus mal pour lui et pour ses prédications : ce récit fut accueilli par une tempête de sarcasmes ironiques et plaisanteries moqueuses[13]. Plusieurs de ses disciples abjurèrent. Le Messager d'Allah se hâta de retirer sa fâcheuse idée, en déclarant que ce merveilleux voyage, donné d'abord comme réel, n'avait été qu'un songe. (**Henri Serouya :** *La pensée arabe.*) Toute la légende arabe de Mohamed se lit dans les biographies rédigées par **Aboulféda** et par **Ibn-Hischam**. (Traduction de Noël Desvergers.Paris). Ce voyage légendaire exprime l'insis-

---

13 Lorsqu'il triompha, Mohamed n'oublia pas les auteurs des railleries, il les fit assassiner.

tance avec laquelle la révélation coranique inscrit l'Islam dans la continuité du monothéisme abrahamique.[14]

C'est à La Mecque que date la sourate XVII, **Isrâ'ilyât** ou **Bani Isrâ'il** (« Le Voyage nocturne ») qui l'évoque.[15]

Les versets sataniques

C'est dans ce contexte que va se produire un épisode célèbre, celui qui fera douter à beaucoup de la véracité de la révélation reçue par Mohamed, celui de la divulgation des « **versets sataniques** ».

Que s'est-il donc passé ? Pourrait se demander aujourd'hui tout lettré musulman lambda, par quel moyen de pression les Quraychites avaient-ils obtenu de Mohamed cet accommodement à l'égard d'Allah, ce qu'il leur avait refusé avec une obstination méritoire quelque temps auparavant : contre toutes les richesses qu'il pouvait convoiter — femmes, argent, protection —, à la condition qu'il acceptât que soit rendu alternativement pendant une année le culte des idoles nationales et l'année suivante celui du culte d'Allah. L'Avertisseur, par cette annonce, alla au-delà de ce qui avait été demandé par les chefs de son clan et tribu.

At-Tabarî, reprenant le récit d'**Ibn Ishâq**, relate pour nous cet épisode idolâtre consigné dans le Coran « **Incréé** » :
« Lorsque l'Envoyé d'Allah s'aperçut que les Arabes étaient divisés par l'annonce de ses révélations, il ressentit de la peine. »

---

14 Abdelmajid Charfi préconise la suppression de cette sourate qui n'est à son avis que légende et qui ravale la révélation coranique à un conte de fées.
15 Mu'âwiya 1er : rejeton d'Abû Süfyân, chef du clan, opposant le plus déterminé aux prédications de l'Avertisseur, fondateur de la dynastie Omeyyade de Damas, fit construire en l'an 671 ces deux monuments. Il profana ainsi l'enceinte sacrée du Mont du Temple où le roi Salomon construisit autrefois la Maison, là où réside le Nom du Seigneur Dieu.

C'est, dans cet état d'esprit qu'il se serait imaginé, alors qu'il récitait la sourate LII, qu'un ayât (verset) supplémentaire s'intercala :

« Par l'étoile lorsqu'elle disparaît ! Votre compagnon n'est pas égaré ; il n'est pas dans l'erreur ; il ne parle pas sous l'empire de la passion (1-3). Avez-vous considéré al-Lat et al'Uzza, et l'autre, Manât, la troisième (19-20). Et là, sa récitation dérapa d'une façon inattendue : « Ce sont les sublimes déesses. Et leur intercession est certes souhaitée[16]. »

Heureusement pour l'Islam que les juifs de Yathrib mirent bon ordre à ce désordre idolâtre initié par Mohamed. Quant à nous, nous devons nous interroger sur la sincérité des prédications du Messager d'Allah. Car lorsqu'il reçut communication des versets sataniques, il ne fut pas étonné par l'adjonction de trois déesses à l'unicité divine.

Cette confusion restera toujours comme une tâche indélébile sur la sincérité de la révélation coranique, encore aujourd'hui beaucoup de ceux qui se penchent sur cette révélation remettent en cause l'ensemble du corpus coranique, car il est communément admis en théologie que ce qui est faux dans une sécante est faux pour l'ensemble et vice et versa. **Mais n'y a t-il eu vraiment que cette seule tâche sur la parure coranique ?** La suite du récit vous éclairera mieux sur cette question !

Persécuté, Mohamed cherche à fuir La Mecque

Les divers clans de la tribu Quraychite, après avoir essayé d'intimider l'Avertisseur, tentèrent de le corrompre en vain par l'or, l'argent et les honneurs. Lassés par l'entêtement de Mohamed et ses prédications de justice sociale, ils, firent persécuter ses adeptes ; beaucoup d'entre eux décidèrent d'apostasier et retourner à l'idolâtrie. Mohamed, pris de panique, décida de

---

16 Par ce verset, Mohamed associait à Allah trois déesses ; d'un même mouvement, il transformait la croyance au monothéisme le plus intransigeant en une religion d'associateurs idolâtres, puisqu'il associait Dieu à dieux et faisait d'un même mouvement voler en éclat l'unicité divine.

chercher refuge dans d'autres villes. Il tenta sa chance auprès des autorités de la cité de Taïèf ; ceux-ci, sous la pression des mecquois, refusèrent de l'accueillir par crainte d'une réaction hostile économique ou militaire de la puissante tribu Quraychite dominée par les clans Banî Makhzoûm et Omeyyade.

La tribu Le clan Omeyyade, bien qu'à l'origine des prédications de Mohamed, fut publiquement un adversaire déterminé et sans compassion contre ce prédicateur qui proclamait que le but de la vie ici-bas n'était pas de s'enrichir, à l'instar des grands bourgeois Quraychites, mais de se soumettre à Allah, de vivre honnêtement pour atteindre les joies du Paradis. Alors que les membres de la tribu Quraychite, sous l'autorité des clans Bâni Mekhzoum, Omeyyade et Hachémite, ne pensaient qu'à accroître leur propre richesse et leur propre puissance.

Vous allez le découvrir en lisant la suite !

À la suite du rassemblement annuel antéislamique à la Ka'aba, sanctuaire dédié aux idoles de la contrée, contrôlé par le clan Hachémite, celui de Mohamed, ce dernier prit contact avec des artisans de confession juive venus de Yathrib vendre, à l'occasion de cette manifestation, leurs productions agricoles et artisanales : armures, épées, couteaux, éperons, ou socs de charrue, pioches, pelles, etc., ainsi que de l'orfèvrerie or et argent. Yathrib, oasis de 35 km carrés, était la propriété de trois tribus juives qui portaient l'identité suivante : les **Bani-Quaïnouqa**, alliés à la tribu des **Khazradj** (**idolâtres**), les **Bani-Nadîr**, et les **Bani-Qureïza**, alliés à la tribu des **Aws** (**idolâtres**). Ces trois tribus étaient en difficulté dans leur oasis à cause de leur division. Cette division est révélée par leur alliance avec deux tribus idolâtres antagonistes. La pression des arabo-idolâtres devenait de plus en plus aiguë, leurs infiltrations massives dans l'oasis mettaient en difficulté la prédominance juive. C'est pourquoi, les enfants d'Israël cherchèrent des alliés qui pouvaient maintenir l'équilibre ou même inverser le processus d'occupation pacifiquement. Lorsque Mohamed vint vers eux, leur exposa la situation précaire et dangereuse pour lui et ses quelques adeptes dans la cité de La Mecque, il sollicita l'autorisation d'immigrer chez eux en compagnie des **Mouhadjiroûn** volontaires. La délégation juive de Yathrib écouta sa requête avec bienveillance. Au cours des entretiens qu'il eut, il fit valoir que sa mère était une fille de Yathrib et à ce titre ils devaient le considérer comme l'un des leurs. Les Yathribois, autour des feux de camp, écoutèrent les prédications de Mohamed, ils les trouvèrent adéquates aux sept commandements de Noé destinés à tous les peuples de l'humanité. L'année suivante, de retour à la fête du rassemblement face à la pierre noire, les pèlerins ramenèrent avec eux l'accord de leurs coreligionnaires l'autorisant à s'installer dans l'oasis avec ses adeptes avec toute liberté de pratiquer sa foi, procéder à des conversions et populariser ses prédications envers les idolâtres dans et autour de l'oasis. En œuvrant pour l'installation des adeptes de l'Islam, ils caressaient en secret l'espoir de modifier le cours de l'histoire. Si effectivement le cours de l'histoire se trouva modifié, cela ne le fut pas en faveur du judaïsme. **Mais qui connaît les desseins de Dieu ?**

Les juifs s'étaient imaginé qu'une alliance avec Mohamed permettrait de convertir une partie des idolâtres au monothéisme ce qui pérenniserait et renforcerait leur influence dans la contrée.

8ᵉ chapitre

Stratégie de conquête du pouvoir du clan Omeyyade et contrôle de l'Avertisseur

Les prédications de celui qui se présentait comme l'Avertisseur commençaient à trouver un écho favorable parmi les déshérités et certains personnages humiliés ou exclus du tour de table organisé par les deux clans Quraychites. Les membres de cette tribu se réunirent pour trouver une solution à leur dilemme, les propositions alléchantes faites à Mohamed ne réussirent pas à le corrompre. Alors, ils décidèrent de l'utiliser malgré lui, ils conçurent un plan machiavélique. La mère de Mohamed était une fille d'un clan tribal qui protégeait l'oasis d'Yathrib et comme les Yathribois se méfiaient des mecquois, il fallait gommer l'appartenance patriarcale de Mohamed pour mieux faire ressortir son origine matriarcale et rendre ainsi Mohamed acceptable pour ceux de l'oasis de Yathrib, suivant le diction :

« Les ennemis de mes ennemis sont mes amis. »

L'union des trois cités était indispensable à la réalisation des ambitions d'Abû Süfyân, celles de la création d'une autorité unique en Arabie du Nord. Leurs hésitations provenaient également du fait que si la cité de **Taïèf** était prête à se placer sous l'autorité du pouvoir idolâtre mecquois, la cité de Yathrib, qui se voulait la concurrente de celle de La Mecque, propriété de trois tribus juives, refusait tout accord de fédération avec un pouvoir idolâtre. Les trois tribus juives disposaient chacune d'une forteresse où les habitants pouvaient se réfugier en cas de danger. Elles se croyaient intouchables ; de plus, elles étaient soutenues par leurs alliés, deux tribus arabes idolâtres qui campaient aux abords de leur oasis et auxquelles les liait un pacte financier et d'assistance militaire. Pour arriver à leurs fins, les mecquois décidèrent de conquérir le pouvoir de l'intérieur de l'oasis, mais au préalable il fallait créer une situation d'insécurité dans les environs de la cité de Yathrib sans se compromettre. Pour arriver à leurs fins les Mecquois utilisèrent des renégats d'un clan allié de l'une ou l'autre des deux tribus alliées aux tribus juives pour agresser les pâturages du clan opposé, piller le bétail, blesser ou tuer les bergers, attaquer de paisibles caravanes qui quittaient le caravansérail de Yathrib pour poursuivre leur course. Les morts enterrés, les blessures pansées, alors les représailles pouvaient commencer. Les membres de la tribu agressée se vengeaient sur les membres alliés aux renégats. Cette procédure déclenchait une sorte de roulette russe, où chaque clan se méfiait de l'autre, la suspicion remplaçait la confiance, et les affaires en pâtissaient. Certains caravaniers évitèrent de faire escale à Yathrib, créant ainsi une crise économique qui, par voie de conséquence, aggravait les dissensions entre les différents protagonistes.

Dans le tumulte soulevé par les prédications de Mohamed et son entêtement à refuser de se soumettre aux décisions de la tribu, des malheurs personnels vont le frapper durement et transformer sa destinée. Khadîdja, l'épouse de l'Avertissement, décède brusquement, ce qui le jette dans le plus profond désarroi. Son oncle et protecteur naturel Hamza b. Abd el-Muttalib s'éteint. Désormais, il est seul sans protecteur à la merci de la colère ou de l'exaspération de n'importe lequel de ses concitoyens.

L'attitude et les prédications de Mohamed intriguaient à juste titre ceux qui écoutaient ses prêches, notamment les commerçants yéménites présents, chacun savait que ceux qui s'enrichissaient sur le dos des malheureux pèlerins, comme ceux qui étaient parjures, étaient les membres de son propre clan et tribu. Alors, certains se demandèrent s'il n'y avait pas connivence entre les différents membres des clans de la tribu Quraychite pour un projet commun, tenu secret, autrement plus important.

Le Mystère de l'Hégire

Après l'acceptation par l'oasis de Yathrib d'héberger les croyants ayant foi dans un seul Dieu, ces derniers s'attelèrent à préparer leur départ dans le secret le plus absolu pour ne pas donner l'alerte aux Mecquois. Ali, en préparant sa fuite, attira par son comportement l'attention de certains membres de sa famille et fut dénoncé. Approché par les anciens du clan, il leur révéla l'accord souscrit avec les juifs propriétaires de l'oasis de Yathrib et la prochaine fuite de l'Avertisseur et de ses fidèles dans cette cité. Questionné habilement sur l'état d'esprit de son cousin et de ses prédications, il raconta que Mohamed privé de l'autorité d'un père et de l'affection d'une mère, pratiquement dès sa naissance, avait besoin d'un coach pour agir, que la véritable tête pensante qui l'inspirait et le conseiller était la sage Khadîdja. Opportunément, comme par hasard, celle-ci décéda quelques jours après, suivie par son oncle et protecteur. Ces deux décès remirent en cause le départ personnel de Mohamed. Ce dernier décida contre toute logique d'envoyer ses partisans se réfugier à Yathrib en attendant son arrivée. Une quarantaine de personnes environ furent du voyage. Cette décision-là est un mystère inexplicable et inexpliqué ; au lieu de fuir personnellement et immédiatement de La Mecque, puisqu'il était la seule personne sur laquelle reposait la révélation qu'il recevait par l'intermédiaire de l'ange Gabriel et mettre ainsi sa personne en lieu sûr, l'Avertisseur resta seul pendant une longue année à La Mecque. Il demeura sans protecteur ni conseiller dans une cité qui lui était hostile, entouré d'ennemis qui cherchaient par tous les moyens à le faire disparaître ou le corrompre.

Alliance secrète des clans Hachémite et Omeyyade

C'est pendant cette période incertaine et angoissée que le puissant et riche clan Omeyyade décida de passer à l'action, voulant profiter de l'événement heureux, pour lui, celui de la disparition de Khadîdja, du décès de son protecteur et la fuite des Expatriés à Yathrib, laissant le veuf éploré seul à La Mecque enterrer son épouse, faire le deuil de sa morte, défaire les participations commerciales en cours et réaliser l'héritage laissé par son économe et mystique inspiratrice, une femme à la poigne de fer sous un gant de velours.

Le rusé cupide et ambitieux Abû Süfyân fut conduit après le décès de

Khadîdja à utiliser à son seul profit les prédications du candide et idéaliste Mohamed. Tout en cherchant le moyen d'affaiblir le clan des Bâni Makhzoûm avec qui il partageait la maîtrise du commerce inter-régional. Une idée lentement germa dans son tortueux subconscient. Il décida d'utiliser la « **révélation coranique** », pour remplacer la fidélité du clan et de la tribu par celle de la foi et dans le même mouvement détruire la cité concurrente de Yathrib. Mais, pour arriver à ses fins, il devait effectuer un renversement d'alliance en faveur du clan Hachémite et garder le secret pour pouvoir manipuler à son aise ses alliés et concurrents, c'est-à-dire le clan Banî Makhzoûm et les autres idolâtres mecquois.

Abû Süfyân du clan Omeyyade se rapprocha de el-abbas, le nouveau chef du clan Hachémite, avec lequel, il conclut une alliance secrète à l'insu de ses partenaires. Après quoi, il convoqua Omar el-Khattab, son serviteur, pour le charger d'une tâche de la plus haute importance qu'il devait exécuter toute affaire cessante. Cette mission consistait soit à supprimer l'empêcheur de tourner en rond soit à le suborner pour le conduire à souscrire un arrangement avec le clan Hachémite et Omeyyade. Le marché proposé était simple. Il comportait deux volets : le premier, s'emparer par tous les moyens du pouvoir de l'oasis de Yathrib pour annihiler toute concurrence en se débarrassant des juifs et le second, mettre la foi en Allah au-dessus de la fidélité du clan et de la tribu en transgressant le code d'honneur des Arabes. Par cette alliance, Mohamed bénéficierait de l'appui du clan Omeyyade et de ses associés pour la réalisation de ses prédications. Nanti de cette visée Omar prit son sabre et partit se renseigner auprès de ses relations pour savoir où il pouvait trouver Mohamed. Lorsqu'on lui demanda les raisons de cette recherche, il n'hésita pas à clamer sa haine :

« Je cherche Mohamed, ce « Sabéen »

Autrement dit :

« Ce juif », en ajoutant le qualificatif de Sabéen au nom de Mohamed,

Omar voulait-il dénoncer son origine ethnique ou la propagation des idéaux juifs par Mohamed à La Mecque ? Seul Allah connaît la vérité !

Il continua ainsi :

« **Je veux tuer celui qui a brisé l'unité des Quraychites, lui faire ravaler ses croyances, car il dénature notre religion (l'idolâtrie) et blasphème nos dieux.** » Comme d'habitude, on accuse autrui de ses propres intentions !

Par crainte de représailles, on lui indiqua que celui qu'il recherchait se trouvait dans la maison d'**Arkam**, près de la porte de **Safa**. Omar s'y rend aussi vite que ses jambes pouvaient le porter. Mis en présence de l'Avertisseur, ce dernier, jouant sur les mots, lui demanda :

« **Qu'est-ce qui t'amène ici, ô fils de Khattal ?**[17] »

Omar calmement, avec indifférence lui répliqua, sans autre palabre, en lui mettant le marché en main :

« **Je suis venu vers toi, sur l'ordre de mon maître Abû Süfyân, pour te proposer la vie ou la mort, toi seul peut décider de la suite de ta destinée.** »

Piégé, Mohamed préféra reporter à un autre moment la rencontre avec son Créateur. Omar lui exposa le marché proposé par ses maîtres, qui devait être scellé par une alliance matrimoniale croisée. Alors, l'Avertisseur s'écria d'une voix angoissée et désespérée :

« **Allah ou Akbar = Dieu est grand !** »

Ce cri était d'une telle ampleur, reflétait une telle angoisse que tous ceux qui l'entendirent s'imaginèrent que le visiteur avait trucidé Mohamed et

---

17 1 – El-Khattab signifie le scribe, alors qu'el-Khattal, veut dire tueur.

que, par ce cri, ce dernier recommandait son âme à Allah, alors qu'en réalité il criait son impuissant. Les deux protagonistes organisèrent à la mode antéislamique les modalités de cette alliance secrète.

Lorsque les voisins apprirent qu'Omar s'était converti à l'Islam, tous s'en réjouirent, mais ils ignoraient la contrepartie acceptée par Mohamed. Ils allaient bientôt la connaître. Bien qu'en apparence, au vu et au su de tous, les membres du clan Omeyyade restaient de virulents ennemis de Mohamed et de ses prédications. Ignorant l'accord secret intervenu les membres du clan Omeyyade et Hachémite, le clan **Banî Makhzoûm** et ceux qui ne furent pas mis dans la confidence continuèrent à proférer des menaces de mort contre lui, l'accusant de desservir les intérêts économiques de leur cité et de porter atteinte aux intérêts de leur clan. Ces personnages étaient liés en grande partie à la fréquentation du temple de la Ka'aba et de ses dieux.[18]

C'est dans ces conditions que fut mise en œuvre la réalisation du plan imaginé par le subtil et rusé Abû Süfyân. Celui-ci pour mieux faire accepter sa stratégie donna aux membres du clan Hachémite la majorité des délégués qui feraient le déplacement à l'oasis de Yathrib. Le partage des tâches fut discuté entre les quatre délégués, deux participants par clan. Seul un nombre restreint d'intervenant assurait la condition nécessaire au succès de l'opération projetée. Avec la participation de l'Avertissement, ils mirent au point une alliance maritale croisée, scellant ainsi le pacte indissoluble, tel qu'il se pratiquait en Arabie antéislamique.

Abû Bakr, du clan Hachémite, généalogiste réputé, vieux retraité enrichi par le trafic caravanier, oncle de Mohamed et père de **Aïcha**. Cette fillette, âgée de 6 ans, son géniteur l'offrit à Mohamed, homme mûr âgé de plus de 52 ans, pour lui faire oublier la disparition de la sage Khadîdja, *mais aussi en gage d'alliance*. L'Avertisseur utilisa son droit d'époux lorsque cette enfant fut âgée de 9 ans. À la suite de ce viol Aïcha ne fut jamais mère, elle ne put donner une progéniture à son époux.

---

18 Le cinquième pilier de l'Islam est une récupération, par cette religion monothéiste intransigeante, d'un culte polythéiste antéislamique.

Omar el-Khattab, serviteur (**esclave**) d'Abû Süfyân, après la tentative de meurtre sur le mari de Khadîdja et sa conversion à l'Islam offrit sa fille **Sahïfa** à Mohamed en conclusion de ce pacte. Ce qui permit à Mohamed de se consoler de son veuvage dans les bras de la fille d'Omar.

Othmân ben Affane, riche bourgeois au clan Omeyyade ennemi juré de Mohamed, épousa la fille **Rouqayya** de celui-ci pour sceller cet accord et, de plus, lui remit une forte somme d'argent contre la promesse qu'il irait directement au paradis sans subir d'interrogation sur ses péchés passés et à venir, par l'ange de la mort. Par cette exigence mise à sa participation financière, ce distngué bourgeois tournait en dérision les prédications du Messager d'Allah.

Ali ibn Abi Talib, du clan Hachémite, cousin et premier disciple, reçut comme épouse, en récompense, des mains de Mohamed sa dernière fille **Fatma.** Elle fut la seule fille à lui donner des petits-fils. Et ainsi la boucle est bouclée !

Ce groupe paraît en faveur du clan Hachémite, puisqu'il se composait de deux personnages de chaque clan, ce qui théoriquement assurait à Mohamed une majorité à son clan lors de toute prise de décision. Or, le jugement de celui-ci était influencé par ses épouses. **Allah connaît les pensées de chacun !**

Ces quatre personnages issus deux clans différents faisaient partis, tout comme Mohamed, de la tribu Quraychite ; celle-ci ennemie de l'Avertisseur et de ses prédications, était aussi l'auteur des persécutions que subirent les premiers adeptes de l'Islam.

Comme on le constate avant sa fuite personnelle, Mohamed, celui qui deviendra le prophète de l'Islam, contracta une alliance croisée scellée par des liens matrimoniaux à divers titres avec quatre influents personnages affidés aux clans Hachémite et Omeyyade de la tribu Quraychite.

Cette alliance se superposa à celle que l'Avertisseur avait contractée précédemment avec les propriétaires de l'oasis de Yathrib pour sauver ses prédications et protéger ses adeptes des persécutions mecquoises. Nul ne peut connaître les desseins divins. Le christianisme avait besoin d'une leçon, il oublia les mises en garde qu'avait laissées en héritage Paul : le péché d'orgueil, les persécutions, et sa dernière transgression l'iconographie, ne pouvaient être laissés sans une réponse adéquate.

En étudiant le contenu des prédications formulées à La Mecque et celles énoncées à Yathrib, tout analyste compétent pourrait émettre l'hypothèse que l'Avertisseur fut, pendant la période mécquoise, le porte-parole de la mystique Khadîdja, plutôt que celui de l'ange Gabriel !

Après l'Hégire en public, les membres de ces deux clans continuèrent à combattre les idées subversives et généreuses de Mohamed. Ils dénoncèrent dans leurs discours son comportement, alors qu'en réalité ils lui apportaient toute aide possible. Ils le renseignaient sur le trafic caravanier pour lui permettre d'organiser des razzias et ainsi ruiner leurs concurrents mecquois. Lorsque au cours d'une action de représailles, les mecquois étaient sur le point de remporter la victoire, comme par hasard les hommes d'Abû Süfyân prenaient la fuite, semant ainsi la panique dans les rangs mecquois.

Après la mort de Mohamed, ces quatre personnages deviendront les quatre premiers califes rachidüm de la nouvelle croyance monothéiste.

Après la disparition des quatre premiers califes, le clan Omeyyade s'empara de la révélation coranique pour asseoir son pouvoir sur les tribus arabes turbulentes qui, en se convertissant à l'Islam, troquèrent la fidélité au clan et à la tribu contre celle de la foi en Allah et la révélation coranique.[19]

---

19 Le texte coranique est cruel envers les femmes, il ne les cite jamais comme ayant adhérée personnellement aux prédications du Messager d'Allah.

Questionnement que tout croyant sincère devrait se poser

Que s'est-il donc passé entre le départ des Mouhadjiroûn de Quraych à Yathrib et le propre exil de Mohamed accompagné des trois comparses fraîchement convertis et de son cousin Ali vers cette cité, qui annonce l'Hégire ?

Sans l'organisation secrète énoncée ci-dessus, Mohamed aurait-il réussi à imposer ses prédications ? J'en doute !

Pourquoi le Messager d'Allah n'a-t-il pas pris la fuite avec ses disciples pour se réfugier à l'oasis de Yathrib ?

Sans l'encadrement des quatre personnages, Mohamed aurait-il agi avec autant de cruauté envers ceux qui le sauvèrent des persécutions mecquoises ?

Avait-il les moyens militaires pour s'emparer de l'oasis des trois tribus juives, de leurs outils et de leur vie ?

Pourquoi les partisans d'Abû Süfyân prenaient-ils la fuite après chaque bataille, au moment où la victoire était sur le point d'être remportée par les mecquois ?

Que signifie cette libido débordante alors qu'il était âgé de 52 ans, après le décès de sa première épouse Khadîdja ? Ce que sa biographie révèle, sans l'annoncer, fut la brusque violence de ses appétits sexuels confirmés par le nombre de femmes, une douzaine, qu'il épousa de gré ou de force pour satisfaire sa nouvelle sexualité.[20]
Mystère, nul biographe ne raconta le vécu de l'Avertisseur pendant cette année où il resta seul à La Mecque, à l'exception de son mariage avec une gamine de six ans qu'il déflora une nuit et de la tentative d'assassinat avortée perpétrée par Omar el-Khattab (**le scribe**). Ce meurtrier, prétendument convaincu par la dialectique de Mohamed de renoncer à son crime, se convertit immédiatement à l'Islam, offrit sa fille à sa victime, accompagna

---

20 **Le Messager d'Allah eut douze épouses.**

celle-ci à Yathrib où il devient son principal lieutenant. C'est trop beau pour être vrai ! Surtout lorsqu'on fait le rapprochement avec la conversion des trois nouveaux acolytes et les mariages croisés en guise d'alliance entre les divers protagonistes.

Une année après le décès de la sage et mystique Khadîdja, probablement imprégnée de culture judéo-chrétienne, le Messager d'Allah enrichi par héritage de la fortune de sa sage épouse décédée opportunément, fuit La Mecque, par une nuit sans lune le 24 septembre 622 pour se rendre à Yathrib, à la tête d'un groupe composé de Aïcha et de Sahïfa, ses deux nouvelles épouses escorté de quatre personnages inféodés à la tribu Quraychite opportunément convertis à l'Islam. Cette fuite, que les musulmans, à l'instigation d'Omar el-Khattab, après la mort de Mohamed, appelèrent l'Hégire, marque à jamais l'ère de la révélation coranique.

9ᵉ chapitre

L'exil à Yathrib ou l'Hégire

Depuis déjà plus d'un an que les Mouhadjiroûn de Quraych, dit Expatriés, attendaient leur Gourou à Yathrib, lorsque le Message d'Allah se décida enfin à quitter La Mecque le **12 rabî 1 (24 septembre 622)** pour Yathrib, il était accompagné de trois nouveaux adeptes et de ses deux nouvelles épouses. C'est Omar, le futur deuxième Calife, qui décida 17 ans plus tard, c'est-à-dire sept ans après la disparition de Mohamed, **écrit Philip K. Hitti**, de désigner cette année lunaire commencée le 16 juillet précédent comme point de départ de l'Hégire **(de l'ère islamique)**

Lorsque le fils d'**Amina** rejoignit enfin les Expatriés à Yathrib, il était flanqué d'Ali et de trois rusés et sans scrupule compères. À la lecture des premiers chapitres de la Sîra du prophète de l'Islam, on peut être étonné de trouver dans son cercle rapproché de tels personnages. Que vient donc faire tout ce beau monde, lié à un titre ou à un autre par une alliance croisée entre la tribu Quraychite, et particuluèrement au clan Omeyyade et à celui des Hachémites ?

Deux années s'étaient écoulées depuis l'arrivée, à l'oasis de Yathrib, du dernier contingent des adeptes de **ben Abdallâh**, pour sceller l'accord négocié à La Mecque, et éviter tout chevauchement des diffrentes autorités pendant la gouvernence de l'Oasis de Yathrib, Mohamed proposa un pacte aux trois tribus juives propriétaires des lieux.

Ce pacte, texte déterminant connu aujourd'hui sous le nom de « **Sâhïfâ** » ou « **'ahd el-Médine** »[21] – convention, contrat social ou pacte – constituait

---

21 La constitution qui porte le nom de « Sahifa » ou « 'ahd el-Médine » ne fut jamais abrogée. Elle fut oubliée par les héritiers de la Révélation coranique, et comme le peuple juif a été jusqu'à un passé récent un peuple sans force et sans pourvoir, il n'osa jamais revendiquer et exiger les droits et les avantages, qui découlent de ce traité. Sur le plan commercial, les héritiers des deux parties pourraient en revendiquer l'application devant le tribunal international

l'ébauche d'une véritable constitution. Parmi les bénéficiaires des droits édictés par la constitution de Yathrib figurent les juifs qui, pourtant, n'ont pas embrassé l'Islam ni n'ont manifesté l'intention de le faire.

Cette constitution englobe **les Mouhadjiroûn de Quraych**, et les juifs, autochtones et émigrés, clans et familles, elle déclare expressément que ces éléments hétérogènes, opposés jusqu'là, doivent se fondre dans un tout pour former une communauté unique, une « **ümma** », selon le terme employé. Voici les principales dispositions :

« Au nom de Dieu, celui qui fait miséricorde, le Miséricordieux.

Ceci est un récit de la part de Mohamed le prophète – que la prière et la paix d'Allah soient sur lui – entre les croyants et les musulmans de Quraych et de Yathrib, ainsi qu'avec ceux qui les ont suivis, puis se sont joints à eux et ont combattu avec eux. Ils formeront une ümma unique, en dehors du reste des hommes.

Les Mouhadjiroûn de Quraych resteront en l'état, et se cotiseront entre eux et paieront la rançon de leurs prisonniers, conformément à la coutume et à la justice parmi les croyants.

Les croyants craignant Dieu s'uniront contre celui d'entre eux qui aura commis une violence ou tenté de commettre une injustice, un crime, une agression, ou de semer le trouble parmi les croyants. Et leurs mains à tous se lèveront contre lui, fût-il même fils de l'un d'eux. Nul croyant ne tuera un autre croyant à cause d'un mécréant ni ne soutiendra un mécréant contre un croyant.

La dhimma d'Allah (à savoir la protection accordée à l'infidélité au nom de Dieu) est indivisible. La dhimma octroyée par le plus humble d'entre (les croyants) sera obligatoire (à l'égard des autres croyants).

et le paiement des bénéfices réalisés depuis le début des opérations ! Naturellement seule l'Arabie du Nord serait concernée.

Les croyants sont solidaires les uns des autres, en dehors des autres hommes.

La paix parmi les croyants est indivisible. Nul croyant ne conclura de paix, au cours d'un combat mené pour la cause d'Allah, sans le concours des autres croyants, sur la base de l'égalité et de la justice entre eux. Et quelle que soit la cause d'un différend (qui se produirait entre eux), la solution ne pourra venir que d'Allah ou de Mohamed. »[22]

Parmi les bénéficiaires des droits édictés par la constitution de Yathrib figurent les juifs qui par l'antiquité de leur foi sont considérés comme le socle sur lequel s'est construit le monothéisme par l'effort d'Abraham, d'Isaac, de Jacob, de Moïse ainsi que celui des prophètes :

« Celui qui, parmi les juifs, se ralliera à nous, recevra notre aide et nos soins sans qu'il soit opprimé ni que quiconque (s'il est opprimé) puisse prendre le parti de l'oppresseur. »

L'ümma constitution fusionnelle des croyants dans l'unicité divine, unité matricielle où tout croyant serait transféré et où l'étranger serait l'intrus dans un combat qui opposerait la matière et l'esprit. Dans cette unité sont inclus les juifs et à ce titre la condition de dhimmi, celle de l'apartheid le plus abject, n'aurait pas dû leur être imposée par les califes des dynasties illégitimes : arabes, perses, berbères et ottomane qui s'étaient emparées successivement de la révélation coranique pour en faire un instrument de leur tyrannique pouvoir sur les masses ignorantes avec la complicité active de l'élite intellectuelle religieuse et laïque.

Ce pacte, ratifié par le prophète de l'Islam lui-même, acte supérieur à tout ce qui fut écrit postérieurement sur la foi musulmane, sanctionne à tout jamais les rapports entre Israël et l'Islam, entre juifs et arabes.

---

22 Les représentants des trois tribus juives en signant ce pacte où est prescrit : « la solution ne pourra venir que d'Allah ou de Mohamed ». En désignant ce dernier comme arbitre ils acceptaient implicitement l'autorité de ce dernier, mais après son décès la solution des difficultés ne pouvait venir que d'Allah.

Je me suis toujours demandé sur quel document authentique, laissé en héritage par le Messager d'Allah, l'Arabie dite saoudite dominée par la secte intégriste Wahhabite, s'arrogeait le droit de refuser aux juifs l'accès à leur antique terre natale.

Les trois tribus juives de Yathrib eurent un destin funeste, lorsque le prophète de l'Islam se sentit assez fort pour les anéantir séparément sous différents prétextes hypocrites en transgressant les accords contenus dans la constitution de l'an II, dite constitution de Médine, souscrite par les habitants de Yathrib et le chef de quelques convertis à l'Islam, pour les sauver des persécutions mecquoises. Mais auparavant, Ali et les trois rusés acolytes de ce personnage prirent soin de séduire les alliés idolâtres des trois tribus juives. Vous connaîtrez leur odyssée à la lecture des pages suivantes.

La vie à Yathrib s'organise autour des nouveaux venus

La disproportion entre femmes et hommes qui prirent la fuite servit à sceller des alliances matrimoniales avec les tribus Aws et Khazradj. Mohamed et ses comparses avaient imaginé ce moyen d'infiltration au cœur de ces deux tribus pour propager les prédications de l'Avertisseur, et faire miroiter les avantages que procureraient les razzias contre les caravanes mecquoises ou propager insidieusement des calomnies à l'encontre des trois tribus juives pour les neutraliser, tout en informant le quatuor des progrès de la propagande haineuse dans l'esprit des chefs tribaux Aws et Khazradjs envers leurs alliés juifs. De cette manière, ils instaurèrent l'ordre islamique à Yathrib. Ce qui permit au Messager d'Allah et ses compères de financer leurs activités en spoliant les biens des propriétaires de l'oasis. Ils réalisèrent la première épuration ethnique de l'Histoire en faisant massacrer par leur propre allié ceux qui refusaient de céder au chantage et aux menaces, se fiant à la solidité des amitiés, à l'alliance qui les liait depuis plusieurs siècles aux tribus idolâtres des Aws et Khazradj ainsi qu'au pacte signé par Mohamed.

Mohamed – Mahomet ou comment imposer la primauté de la foi sur la fidélité au clan et à la tribu

Après les premières sourates de La Mecque, Mohamed va utiliser les révélations de celles-ci au gré de l'évolution de son ambition, aiguillonnée par Omar, et des circonstances. D'ailleurs, ses successeurs feront de même pour asservir d'abord les Arabes de toute la péninsule et ensuite les pays qu'ils soumirent par le glaive.

Si à l'origine les prédications du prophète de l'Islam faites à La Mecque avaient une orientation sociale, tolérante, économique ou humaniste qui se voulait l'égale de celle du Patriarche Abraham et de Moïse, reprenant les principaux thèmes du judaïsme, celles de Yathrib (**Médine**) avaient un tout ordre objectif. Ses prédications changèrent de sens lorsque Mohamed s'installa dans l'oasis juive (**Médine**) accompagné de quatre nouveaux personnages : **Abû Bakr, Omar el-Khattab, Othmân ben Affane** et **Ali ibn Abi Talib,** quatre personnages inféodés à Abû Süfyân, les prédications de Médine visaient à remplacer l'allégeance au clan et à la tribu par celle de la foi.

Ce décalage s'est fait à Yathrib (**Médine**) par glissement progressif du plan humaniste et de l'ümma, l'assemblée des croyants, à celui de la primauté de la foi sur le clan et la tribu. Mais, ce que beaucoup ignorent et plus particulièrement le fidèle musulman de base et le juif lambda, est le fait que la constitution de Yathrib (**Médine**) cite nommément les **juifs**, les Mouhadjiroûn de Quraych, dit Expatriés, les Ançars ou auxiliaires comme seuls membres de l'ümma.

L'Hégire ou vassalité de Yathrib

Lorsqu'il rejoint enfin les expatriés, les Mouhadjiroûn de Quraych, **les disciples convertis à La Mecque,** un an plus tard, Mohamed est encadré étroitement de l'auteur de la tentative de meurtre sur sa personne, Omarel-Khattab, de son vieil et riche oncle d'Abû Bakr généalogiste réputé, et du très riche bourgeois Othmân ben Affane, trois personnages inféodés au clan Omeyyade. Que s'est-il donc passé à La Mecque pendant cette année ?

Est-ce le même homme : fidèle et monogame ? Est-ce bien l'idéaliste et généreux Mohamed de La Mecque qui rejoint ses adeptes à Yathrib ?

Comme vous l'avez certainement compris spontanément, cette allusion ne s'adresse pas au physique du Messager d'Allah, mais au psychisme de ce personnage. Tout homme épris de vérité ne peut que se poser cette pertinente question après une lecture critique de la Sîra, de sa biographie, et constater avec stupéfaction que ce sont les ennemis les plus déterminés de la révélation coranique qui s'accaparèrent, dès la disparition du prophète, l'héritage spirituel de leur ennemi de toujours au détriment des légitimes héritiers.

Lors de l'accord avec les trois tribus juives propriétaires de l'oasis d'Yathrib, autorisant l'installation de la quarantaine d'adeptes qui avaient foi dans les prédications de Mohamed, un pacte fut paraphé à La Mecque.

Dès que le pacte « Sahïfa » ou « 'ahd el-Médine » fut régularisé, c'est-à-dire deux ans après son entrée à Yathrib en compagnie du quatuor, Mohamed fut conduit à inverser le sens de ses prédications, ce retour en arrière au détriment d'un idéal qui se voulait aussi élevé que celui d'Abraham. Cette volte-face ne cessa jamais d'étonner ceux qui analysent les versets du Coran (**Incréé**) et la Sîra (**Biographie**). Ce tête-à-queue de l'utopie de celui qui se présentait face à ses concitoyens de La Mecque comme l'Avertisseur se situe entre le moment de la disparition de sa première épouse Khadîdja, le départ en exil à Yathrib (**Médine**) des quelques adeptes qui lui restèrent fidèles et son propre exil à Yathrib (**Médine**) : l'Hégire, c'est comme cela qu'Omar surnomma cette fuite après la mort du Messager d'Allah dans la cité qui l'avait accueilli en ami. Le deuxième calife baptisa également cette cité du nom de Médine. Car enfin, lors de sa conversion, Omar el-Khattab, venu pour égorger l'agitateur, fut touché par une grâce aussi inattendue que surprenante, et donna de plus en prime sa fille **Sahïfa** comme épouse à Mohamed. Il y eut l'adhésion imprévue de son riche oncle Abû Back, célèbre généalogiste, avec en sus comme présent une fillette âgée de 6 ans au nom d'**Aïcha** comme épouse, et l'extraordinaire ralliement du mercantile d'Othmân. Ce dernier versa une importante somme d'argent à Mohamed en contrepartie de la promesse qu'il serait accepté au paradis sans être interrogé sur son passé de mécréant ; de plus Mohamed accorda la main de sa fille **Rouqayya** à ce débauché. Tout ce petit monde était inféodé au riche et puissant clan Süfyân. Ce clan contrôlait la tribu Quraychite. Ces trois conversions providentielles, ces mariages croisés et l'argent versé révèlent la mise en place d'une alliance à deux branches entre Mohamed et le clan Omeyyade, l'une dirigée contre Yathrib la cité concurrente de La Mecque et l'autre visant à récupérer la révélation coranique, en cas de succès sur ses détracteurs. Cette dernière enseigne la primauté de la fidélité à la foi sur celle du clan et de la tribu. C'est ainsi phagocyté que le Messager d'Allah rejoignit des adeptes à Yathrib (**Médine**).

L'accueil d'Yathrib (**Médine**), l'insuccès des prédications de Mohamed dans son fief de La Mecque face à l'opposition des nantis, devaient logiquement obéir à la logique interne des événements. L'Hégire fut un geste plus politique que religieux ; Mohamed n'y consentit que parce qu'il se trouvait dans une impasse et qu'il n'avait pas d'autre alternative que l'exil ou disparaître.

Quelque temps après l'arrivée du quatuor accompagné d'Aïcha et Sahïfa à Yathrib, les juifs firent remarquer à Mohamed que le Seigneur, Dieu, est unique, Il ne doit pas être associé à une ou plusieurs parèdres[23]. Mohamed reçut le lendemain une nouvelle révélation, transmise par l'ange Gabriel, interdisant d'associer Dieu à dieux.

---

23 Parèdre : divinité associée, à un rang subalterne, au culte et aux fonctions d'une autre divinité.

10ᵉ chapitre

La vie dans l'oasis de Yathrib s'organise

C'est le commencement de la « Sâhïfâ », rédigée, signée et promulguée par Mohamed à Yathrib en l'an 2 de l'Hégire, fédérant au sein de l'ümma les juifs et ceux des idolâtres nouvellement convertis à ses prédications. Bien que ce pacte, pourtant connu par le monde islamique, ne fut plus appliqué après l'instauration de la dynastie illégitime des Omeyyades de Damas, les juifs, peuple sans force et sans pouvoir, jusqu'à un passé récent, rejoignirent en terre d'Islam les chrétiens dans la condition de dhimmi, celle de l'esclave libre au sein de sa communauté de foi et de croyances. Mais si le chrétien sincère pouvait émigrer vers d'autres cieux plus cléments où ses frères dans la foi étaient les maîtres, le juif n'avait, quant à lui, aucun territoire où se réfugier.

Il est clair à la lecture de ces quelques extraits que la constitution signée entre les trois groupes, les Mouhadjiroûn de Quraych ou les Exilés de La Mecque, les Ançars ou les nouveaux musulmans convertis à Yathrib, et les juifs propriétaires de cette oasis, établit une alliance. Alliance conclue sur le modèle des pactes guerriers que les tribus arabes concluaient entre elles. Le Messager d'Allah, persécuté par les idolâtres mecquois est sauvé par les juifs. Il est évident qu'à ce moment-là, par ce pacte, Mohamed voulait endormir la méfiance des gens de Yathrib et de leurs alliés idolâtres pour qu'ils l'acceptent avec ses adeptes à l'intérieur de l'oasis bien qu'il soit mecquois de la tribu Quraychites, c'est-à-dire l'ennemi potentiel de leur cité.

Mohamed gouverna cette ümma, formée de juifs et de musulmans, à partir de ses appartements. Il fut également le conducteur de la communauté et de la cité état de Yathrib. Il prit progressivement le contrôle de l'administration du trésor et des services publics, en plaçant des hommes sûrs aux commandes, c'est-à-dire Abû Bakr, Omar el-Khattab, Othmân ben Affane et Ali ibn Abi Talib. Gouverneur, il légiféra assisté de ses trois acolytes, sur les problèmes juridiques, financiers et religieux, même ceux qui ont trait à ses citoyens de confession juive. Pendant que Mohamed s'occupait du culte en présidant l'oraison trois fois quotidienne (**djamâ'a**)[24] dans la petite mosquée qui jouxtait sa maison, tout comme le prêche hebdomadaire du vendredi (**Khoutba**). Abû Bakr, éminent généalogiste, se chargea de prendre contact avec les idolâtres attachés aux tribus juives pour les circonvenir. Omar el-Khattab se chargea d'organiser militairement les expatriés (**convertis de La Mecque**) et ceux qui se convertissaient à Yathrib (**Ançars**) pour parer à toute éventualité. Quant à Othmân ben Affane il fut chargé d'organiser les finances. Il imposa l'impôt, que pratiquement seuls les juifs payaient, pour entretenir les nouveaux convertis à qui Abû Bakr promettait aide et assistance pour se les attacher. Enfin, Mohamed présidait l'**Achoûra** (**assemblée des croyants**) où se côtoyaient juifs et musulmans, là se débattaient les affaires intéressant la vie publique. Entre autres prérogatives que Mohamed s'était réservées, bien entendu apparemment, il était le seul à décider de la paix ou de la guerre. Le quatuor, à lui seul, détenait les deux bouts de la destinée de la cité de Yathrib et celle des juifs de Yathrib.

Si les tenants d'un islamisme pur et dur étaient sincères au lieu d'être de véritables mounafiqoûn, c'est-à-dire des « hypocrites » qui se servent de Dieu au lieu de le servir, le conflit israélo-arabe n'aurait jamais existé. Si les juifs font partie de la ûmma, comme l'établit indiscutablement la constitution de sahifa ou « 'ahd de Médine » signée et promulguée par le prophète de l'Islam, que signifie ce déchaînement de haine à leur égard ? Les véritables musulmans sont d'abord les juifs, puisqu'ils sont soumis à la volonté divine depuis l'avènement du patriarche Abraham. Ceux qui s'identifient à eux devraient s'interroger sur ce comportement impie des intégristes qui revendiquent l'intolérance et la haine d'abord envers Israël et ensuite contre les gens du Livre. Ils devraient méditer sur le verset 94 de la sourate X : « Si tu es dans le doute au sujet de notre révélation, interroge ceux qui ont lu le Livre (Bible) avant toi. » Autrement dit, ce

---

24 Le Coran préconise seulement trois prières journalières, les manipulateurs du Livre saint ont ajouté de leur propre initiative deux autres. Ce qui fait qu'aujourd'hui les musulmans pieux s'obligent à prier cinq fois par jour au lieu de trois.

verset (Ayât) considère que les théologiens islamiques devaient, en cas de doute, se référer à l'interprétation juive ou chrétienne de la révélation coranique.

Les tenants de l'islamisme devaient savoir que les Écritures saintes judéo-chrétiennes ont longtemps constitué pour l'Envoyé, l'Avertisseur, un critère essentiel en rapport avec le message qu'il avait reçu. Le Coran, en plusieurs de ses versets (VI, 89-91 ; XX, IX, 27 ; XLV, 16 : LVII, 26, etc.) témoigne du dépôt divin du Livre, de la Thora, entre les mains des descendants et des successeurs d'Abraham, Isaac, Jacob/Israël, et Moïse particulièrement :

« À Abraham, nous avons donné Isaac et Jacob, puis nous avons établi dans sa descendance la prophétie et le Livre. Nous lui avons accordé sa récompense en ce monde et, dans la vie future, il sera parmi les justes. »

Mohamed s'était illusionné sur l'ümma (assemblée des croyants) qui devait réunir en son sein tous les Arabes de la péninsule et les juifs. Il croyait fonder une fraternité inter-judéo-arabe où il ne pouvait y avoir parmi eux ni vainqueurs ni vaincus mais seulement les membres d'une communauté de croyants groupés autour de leur chef intercesseur de son peuple auprès de l'Unique Dieu.

S'il est considéré aujourd'hui comme Messager ou Prophète par tous les musulmans quelle que soit leur tendance, Mohamed n'avait pas pour autant prévu qu'après sa mort ses adversaires s'empareraient de l'Islam pour en faire un instrument de conquête à leur seul profit avec la complicité active d'Omar el-Khattab, ni la liquidation de sa propre famille : son gendre et de ses deux petits-fils, et encore moins l'assassinat de ses premiers disciples de La Mecque et de Yathrib. (Les Mouhadjiroûn de Quraych ou les Exilés de La Mecque, les Ançars ou les nouveaux musulmans convertis à Yathrib.)

D'ailleurs, lors de la signature du traité d'Hodaïbiya, Abû Süfyân refusa que Mohamed figure dans le texte comme « envoyé d'Allah ». Ce traité, pas plus les autres accords signés par Mohamed, ne fut respecté par lui.

Deux années ne s'étaient pas écoulées depuis la signature de ce pacte que le Messager d'Allah décida de marcher sur La Mecque. En l'an VIII de l'Hégire (vers la fin de l'année 630 de n. ère), il entrait dans la ville sans rencontrer de résistance. Encore en armes, il pénétra dans le sanctuaire de la Ka'aba et fit abattre les quelque cent soixante idoles qui s'y trouvaient. Après quoi, il alla toucher la « pierre noire » en entonnant le cri qui deviendra celui du ralliement et de la conquête : « Allah ou Akbar ».

Fait curieux, les attitudes irrespectueuses du Messager d'Allah envers le sanctuaire de la Ka'aba tout autant que le comportement injuste envers les juifs, Allah l'Unique s'en souviendra. La famille du prophète, gendre et petit-fils furent spoliés et assassinés comme le furent les tribus juives qui avaient facilité son installation à Yathrib, tout comme celle de ses premiers disciples, ceux de La Mecque comme ceux de Yathrib. Les Mouhadjiroûn de Quraych et les Ançars furent égorgés à l'intérieur du sanctuaire sacré de la Ka'aba par ses adversaires de la première heure, les héritiers du clan Abû Süfyân de la tribu des Quraychites. Bizarre, bizarre ! Dieu est plus fidèle dans ses promesses que les hommes dans leurs infidélités.

11ᵉ chapitre

Comparant les prédications de Mohamed à Yathrib (Médine) avec celles énoncées précédemment à La Mecque

Le ton pré-socialiste employé par Mohamed à La Mecque change totalement à Yathrib, le prophète modifie ses prédications, sans faire pour autant amende honorable, il amorce incontestablement un mouvement tournant de ses prédications. Là, à Yathrib, les appels à la guerre sainte remplacent les prêches sur le Jugement dernier. Le facteur de la conversion intime fut rabaissé au rôle d'une discipline personnelle du guerrier[25]. Cette organisation convenait au Bédouin comme l'eau au poisson. Ces versets auraient été révélés à Yathrib, c'est-à-dire pendant la période où Mohamed abandonna la dialectique humaniste et sociale en cours à La Mecque pour passer aux travaux pratiques par l'instauration d'une dictature. Et naturellement, ce sont les versets les plus sectaires, parce que les derniers révélés, qui servent aux intégristes de tous les temps, pour imposer leur sordide conception religieuse.

Si grâce aux razzias, Mohamed apportait la prospérité à ses disciples, et que les moyens de subsistance augmentaient, il était dans la nécessité d'étendre constamment sa sphère d'influence.

Mohamed ne fut pas ce mélange de douceur et de simplicité patriarcale que ses compagnons, après sa mort, se sont plu à magnifier pour les besoins de leur foi et de leur soif de pouvoir. Cet homme, qui pouvait se montrer jaloux et haineux avec excès, trahissait d'autres faiblesses. Il usa de la ruse, du mensonge par stratégie, il autorisa le brigandage et le meurtre. Il poursuivit les rieurs d'une rancune tenace, son désintéressement proverbial ne l'empêcha pas de s'enrichir, pas plus de promettre d'avance à Othmân en Affane, riche mecquois et gendre, le pardon de ses péchés passés et à venir,

---

[25] J. Schumpeter a eu des mots très durs pour qualifier cette évolution du Prophète après l'Hégire : « Le facteur de la conversion intime fut rabaissé au rôle d'une discipline personnelle du guerrier. »

en contrepartie du versement d'une forte somme d'argent. La supercherie et l'imposture furent le socle sur lequel il bâtit sa religion. Comme tous les fondateurs d'ordres religieux ou politiques, il réunit le double caractère d'ascète et d'ambitieux charlatan. Esprit pratique ou schizophrène, il changea de registre chaque fois que cela fut nécessaire par la perception d'une nouvelle révélation transmise par l'ange Gabriel.

Le fondateur véritable de l'Islam arabe fut Omar el-Khattab, véritable saint Paul de l'Islam, il pressentit la désaffection des peuples orientaux à l'égard du christianisme dans la mesure où celui-ci dérogeait à la sobriété rigoureuse du monothéisme tel que le comprenaient les Sémites. Par-dessus tout, le christianisme donnait à la femme, en tant qu'épouse, un rôle clé dans la société, une place qu'elle n'avait jamais eue dans cette région. Il imposa la monogamie, tout comme l'interdiction du divorce et du remariage en cas de veuvage pour cause de résurrection. Ce qui, à l'origine, fit son succès, par le ralliement en masse des femmes à la doctrine chrétienne, se transforma quelques siècles plus tard en faiblesse lors de la conquête arabo-islamique. Cet assujettissement des hommes prit une forme de rejet religieux à la suite de l'éclatement d'un conflit spirituel entre les chrétiens sémites et les chrétiens gréco-latins, crise majeure qui eut pour prétexte l'imagerie (icône)[26]. Elles furent les causes premières de la marginalisation du christianisme dans la région qui l'avait enfanté.

Conflits d'idées entre Judaïsme et Islam

Une nouvelle stratégie de récupération du puissant clan Süfyân envers Mohamed et sa révélation est mise en œuvre par l'entrée en scène de trois compères.

---

[26] L'Église orthodoxe de Constantinople (Istanbul) au VIIe siècle imposa l'icône comme symbole de christianisme, les chrétiens orientaux refusèrent cette orientation mercantile, en s'adossant sur saint Paul qui dans une de ses épîtres affirmait : « La plus grande ignominie envers « le Sauveur consacré » (Jésus-Christ) est l'imagerie. À la suite de ce refus, les chrétiens orientaux furent persécutés. »

Deux causes essentielles présidaient à la querelle entre Mohamed et les juifs : l'une se situait dans le domaine des idées et l'autre dans celui des finances. Mohamed était au courant, par une réputation surfaite, de la fortune des juifs et des avantages que pouvait lui procurer la possession de cette « **fortune** ». Tout comme la nécessité de s'emparer du territoire de l'oasis de Yathrib (**Médine**), qui leur appartenait, éliminant ainsi une halte caravanière concurrente à celle de La Mecque (**suite page 168 M. Watt**).

Après les deux premières années de son installation à Yathrib (**Médine**) et face à l'obstination des juifs à refuser de se convertir collectivement à ses prédications, tout en lui opposant l'enseignement de Moïse, la constitution 'ahd el-Médine intégrait le judaïsme dans l'ümma tout en conservant leur foi dans le vrai Dieu. Devant cette obstination, Mohamed et ses acolytes adoptèrent la politique d'épuration ethnique. Elle consistait à se débarrasser des juifs parce qu'ils étaient Juifs et voulaient le rester, et ils poursuivirent cette politique avec une détermination et une cruauté grandissantes. À partir de ce moment, c'est le glaive qui remplaça le prêche dans les rapports avec les opposants.
Mohamed et ses comparses, dès leur arrivée à Yathrib, suivant le plan établi par les stratèges de La Mecque, complotèrent contre les trois tribus juives, qui avaient sauvé les adeptes de l'Islam des persécutions mecquoises. Ne voulant pas les affronter ensemble, ce qui les aurait mobilisées contre leur agresseur, le quatuor chargea Abû Bakr de corrompre par des promesses alléchantes, que de toute façon les quatre complices n'avaient aucune intention de tenir, les alliés arabes (**idolâtres**) de ces trois tribus juives. Les premiers à céder aux chants des sirènes furent les **Aws**, tribu arabe idolâtre, inféodée aux deux tribus juives les **Bani-Nadîr** et **Bani-Qureïza**. Les Aws lâchèrent dans un premier temps les Bani-Nadir et par la suite les Bani-Qureïza. Quant aux **Khazradj**, leur corruption fut plus laborieuse à obtenir et le sort des **Bani-Quaïnouqa** plus atroce. Tous les hommes de cette tribu furent égorgés, quel que soit leur âge. Filles et épouses furent vendues comme esclave, sauf l'épouse du chef que Mohammed s'attribua comme trophée.

Changement de direction qibla

Alors que Mohamed était en train de prier avec quelques adeptes dans la petite mosquée qui jouxtait sa demeure à Yathrib, en direction de La Mosquée éloignée, Jérusalem, Mohamed fut interpellé par l'ange Gabriel, cet ange servait d'interface entre Dieu et son Messager. Ce dernier entendit l'ange lui intimer l'ordre de se tourner immédiatement du côté de la Mosquée sacrée (**la Ka'aba – La Mecque**) « **parce que Jérusalem a déjà ses propriétaires.** »

Il est quand même curieux ce changement de direction de la qibla, c'est qu'à l'époque où l'injonction, formulée par l'ange Gabriel, de changer de direction de la prière de la Mosquée éloignée (Jérusalem) vers la Mosquée sacrée (la Ka'aba – La Mecque) alors que ce lieu était un dépotoir d'idoles. Ce qui revient à dire que Mohamed, les Expatriés et les Ançars adressèrent leurs trois dévotions quotidiennes[27] aux idoles de la Ka'aba pendant près de huit ans. Curieuse intervention de l'ange Gabriel ! Il est vrai que ce changement de direction de la prière permit au clan Hachémite de l'Avertisseur de poursuivre l'exploitation de ce lieu « sacré » et de continuer à s'enrichir à l'ombre de la Ka'aba avec ou sans idoles.

« Les insensés parmi les hommes demanderont pourquoi Mohamed change-t-il la qibla[28] ? Répondez-leur : l'Orient et l'Occident appartiennent au Seigneur ; Il conduit ceux qu'il veut dans le droit chemin. » (Cn. 2, 136)

---

27 Le Coran « Incréé » ne compte que trois prières quotidiennes, comme cela est le cas pour le judaïsme et le christianisme. Ce fut la dernière réforme faite au 10ème siècle qui majora ce nombre à cinq prières quotidiennes. Cette majoration permit de détecter plus facilement ceux qui restaient fidèles aux dogmes rationalistes des mutazilites.

28 Direction vers laquelle se tourne tout musulman pour prier.

Ressentiments de Zeyd ben Hâritha envers Mohamed

Un jour, Mohamed rendit visite à son fils adoptif lorsqu'il aperçut l'épouse de celui-ci en petite tenue. Rencontrant le regard de concupiscence de son père adoptif, de crainte d'être tué, il répudia sur-le-champ son épouse[29]. Mais comme en Arabie antéislamique, le mariage avec l'ex-épouse de sa progéniture était considéré comme un inceste, il reçut une révélation autorisant ce mariage.

L'espiègle Aïcha, certainement jalouse d'être délaissée, cette épouse-enfant, une gamine, en ironisant accusa son vieil époux d'affabulation :

« C'est bien pratique de recevoir une révélation de ton dieu chaque fois que cela peut arranger tes affaires ! »

Comme vous le remarquez, Aïcha parle de son Dieu, celui de Mohamed, pas du leur, ni du sien. Par cette réflexion, cette épouse accuse Mohamed d'être lui-même l'inspirateur des révélations qu'il prétend recevoir de l'ange Gabriel, et de plus elle ne se considère pas comme musulmane.

Comme chacun sait, la vérité sort de la bouche des enfants ! La lecture du Coran, dans lequel on rencontre maintes contradictions, rend compte de cet opportunisme et de ce vraisemblable manque de sincérité.

Aïcha s'évertua à créer un tas de difficultés à la famille du prophète. Elle alla même jusqu'à financer une armée pour combattre le quatrième calife, obligeant Ali, après qu'il eut réduit l'équipée, à l'enfermer. Elle mourut probablement empoisonnée.

---

[29] Zeyd ben Hâritha était certainement au courant de la transformation psychique de son père adoptif, à l'instigation des trois compères, par l'absorption d'une drogue psychotrope mélangée à sa nourriture ou à sa boisson.

12ᵉ chapitre

L'Islam usurpateur des âmes

Selon une réaction propre aux peuples, et impatients de s'affirmer, les Arabes se mettront en quête d'origines plus lointaines. Soucieux de faire éclater la preuve de leur haute antiquité, ils tenteront par tous les moyens de faire oublier leur entrée tardive sur la scène de la Révélation divine et de l'Histoire. Et comme ils ne possédaient rien qui puisse se comparer à la Bible Hébraïque, ils feront force emprunts au judaïsme, défigurant ses traditions par des rapprochements arbitraires. Ce que le judaïsme reproche aujourd'hui à l'Islam, ce n'est pas d'aspirer à partager avec lui ce qu'il a de meilleur, mais de se comporter en impie en voulant le spolier de sa foi et de son histoire, en faisant passer sous la table les versets du Coran « **Incréé** » qui énonce la primauté des enfants d'Israël sur la scène monothéiste ou celle de l'appartenance de la Palestine aux enfants d'Israël comme le prescrit le Coran « **Incréé** » :

« Allah a donné le pays de Canaan aux enfants d'Israël ». (Cn. Se. La Table, V. 23-29)

N'est-il pas extraordinaire, cet instinct des Arabes qui les fit désirer avec passion d'être, à l'égal des juifs qui les avaient précédés dans ce rôle, les défenseurs de **la Cause suprême**. Que les Arabes aient reconnu la supériorité en érudition des juifs qui tiennent encore à ce jour les archives des Sémites et qu'ils aient désiré participer à ce que l'esprit sémitique avait produit de plus grand augurait bien de l'avenir. Cette sorte de mauvaise conscience des Arabes de n'avoir pas été les premiers fut sévèrement jugée par certains, qu'ils aient cherché à déraciner l'arbre saint du judaïsme par des emprunts forcés et maladroits, par des annexions de personnages bibliques, comme **Abraham, Job, Moïse, Jacob, Joseph, David, Jonas** et tant d'autres, trahit une même et unique démarche ! Un tel trait augurait bien de l'avenir, il aurait suffi à la gloire de n'importe quel peuple. Mais les Arabes cherchèrent à s'accaparer tout ce qui faisait l'originalité du message d'Abraham et de l'enseignement de Moïse. Est-il si fréquent qu'un peuple aspire à partager avec son voisin ce que celui-ci a de meilleur ? Certainement pas, mais il ne faut pas que la violence de l'étreinte étouffe le voisin ni porter contre lui des accusations imaginaires pour s'accaparer ce qu'il possède de bien ou l'accuser de ses propres intentions malveillantes. L'attitude de l'Islam est incompréhensible et même sacrilège, compte tenu de la proximité sémitique des Arabes avec les juifs, puisqu'ils sont cités dans le rouleau de la Genèse à travers le patriarche Abram/Abraham.

Est-ce que les arabo-musulmans cultiveraient un complexe de culpabilité envers Israël ? Seule l'ignominie d'être parjure peut expliquer ce mépris gratuit que les Arabo-islamistes cultivent envers ceux qu'un pacte spirituel d'assistance et d'association entre judaïsme et islam lie depuis La Mecque. Ce pacte, texte déterminant, est connu aujourd'hui sous le nom de « **Sâhïfâ** » ou « **'ahd el-Médine** ». Là où le Messager d'Allah trouva auprès d'eux la matrice qui le protégea des persécutions des propres membres de sa tribu, les Arabo-islamistes poussèrent le cynisme, malgré la Constitution de Médine, jusqu'à imposer aux juifs la condition de dhimmi[30], c'est-à-dire celle d'esclave libre au sein de sa communauté.

Ce que le fier Arabe, devenu musulman, a du mal à comprendre, ce fut la passivité d'Israël face à la mauvaise foi qui a présidé aux rapports entre judaïsme et Islam. Cet abandon sans combat des droits d'Israël a nourri ce mépris pendant des siècles. Difficile, pour certains Arabo-islamistes d'aujourd'hui de solder les comptes avec leurs victimes sans perdre la face, et restituer ce que leurs ancêtres avaient conservé arbitrairement, profitant de la faiblesse militaire de leur partenaire. Ce retournement de l'Histoire en faveur des enfants d'Israël laisse l'Islam sans voix.

Allah Le clément, Le miséricordieux n'aime pas les spoliateurs ! Il est vrai que Lui n'évolue pas dans le même espace-temps que l'humanité.

---

30 Lire par ailleurs le détail de ce que la condition de dhimmi imposait aux gens du Livre. C'est en contradiction avec la Constitution dite de Médine que cette absurdité de droit en ce qui concerne les juifs fut appliquée par la dynastie omeyyade de Damas.

Ses réactions paraissent lointaines et à contretemps aux victimes comme aux impies. (L'Ecclésiaste – le Kohélète)

L'Islam imite le précédent chrétien (fausses accusations contre le judaïsme)

Les juifs s'entêtent, bien qu'ils fassent partie de l'ümma, à opposer pacifiquement l'enseignement de Moïse aux prédications du prophète d'Allah.

La meilleure défense étant l'attaque, ce principe, Mohamed l'appliqua sans scrupules au lieu de solliciter des juifs et des chrétiens son ticket d'entrée dans le club monothéiste, il s'autorisa, **d'après le Coran actuel**, le droit de juger par l'entremise de la révélation coranique les Écritures saintes judéo-chrétiennes. Il se permit de les déclarer corrompues et falsifiées chaque fois qu'elles étaient en contradiction avec ses propres objectifs. Il décida que les scripturaires étaient déchus de leurs privilèges de détenteurs d'Écritures saintes authentiques, censura la Bible (**Thora**) et les Évangiles comme des documents altérés par leurs adeptes. Il rejeta avec véhémence les dogmes fondamentaux du christianisme, qu'il assimila aux croyances aberrantes du polythéisme mecquois. Mohamed effectua ce retournement des prédications qu'il avait faites à La Mecque lorsqu'il se trouva en sécurité à Yathrib (**Médine**) après avoir pris en main le gouvernorat de cette oasis avec l'aide de ses sectaires. En somme, la tradition « **sunna hébraïque** » à laquelle il s'était attaché au début de ses prédications à La Mecque subit deux types d'altération : celle de l'associationnisme « **païen** » en accusant les chrétiens d'associer Dieu à dieux, croyance trinitaire, et celle de la corruption des textes sacrés judéo-chrétiens, bien que ne pouvant pas attribuer aux juifs une croyance idolâtre, sans se gêner, il en inventa une ! Cette accusation fantaisiste et malveillante se trouve dans la sourate XI, 30.

De plus, Mohamed s'introduit, d'après le Coran actuel, dans le débat théologique entre juifs et chrétiens, décide et tranche. Le Coran, dans la sourate II « **Baghra** », prétend que Jésus n'a pas été crucifié, mais qu'un malfaiteur l'a été à ses lieux et place, et par cette version rejette la résurrection du « **Sauveur consacré** », dit Jésus-Christ. De plus, Jésus est désigné sous le nom d' « **Issa** », supprimant ainsi toute connotation avec le Messie, alors que le nom « **Jésus** » signifie en hébreu « **le Sauveur** » et le mot Christ est la traduction grecque du terme hébraïque de Messie.

Ce débat avait trait à l'accusation de déicide que les chrétiens instrumentalisèrent contre le judaïsme pendant dix-sept siècles. Cette accusation fut reconnue comme absurde et fabriquée par un christianisme dévié de la vraie foi selon la déclaration « Nostra Aetate » publiée le 28 octobre 1965, lors du concile Vatican II ouvert par Jean XXIII, poursuivi par Paul VI et concrétisé par Jean-Paul II. Les universalistes retournent à la maison commune pour s'asseoir en fraternité à la table d'Abraham. Le soir de la célébration de Pessah (Pâque juive) de l'année 2008, le pape Benoît XVI se rendit à la grande synagogue de New York. [31]

Qui était véritablement Mohamed – Mahomet ?

L'Islam orthodoxe soutient que Mohamed ne savait ni lire ni écrire. Mais cette affirmation est éminemment suspecte à tout occidental moderne parce qu'elle fut énoncée pour étayer la croyance dans l'existence d'un Coran miraculeusement descendu tout droit du ciel. Cette déclaration péremptoire est infirmée par un des versets du Livre saint du Coran.

Cette œuvre, un illettré n'aurait pu l'accomplir par ses propres moyens puisque la première recension fut faite à partir de signes écrits sur divers matériaux.

---

31 C'est un Ançar (converti à l'Islam à Yathrib) de la tribu Khazradj qui tua le quatrième calife rachidüm Ali, mécontent de la trêve d'Odroh que ce dernier avait consenti. Ce mécontentement fut probablement amplifié par les complices de Moäwiya, l'adversaire d'Ali et fondateur de la dynastie omeyyade de Damas, après qu'il eut éliminé Ali, les deux petits-fils du Messager d'Allah et les premiers adeptes de ce dernier : Expatriés et Ançars.

Alors que le Livre saint du Coran « Incréé » nous apprend que lors de la première révélation reçue par l'entremise de l'ange Gabriel, le Messager d'Allah entendit une voix qui lui ordonna : « Lis ! », ceci révèle que c'est un grimoire que l'ange Gabriel lui avait mis sous les yeux.... La suite de ce passage coranique confirme que c'est bien un écrit puisqu'il se conclut par : « Car ton Seigneur est le Très-Généreux qui a instruit l'homme au moyen du calame, et lui a enseigné ..., l'épouse bien-aimée du prophète de l'Islam doutait de la réalité des révélations reçues ...[32] »

La contradiction que l'on relève entre les deux versions, ajoutée aux déclarations de Aïcha, met à mal la véracité d'une partie de la révélation coranique. Notamment celle reçue après son mariage avec Aïcha, autrement dit, celles reçues à Yathrib (Médine).

Par ailleurs, on est en droit de se demander, après avoir étudié le Coran, pourquoi certaines idées bibliques eurent-elles tant d'intérêt et d'importance pour Mohamed et les musulmans et pourquoi d'autres furent-elles écartées ? Alors que plusieurs versets dispersés dans diverses sourates confirment que les dons et appels divins faits aux enfants d'Israël sont irrévocables.

Si on se fie à la biographie (Sîra) du prophète de l'Islam, on est intrigué par le comportement schizophrène que nous révèle le personnage objet de cette biographie. Avons-nous affaire au même homme ? Qu'y a-t-il de commun entre le personnage qui à La Mecque présidait à des prédications éprises de bonté, de générosité et de compassion envers les déshérités, condamnant l'esclavage et celui qui à Médine autorisait le meurtre, la ruse, le vol et le parjure ?

Aujourd'hui, les publications des biographies (Sîra) du Prophète de l'Islam sont souvent édulcorées, pour éviter à leurs auteurs d'être condamnés par une fatwa. Ainsi, un épisode relaté dans la traduction la plus ancienne de la Biographie (Sîra) de Mohamed, effectuée par **A. Badawi** un bon siècle et demi après les événements, n'y est pas mentionné : un des passages scripturaires supprimés relatait que Mohamed fit torturer un captif pour le contraindre à avouer où il avait caché son or.

---

32 Cette citation est le début de la sourate XCVI versets de 1 à 5, dite « le Caillot de sang ».

Quel est le véritable Mohamed ? Est-ce celui qui prêchait pour l'instauration d'une société plus solidaire, sociale, à La Mecque, qui rachetait des esclaves pour ensuite leur rendre leur liberté ou ce personnage, chef de guerre sans scrupule et sans pitié qui se révéla à Yathrib ?

Je vais tenter de répondre à ce questionnement.

Mohamed était-il un prophète ?

Mohamed était-il un prophète ? Lui ne prétendait pas l'être ! À cette interrogation, historiens et philologues ne le pensent pas. C'était un homme chez lequel l'imagination créatrice œuvra à des niveaux différents, il plagia des idées dans l'air du temps, liées aux questions centrales de l'âme arabe en particulier et à l'existence humaine en général. Ce que nous pouvons affirmer sans nous tromper :

« **Toutes les idées qu'il proclama ne sont ni vraies ni justes.** »

Il eut l'intuition, lui ou un autre, que pour prospérer en terre arabe toute religion doit être indépendante vis-à-vis des enchevêtrements politico-religieux venus d'ailleurs et trop compliqués pour l'âme arabe passionnée. Ce fut le cas à un moment du judaïsme, sous la dynastie des **Tübâ's**, qui régnèrent pendant trois siècles sur la région. Mais le judaïsme est une religion trop contraignante, difficile à pratiquer par des nomades, par un peuple belliqueux et jouisseur.

Historiquement, Mohamed fut le fondateur d'une religion monothéiste qu'il organisa consciencieusement à cette fin à l'intention des seuls arabes encore idolâtre. La révélation coranique, à laquelle se substitua l'Islam au gré d'une construction rétrospective qui s'étala sur une période d'environ deux siècles, fut prolongée d'une période dite classique du Xe au XIIe siècle. L'Islam se dressa d'abord contre le polythéisme des tribus arabes, tout en imposant une entité fondée sur la foi, l'ümma, où les juifs sont une des deux parties de cette assemblée des croyants. Elle rompt avec le lignage clanique et tribal au profit de la seule foi et du territoire.

Abraham est cité dans le Coran plus de cinquante fois, quant à Moïse il apparaît plus d'une centaine de fois. La profession de foi de l'Islam n'apporte aucune innovation à celle de la Bible hébraïque à l'exception du pèlerinage à La Mecque, qui, lui, est facultatif !

Si Mohamed, et cela est évident, pendant ses prédictions de La Mecque, s'adossa sur l'éthique juive, ses rituels, ses cérémonies et ses croyances pour séduire les déshérités, il changea de registre après l'Hégire. À l'origine, il préconisait de prier en direction de Jérusalem, « *cité désignée dans le Coran sous l'appellation de « Mosquée éloignée* », jusqu'au jour où l'ange Gabriel lui apparut, alors qu'il était en train d'effectuer une des trois prières quotidiennes, pour lui intimer l'ordre de se tourner pour prier, à l'instant, en direction de la Mosquée sacrée, c'est-à-dire en direction de la Ka'aba qui se trouve à La Mecque, autrement dit, dans la direction opposée[33]. L'ange Gabriel justifia ce retournement en lui rappelant que Jérusalem avait déjà ses propriétaires.

Mohamed, à l'instar du judaïsme, faisait fêter à ses adeptes les fêtes de Rosh-Hashana*, Jour de l'An juif,* et de Yom Kippour*, Jeûne de repentance et de pardon.* La circoncision, le Coran n'en parle point, elle fut imposée par la tradition[34]. Il interdit de manger du porc, tout comme le judaïsme, il imposa à ses fidèles l'obligation d'égorger les animaux pour les vider de leur sang avant de les consommer, tout comme le judaïsme, il recommande de prier trois fois par jour et d'adorer l'unique Dieu. Les oulémas, bien des siècles après la disparition de Mohamed, obligèrent les croyants musulmans

---

33 Comment la théologie islamique peut-elle expliquer la volte-face de la qibla, direction de la prière ? À ce moment de la relation historique, la Ka'aba était une caverne d'idoles monstrueuses fabriquées de bois et de pierre. En faisant prier les musulmans pendant 10 ans dans sa direction, les adeptes de la révélation coranique rendaient hommage aux idoles qui s'y trouvaient et pas à Allah !

34 Le livre saint du Coran ne prescrit pas la circoncision, ce fut la tradition qui l'imposa à la suite de la liaison que l'Islam fit avec Ismaël.

à prier cinq fois par jour au lieu de trois, passant outre aux prescriptions coraniques sur ce point comme sur d'autres.

Mohamed surfa sur la vague monothéiste qui commençait à s'imposer en Arabie. Les conditions de temps et de lieu favorisèrent les prédications de Mohamed. Des forces diverses, sociales, économiques et politiques, se combinèrent pour lui préparer le terrain. Il y eut l'agitation sociale à La Mecque et à Yathrib (**Médine**). Il y eut aussi la réaction sémite contre l'hellénisme. Les raids sur la Syrie et ensuite sur l'Irak rencontrèrent des populations sémites lassées du joug plus que millénaire que faisait peser sur eux la civilisation gréco-latine. Les chrétiens sémites subissaient continuellement les troubles dus aux persécutions religieuses entre chrétiens de différentes obédiences suite aux conciles contradictoires. Cette insécurité institutionnelle et religieuse favorisa la tendance innée chez les Arabes nomades à profiter des occasions de pillage sur les terres colonisées autour d'eux.

L'Islam, qui à l'origine interdisait la guerre entre musulmans, ne pouvait se développer qu'en entreprenant une fuite en avant et en agressant les non-musulmans. Au cours d'invasions soigneusement orchestrées, dont le but n'était pas la terre mais le pillage, les musulmans colonisèrent des peuples décadents qu'ils soumirent à fur et à mesure de leur avance fulgurante, nourrissant ainsi leur expansion avec l'or et les enfants des peuples vaincus. Vaincus parce qu'ils étaient accrochés à leur bien-être, incapables de se battre pour sauvegarder leurs propres valeurs.

Mohamed est-il un imposteur qui, pour satisfaire ses ambitions, sa cupidité et sa convoitise, répandait un enseignement religieux qu'il savait lui-même être faux ? C'est ce que laissa entendre Aïcha, sa jeune et jolie épouse, fille de son oncle Abû Bakr, avec laquelle il consomma leur mariage alors qu'elle était une enfant âgée seulement de neuf ans.

La soi-disant hostilité entre le clan Omeyyade présidé par Abû Sûfyân, et Mohamed du clan Hachémite, clans faisant partie tous deux de la même tribu, celle des Quraychites, fut battue en brèche par la complicité active dont Mohamed et ses disciples bénéficièrent après leur installation dans l'oasis d'Yathrib (**Médine**). Cette complicité s'étendait aussi bien à l'information qu'au soutien militaire. Les informations transmises permettaient aux musulmans de razzier les caravanes de concurrents trop entreprenants ou qui refusaient d'y associer le clan Abû Sûfyan. Elles s'étendaient à l'aide lors des combats que livraient les idolâtres arabes à Mohamed et à ses disciples.

L'Islam, sur une interprétation fantaisiste et une base légendaire, adapta la nouvelle donne monothéiste aux aspects extérieurs, tout en la différenciant des croyances juives et chrétiennes déjà existantes :

« Le jour du shabbat fut remplacé par le vendredi, les cloches chrétiennes et les soufars (trompettes en corne de bélier) furent remplacées par l'appel à la prière du haut d'un toit (minaret), le mois du Ramadan vint remplacer le Yom Kippour et les jours de jeûne mensuel. La direction à observer pour la prière ne fut plus Jérusalem mais celle de La Mosquée sacrée (La Mecque), le pèlerinage de La Mecque fut de nouveau autorisé et la coutume de baiser la pierre noire de la ka'aba, pourtant fétiche de l'Arabie idolâtre, fut autorisée par la nouvelle religion[35] » (Philip K. Hitti)

Mohamed, pour imposer ses prédications aux Arabes idolâtres, fera à l'enseignement de Moïse et à la Bible la même lessive que fit Saül de Tarse, dit saint Paul. Autrement dit, il mit entre parenthèses le judaïsme pour rejoindre par-dessus la Thora, *le Pentateuque (enseignement de Moïse),* le premier des Patriarches Abram. Il implanta ainsi la légitimité de sa révélation sur le tronc commun judéo-chrétien du monothéisme.

---

35 La sünna rapporte, d'après un hadith rachidüm, que le cousin de Khadidja, qui se nommait Waraqa, professait la religion chrétienne probablement « nestorienne ». D'ailleurs, le Coran, à la sourate II, transcrit le dogme de cette secte quant à la nature de Jésus, tout comme l'absence de crucifixion.

13ᵉ chapitre

Silences et personnages à l'origine de la révélation coranique

Il y a quelques résidus de faits dans la Sîra, c'est-à-dire la biographie de Mohamed, qui interpellent tout critique historique.

- Pourquoi nul biographe ne révèle que la mère du prophète d'Allah **était issue** d'une famille de Yathrib ? Sans cette parenté et la solidarité clanique, les propriétaires de cette oasis auraient certainement agi comme ceux de Taïèf.

- Pourquoi, alors que Mohamed était un personnage introverti, un doux rêveur, **se transforme-t-il** en despote et abandonne-t-il son utopie lorsqu'il s'installe à Yathrib (**Médine**) ?

- Pourquoi Mohamed se retourna-t-il contre ceux qui avaient sauvé d'une disparition certaine lui et la révélation coranique, en mordant la main tendue, allant jusqu'à verser le sang innocent de ses alliés ?

- Comment, alors que ses adeptes le prétendent illettré, **a-t-il** pu rédiger la Constitution de Médine ? Cet acte établit l'égalité de droits et de devoirs entre juifs et musulmans : **Mouhadjiroûn de Quraych,** les premiers convertis de La Mecque.

- Pourquoi ce comportement irrationnel de Mohamed envers ceux qui s'impliquèrent pour le sauver, lui, ses sectaires et ses prédications de la disparition en les accueillant dans leur oasis ?

- Pourquoi le Coran prétend-il que Dieu est versatile, à la suite de la révélation dite « **les versets sataniques** » qui attribuait à l'Unique des compagnes. Le Messager d'Allah, devant la joie provoquée chez les idolâtres et le tollé chez les Mouhadjiroûn de Quraych, reçut, quelque temps après, une nouvelle révélation annulant les versets sataniques.

— Pourquoi prétend-il que Dieu peut se tromper ? Alors que le Coran affirme que les promesses divines sont irrévocables (**Cn. Jonas, X. 56**). Il confirme la promesse divine faite aux enfants d'Israël, notamment d'octroyer aux enfants d'Israël le pays de Canaan (**Judée-Samarie = Palestine – Cn. La Table, V. 23-29**) et souligne l'Alliance sans repentance conclue entre Dieu et Israël (**Cn. La Table V, 15**).

— Pourquoi Mohamed avait-il souscrit la « **trêve el-Hudaybiyah** » avec Abû Sûfyân, alors que la mère de celui-ci s'était conduite d'une manière ignominieuse envers l'oncle maternel du Messager d'Allah ? Cet oncle capturé au cours de cette bataille fut livré à cette furie hystérique. Après avoir égorgé le vieil oncle, elle se régala de son foie devant tous les combattants idolâtres enthousiastes.

— Pourquoi l'Avertisseur envoya-t-il en avant-garde à Yathrib les Mouhadjiroûn de Quraych et leur famille, une quarantaine de personnes, alors que c'était Mohamed qui aurait dû être soustrait à la haine des Mecquois, pour préserver les révélations reçues par l'entremise de l'ange Gabriel ?

— Pourquoi, en se rend-il à La Mecque en triomphateur, ce que la Sîra présente comme son « **Pèlerinage d'Adieu** », en transgressant l'accord passé avec Abû Sûfyân, chef du clan Omeyyade ?

— Pourquoi, dès son retour à Yathrib (**Médine**), se cloîtra-t-il avec la seule Aïcha jusqu'à son décès solitaire ?

— Pourquoi Omar el-Khattab interdisait-il à tout visiteur de l'approcher ?

— Pourquoi, pendant sa prétendue maladie, plus personne ne put-il entrer en relation avec lui, sauf Omar el-Khattab ?

— Pourquoi Omar el-Khattab refusa-t-il de satisfaire la demande du Messager d'Allah, alors que malade sur le point de mourir, il lui réclama un calame et une omoplate pour écrire ses dernières volontés ?

— Pourquoi la tradition présente-t-elle Mohamed comme un illettré, alors que cette réclamation révèle, une fois encore, qu'il savait lire et écrire ?

— Pourquoi ignore-t-on le lieu de sépulture de Mohamed ? Y en a-t-il eu un ?

— Pourquoi, alors qu'il vécut en fidèle monogame tant que Khadîdja avait vécu, pendant l'année où il resta séparé de ses adeptes à La Mecque son appétit sexuel explosa-t-il ? Il lui fallut en moins de dix ans douze femmes pour satisfaire cette fringale sexuelle. Celle-ci ne peut s'expliquer rationnellement que par l'absorption consciemment ou inconsciemment d'une drogue.

— Pourquoi Abû Süfyân, son clan et ses serviteurs, abandonnaient-ils le champ de bataille à chaque fois que la coalition de guerriers idolâtres, qu'ils organisaient, était sur le point de remporter la victoire sur les convertis à l'Islam ?

Que cela plaise ou pas aux oulémas, imams et autres manipulateurs islamiques, un jour ou l'autre ils devront répondre aux questionnements que se pose tout musulman, homme sincère épris de vérité.

Les légendes que firent fleurir ceux qui s'emparèrent du pouvoir et de la révélation coranique pour en faire un instrument au service de leur pouvoir tyrannique, leur permit de satisfaire le sens du merveilleux qui sommeille au fond de l'esprit malléable de chaque homme. Mais aujourd'hui,

cette soumission à ces fictions m'interpelle, comment des jeunes gens musulmans et leur famille possédant un savoir critique peuvent-ils applaudir à de telles fables, alors qu'une lecture attentive du Livre sacré du Coran « Incréé », révélerait la supercherie. Chacun de nous sait, même les illettrés ne peuvent l'ignorer, que nul n'est revenu du monde des ténèbres pour témoigner de la véracité de pareilles sornettes.

Les trois « **simulacres** » de batailles contre les Mecquois, chacune d'elles signa l'élimination d'une tribu juive.

La **pax islamica**, administrée à Yathrib avec une main de fer par Omar el-Khattab, apportait la prospérité à ses partisans, mais seulement si les moyens de subsistance augmentaient. En conséquence de quoi, Mohamed était dans la nécessité d'accroître constamment sa sphère d'influence, par des razzias incessantes, pour maintenir une certaine cohésion.

Il laissa à Omar el-Khattab la charge de l'intendance, c'est-à-dire ramener par n'importe quelle méthode la subsistance nécessaire à la pérennité de sa révélation ; Mohamed, soutenu par ses trois associés, autorisa le brigandage, l'assassinat, la supercherie, la corruption, il poursuivit les rieurs de sa rancune. Esprit pratique, Mohamed sut changer de registre chaque fois que cela fut nécessaire. Abû Bakr, généalogiste éminent, connaissait tous les dessous de chaque clan, les rancœurs cachées et les comptes à régler ; bon négociateur, il réussit à corrompre secrètement les chefs de petites tribus qui de cette façon jouaient sur les deux tableaux, celui de Médine et de La Mecque, et comme les convertis prêtaient serment à Mohamed et adhéraient à l'Islam d'une manière formelle, ils pouvaient trahir leurs alliés l'âme en paix.

De son côté, Omar el-Khattab ne laissait jamais en paix les petites tribus alliées des Mecquois lorsqu'elles se trouvaient trop éloignées, à la suite de leurs pérégrinations, pour être protégées. Il les attaquait avec un petit escadron de fidèles, montés sur de rapides coursiers. Il assaillait de nuit et par surprise l'enclos, s'emparait des chameaux ou les tuait sur place et prenait la fuite une fois le forfait exécuté. Ces rezzous avaient valeur d'avertissement et montraient qu'il était dangereux de fraterniser avec les ennemis de l'Islam. À la suite d'une expédition punitive contre une tribu, les musulmans capturèrent 500 chameaux et 2000 moutons.

Abû Back prenait des contacts avec les tribus qui nomadisaient sur des territoires à proximité du parcours de la route commerciale qui conduisait à Damas pour les inciter à razzier les petites caravanes, leur assurant l'impunité. Comme ce personnage était réputé comme un notable de la puissante tribu Quraychite, il était souvent écouté. Cette stratégie rendait les relations commerciales avec la Syrie sinon impossibles, du moins extrêmement coûteuses. Ces actions d'intimidation n'étaient pas tenables pour les Mecquois, dont le but de la vie était de s'enrichir. Ils prirent quelques contacts avec les juifs qui participaient à la confédération yathriboise pour tenter de les retourner contre Mohamed et ses acolytes. Leurs démarches n'eurent pas le succès escompté, les juifs restèrent fidèles aux engagements souscrits.

La bataille de Badr : 15 mars 624

Alors que le quatuor mettait progressivement la main sur l'oasis, un messager envoyé par leur allié de La Mecque leur apprit qu'une grande caravane mecquoise quittait Gaza, lourdement chargée et mal protégée, pour retourner à La Mecque. Probablement plusieurs petites caravanes qui s'étaient regroupées pour plus de sécurité, on se sent plus rassuré lorsqu'on est entouré par le nombre. D'après la tradition « **Sîra** », 1000 chameaux chargés de marchandises prenaient part à cette expédition où presque tous les gros bourgeois de La Mecque avaient une participation. **Abû-Sûfyan Ibn-Harb**, un des hommes les plus puissants de La Mecque, en assurait le commandement à la tête d'un groupe d'une soixantaine de cavaliers équipés d'armes offensives.

Étant donné l'importance de la caravane, après consultation, pour l'intercepter il fut décidé de mobiliser le plus grand nombre possible d'individus adeptes de l'Islam ou idolâtres intéressés par ce gros coup. **Cela permit, selon une liste, de rassembler plus de 300 hommes, 238 idolâtres attirés par la perspective du pillage et seulement 86 musulmans**[36]. Le rapport de force était d'un contre cinq en faveur de Mohamed et de ses complices. Les nouveaux convertis à l'Islam (**Ançars**) et les juifs refusèrent de participer à cette razzia crapuleuse, en se retranchant derrière la constitution de l'ümma. Les compétences du pacte 'Ahad el-Médine se fondent sur des opérations commerciales, d'ordre, de justice, ainsi que la défense de Mohamed et ses adeptes à l'intérieur du territoire de Yathrib sans se lancer dans des opérations de brigandage.

Mais, pour Mohamed et son époque, la communauté issue de la constitution de Yathrib était un ensemble de personnes associées les unes aux autres dans la totalité de leurs vies, c'est-à-dire qu'elle constituait une unité politique placée sous sa seule autorité.

On pourrait trouver à Mohamed et à ses comparses des circonstances atténuantes pour leur comportement prédateur, les juifs et les nouveaux convertis (**Ançars**) avaient des moyens légaux d'existence. Par contre, les mouhadjiroûn de Quraych (**convertis à La Mecque avant la fuite**), et les S.D.F qui s'étaient convertis à l'Islam pour avoir droit à un bol de soupe, n'avaient aucun moyen de subsistance, sauf à se livrer à des actes de rapine. De plus, par ces razzias crapuleuses, les Expatriés assouvissaient une vengeance contre les Mecquois qui les avaient persécutés. Mais ces actes de banditisme mécontentèrent les Yathribois qui craignaient des représailles justifiées des Mecquois. Pour faire face au manque de ressources financières, Mohamed autorisa les razzias, transgressant ainsi sans état d'âme le code d'honneur arabe. Il fit avaler cette pilule aux récalcitrants en la faisant endosser par la communauté islamique, transformant ainsi une activité délictueuse en une guerre sainte contre les incroyants. Ce qui, par voie de

---

36 La disproportion entre convertis et idolâtres en faveur de ces derniers nous apprend que cette razzia n'avait pas de vocation religieuse mais était bien une opération crapuleuse de brigandage. La seule motivation des musulmans, lorsqu'ils se lancèrent à la conquête des territoires byzantins et sassanides, était le pouvoir et l'or, le viol des enfants et des femmes et de s'enrichir. Les peuples qui vivaient sur les territoires qui entouraient l'Arabie étaient déjà monothéistes.

conséquence devint un dogme religieux : le « **jihâd** ». Les Mouhadjiroûn de Quraych et les déshérités nouvellement convertis furent les seuls de l'ümma à participer à cet acte de piraterie terrestre, cette transgression fut dissimulée par une rhétorique verbeuse :

« **Combattants avec leurs biens et leur personne dans la voie d'Allah** ».

À moins d'intégrer les idolâtres, largement majoritaires (238 sur 300 combattants) dans cette opération immorale, dans la voie d'Allah, je ne vois pas par quelle rhétorique fallacieuse les Fuqahâ, jurisconsultes spécialistes du droit islamique, ont réussi à intégrer le jihâd dans le corpus islamique comme instrument de guerre contre les autres croyances.

Ces raids alimentaires contre de paisibles caravanes étaient dirigés principalement contre les caravanes qui entraient ou sortaient de La Mecque, soulignant ainsi le caractère spécifique de ces razzias. Un corps de pillards tendait un guet-apens, de préférence de nuit, et s'emparait par surprise de tout ce qu'il pouvait emporter. Généralement, il rencontrait peu de résistance et se réfugiait à Yathrib à l'abri de toute représailles. Cette oasis sanctuaire servait de repaire aux participants des coups de mains organisés par Mohamed et ses acolytes, perpétrés par tous les aventuriers sans foi ni loi de la région.

Le ou les sympathisants mecquois, qui vivaient à Yathrib à l'intérieur du cercle rapproché du pouvoir, envoyèrent une estafette avertissant les Mecquois de la grande razzia qui se préparait contre cette importante caravane. Pour parer à cette agression, les Mecquois entreprirent de lever une importante force armée qu'ils confièrent à un chef de tribu espérant ainsi intimider les gens de Yathrib et éviter une guerre inter-ethnique préjudiciable à leurs intérêts.

Les divers protagonistes convergèrent vers un lieu appelé **Badr** où se trouvaient quelques puits. C'était le point de la route qui menait de la côte syrienne à La Mecque et ne pouvait être atteinte facilement qu'à partir de Yathrib. Mohamed, accompagné de ses associés, partit en avant-garde quelques jours avant avec le gros de l'expédition, son principal objectif était de s'emparer des richesses que transportait la caravane. Cependant, Abû Süfyân, responsable de ce transport, fut alerté par des transfuges du danger qu'encourrait l'expédition, et par des marches forcées et des pistes détournées, il évita tout affrontement avec les agresseurs islamistes. La grande mobilisation décrétée par Mohamed paraissait à la veille d'un échec. Pour ce dernier, retourner à Yathrib sans butin non seulement le discréditait mais sonnait le glas de la propagation de ses idées religieuses. Les assaillants restèrent donc dans les environs et ils campèrent à proximité du puits de Badr, le soir du 14 mars 624.

Constatant que l'importante caravane avait échappé au guet-apens, les Mecquois pressés de retourner à leurs fructueuses opérations mercantiles et aux plaisirs de leur harem manifestèrent leur volonté de retourner chez eux. Ils déclarèrent qu'ils n'avaient rien à reprocher à Mohamed et à son équipe hormis la tentative de razzia avortée ; ces bourgeois ramollis offrirent de payer le coût de l'expédition de défense pourvu que la paix soit conservée. Le chef qui commandait cette troupe refusa habilement cette offre « **généreuse** », mieux renseigné du danger que courait la pérennité du commerce caravanier de la cité de La Mecque tant que Mohamed et ses comparses domineraient l'oasis de Yathrib que ces Mecquois plus pressés de rejoindre leur demeure où les attendaient des houris accueillantes que de combattre au risque d'être blessés ou de perdre la vie.

À la vérité, aucune des parties, au soir du 14 mars 624, ne désirait se battre : pour les uns l'enjeu financier avait disparu, quant aux autres, leur patrimoine désormais à l'abri, ils n'avaient plus aucune raison de risquer leur vie. Par contre, il était conforme à la coutume arabe et bédouine d'impressionner son adversaire sans avoir vraiment à combattre.

La tactique arabe du combat se limitait généralement à des joutes oratoires et à une lutte entre les champions des deux camps. De plus, lorsqu'ils livraient bataille, ils n'essayaient pas de se battre au corps à corps. Ils attaquaient rarement, sauf quand ils avaient l'avantage de la surprise. Perdre la vie dans une razzia était exceptionnel, la mort était toujours une chose sérieuse car cela pouvait conduire à une vendetta, ce que les deux camps antagonistes s'efforçaient d'éviter lorsqu'il n'y avait pas d'hostilité particulière entre eux.

Malheureusement pour les uns et les autres les manœuvres d'intimidation pour éviter honorablement une bataille échouèrent, les deux camps se trouvèrent si proches de leur ennemi qu'ils ne purent se retirer sans encourir le déshonneur. Mieux renseigné grâce aux amis mystérieux d'Abû Sûfyân sur l'état des forces en présence et surtout sur la lassitude de la troupe hétéroclite qui se trouvait en face de lui et l'esprit défaitiste de ses chefs, Mohamed donna l'ordre de combler les puits, action hautement prohibée dans le désert, car elle condamnait les caravaniers, ignorants du fait, à mourir de soif ou à abandonner l'itinéraire habituel. Les forces mecquoises, ayant besoin d'eau pour abreuver chevaux et chameaux, faire leurs ablutions et étancher leur soif, se résignèrent à se battre sur le terrain choisi par leur agresseur. Le matin du **15 mars 624**, elles avancèrent vers les puits comblés la veille, elles furent surprises de trouver leurs ennemis placés en un point de leur chemin interdisant l'accès aux puits, les empêchant ainsi de se procurer l'eau si précieuse à la vie dans une région désertique.

La bataille commença, suivant la coutume habituelle des Arabes, par un certain nombre de combats entre les champions des deux camps. Dans ces combats, le camp musulman comme celui des idolâtres eurent des tués, Ensuite, on tira à l'arc des deux côtés : cet exercice occasionna quelques morts. Après ces exercices d'échauffement, il y eut une mêlée générale. En dehors de cela, on ne peut pas ajouter grand-chose sur le déroulement véritable de cette bataille, bien que les légendes la concernant abondent. Après quoi, l'honneur sauf, chaque camp se retira sauf les morts. Il y eut 40 morts du côté mecquois et une vingtaine dans celui des islamistes. L'Avertisseur ne prit pas lui-même part au combat mais, avec Abû Bakr à ses côtés, il dirigea d'un abri tout proche ses sectaires et associés idolâtres.

Leur plan ayant été déjoué, les alliés idolâtres de Mohamed furent déçus d'avoir été mis dans l'impossibilité de piller l'importante caravane mecquoise. De surcroît, ils s'étaient gravement compromis envers les Mecquois en s'alliant aux gens de Yathrib. Pour les compromettre d'avantage et se les attacher, Mohamed leur fit miroiter les importantes rançons qu'ils pouvaient soutirer des familles des quelques prisonniers blessés. Faute de caravane, les alliés idolâtres de Mohamed se rabattirent sur les quelques blessés qu'ils firent prisonniers et sur les équipements abandonnés par les riches mecquois. Les prisonniers venaient de riches familles à qui Mohamed, aidé par Abû Bakr, éminent généalogiste, réclama des sommes considérables à titre de rançon. Pendant les quelques semaines qui suivirent cette bataille, de nombreux émissaires mecquois se rendirent à Yathrib pour négocier le montant des rançons.

Mais il ne faudrait pas croire que le pouvoir de Mohamed était idyllique. Pour satisfaire les frustrations dues à cet échec, la douleur des veuves et de leurs progénitures, et la vingtaine de tués au cours de l'affrontement, quelques prisonniers qui ne présentaient pas une valeur marchande significative furent livrés, après avoir été suppliciés, à la vindicte d'une populace musulmane déchaînée. Ceux des idolâtres d'origine mecquoise qui refusaient la conversion à l'Islam furent massacrés par les Mouhadjiroûn de Quraych haineux, qui de la sorte tiraient vengeance des persécutions qu'ils avaient subies à La Mecque. Quant à Mohamed, rancunier, il fit exécuter deux prisonniers, l'un d'eux avait écrit des poèmes moqueurs à son encontre, quant au second, il s'était vanté que ses propres écrits sur les fictions perses étaient aussi bons, sinon meilleurs, que les contes relatés dans le Coran. À l'évidence, le manque d'unité des Mecquois et surtout leur ramollissement psychique et physique contribuèrent à l'instauration de l'état de ni guerre ni paix entre les deux cités antagonistes.

À cette époque, les Mecquois étaient trop confiants, en partie à cause de leur richesse. Leur position dominante en Arabie du Nord était incontestée. Par contre, ils manquaient d'expérience militaire, de plus ils n'avaient pas été impliqués dans une guerre sérieuse depuis l'an 590 de notre ère ; une vie luxueuse les avait ramollis.

La consolidation de la position du quatuor à Yathrib ne fut qu'une des tâches que leur avait imparties la tribu Quraychite. Une autre encore plus urgente était de se tenir prêts à toute riposte des Mecquois, celle-ci étant pour ces derniers indispensable. La prospérité de La Mecque dépendait de la puissance commerciale du clan Omeyyade, tout comme celle des Hachémites de la pérennité du temple (**mosquée sacrée = Ka'aba**), lieu de pèlerinage et d'enrichissement où se trouvaient entreposés tous les dieux de pierre et de bois d'Arabie.

En intégrant dans le corpus coranique la razzia, en la baptisant « **jihâd** »[37], Mohamed transforma un acte de brigandage en une action sainte, elle interdit à tout musulman de s'attaquer à un autre croyant. En conséquence, au fur et à mesure que la communauté islamique se développait en Arabie, les tendances pillardes des arabo-musulmans les dirigeaient toujours plus loin.

Il est certain que sans cette conception du jihâd, l'impérialisme islamique n'aurait jamais eu lieu. En se propageant à des civilisations et à des peuples de cultures différentes, la révélation coranique se corrompit. C'est ce qu'évita le prophète Nathan en soutenant le coup d'État en faveur de Salomon contre Adonias, l'héritier légitime, partisan de l'expansionnisme israélite.

Cette disposition religieuse mobilisa l'énergie des Arabes, elle leur permit en moins d'un siècle de créer un empire de l'Atlantique à l'Ouest, jusqu'à l'**Oxus** à l'Est. Pour mettre les dispositions coraniques en accord avec leurs actions, les arabo-islamiques justifièrent la conquête des territoires appartenant à d'autres peuples monothéistes en manipulant la révélation coranique

---

37 Jihâd signifie guerre sainte. C'est pourquoi, les terroristes islamiques qui tuent d'autres musulmans prétendent qu'ils ne sont pas de vrais musulmans mais des hérétiques. Ce dogme de la célébration de mort où celui qui meurt pour la cause d'Allah (laquelle ?) est assuré d'aller au paradis pour être entouré de 7 magnifiques houris qui après chaque possession reconstituent leur virginité, ce fantastique canular tout comme celui du transport par les airs à Jérusalem du Messager d'Allah sur le dos de son légendaire cheval bourack, furent inventés par les Fuqahâ (jurisconsultes spécialistes du droit islamique) pour plaire aux maîtres du moment.

pour la rendre conforme à leurs ambitions. Car après avoir procédé à la première épuration ethnique dans l'histoire de l'humanité en liquidant les trois tribus juives de Yathrib, en les accusant d'une connivence « **bidon** » avec les idolâtres mecquois, après avoir soumis l'Arabie du Nord et celle du Sud à l'Islam, les islamistes se trouvèrent devant un dilemme pour justifier à eux-mêmes l'agression de peuples monothéistes, autrement dit, les peuples qui pratiquaient le christianisme et le zoroastrianisme. Cette difficulté fut résolue en introduisant dans la révélation coranique l'accusation d'idolâtrie à l'encontre du christianisme, celle d'associer Dieu à dieux (**croyance trinitaire**).

La bataille de Uhud : 23 mars 625

Après la bataille de Badr, exploitée par Mohamed comme une victoire sur le plan religieux, mais qui fut en réalité un échec cuisant sur le plan financier, rappelez-vous que la raison de l'expédition qui a abouti à la bataille de Badr était de s'emparer d'une très importante et riche caravane placée sous l'autorité d'Abû-Sûfyan Ibn-Harb, et que cette razzia n'a jamais eu lieu ! Le reste est sans importance, si ce n'est que tous ceux qui avaient participé à ce pillage étaient très mécontents du résultat et de plus, les adeptes de l'Islam commençaient à se poser des questions sur la véracité des prédications du Messager d'Allah : de nombreuses volte-face eurent lieu avec apostasie immédiate. Le quatuor se devait de trouver dans l'urgence une compensation à offrir aux convertis en général et aux Mouhadjiroûn de Quraych en particulier. Ils décidèrent avec cynisme et contrairement aux prescriptions de la constitution de sâhïfa ou « 'ahd el-Médine », de déposséder de ses terres la tribu juive de **Qaynuqâ**, sous le prétexte hypocrite **qu'un garçon juif avait soulevé en public la jupe d'une fillette musulmane**. Condamnation disproportionnée avec un acte d'enfants qui jouaient ensemble.

La deuxième bataille entre les idolâtres et les adeptes de Mohamed fut celle d'**Uhud**. Elle eut lieu le **23 mars 625**, un an presque jour pour jour après celle de Badr. Cette fois-là, le groupe de combattants mecquois fut placé également sous l'autorité d'Abû Sûfyân, désireux de donner une leçon aux Yathribois juifs et musulmans, pour faire cesser le pillage des caravanes affrétées par les gros bourgeois mecquois et source principale de leur enrichissement. Il avait décidé de s'attaquer à l'oasis de Yathrib et de nettoyer cette cité de Mohamed et de ses adeptes. Pendant un an, Abû-Süfyan Ibn-Harb, chef du clan Omeyyade, prit des contacts avec les tribus nomades alliées et réunit des informations sur les défenses de l'oasis de Yathrib. Il est évident que le quatuor était également renseigné des préparatifs guerriers des Mecquois par des bourgeois las de la prépondérance du clan Omeyyade. Mohamed et ses quatre fidèles lieutenants resserrèrent les boulons de leur entreprise et firent taire les mécontents, grâce à l'expulsion de la tribu juive de **Qaynuqâ** et la distribution de leur terre aux Mouhadjiroûn de Quraych. Il négocia une sorte de trêve avec le chef **Ibn Ubayy** de la grande tribu des Khazradj, qui refusait de s'engager à fond dans l'aventure islamique, tout comme certains clans de la tribu des Aws. Deux tribus qui avaient des accords d'assistance et de soutien mutuel avec les trois tribus juives, avant l'intrusion de l'Avertisseur et de ses adeptes dans l'oasis de Yathrib.

La bataille s'engagea près de la colline d'**Uhud**, au nord de Yathrib, où la coalition mecquoise avait dressé son camp depuis le **21 mars 625**. **Ibn Ishâq**, biographe, décrit minutieusement les péripéties de cet engagement : il fut violent et confus, la cavalerie mecquoise bâcla son engagement et les archers musulmans ne respectèrent pas les ordres reçus. On crut même à un moment que Mohamed avait été tué. Les musulmans furent battus et laissèrent soixante-dix morts sur le terrain. Mais les mecquois ne réalisèrent pas pour autant leur objectif, qui était d'investir l'oasis et d'exterminer toute la communauté juive et musulmane unie dans la même haine. Les Mecquois se retirèrent en laissant sur le champ de bataille cinquante morts. La victoire Abû-Süfyân Ibn-Harb, chef des Omeyyades, à **Uhud** fut une victoire à la Pyrrhus peut-être, mais comment expliquer alors que si près du but il renonça à donner l'estocade pour se débarrasser enfin d'un ennemi qui causait depuis plus de trois décennies des ennuis à son clan, à la tribu des Quraychites et à la prospérité de La Mecque, d'abord par ses prédications et ensuite par les pillages qu'il organisait, causant des pertes financières importantes à son clan et aux associés qui participaient à leurs opérations commerciales. L'insécurité ainsi créée par les sbires de Mohamed sur le circuit caravanier pouvait être lourde de conséquences et inciter les caravaniers à emprunter d'autres chemins. Cette mansuétude paraît suspecte lorsqu'on connaît l'origine du trio qui avait opté précipitamment pour l'Islam avant l'Hégire. Ces opérations militaires, contrôlées de bout en bout par les clans Hachémite et Omeyyade, devaient servir à masquer la connivence entre cette dernière et le quatuor qui œuvrait à Yathrib au profit des tenants de leur tribu.

N'est-ce pas ce même Abû-Süfyân Ibn-Harb qui dirigeait l'importante caravane qui avait réussi à s'échapper, comme par miracle, de la razzia organisée et dirigée par Mohamed et ses trois complices ?

Transgression du mois sacré à Nakhla sur les ordres de Mohamed

D'après la tradition arabe, le mois de **Réjeb** était un mois sacré depuis des temps immémoriaux, au cours duquel il était interdit de se battre et de verser le sang. Cette trêve permettait aux Arabes de toute condition comme de toute religion de vaquer en toute sécurité à leurs occupations marchandes ou familiales sans danger, protégés de toute attaque surprise par ce tabou séculaire. Mohamed et le trio, informés qu'une importante caravane — mais qui était donc ce mystérieux espion qui les informait de tous les mouvements caravaniers importants partant de La Mecque ou s'y rendant ? — après avoir délibéré rapidement, décidèrent de transgresser cette tradition antique et de mettre à profit cette trêve pour s'emparer des richesses que transportait cette expédition. Ils dressèrent un guet-apens à l'importante caravane qui quittait La Mecque et qui se risquait en toute confiance sans escorte sur le sentier qui la conduirait à sa destination. Voilà comment la Sîra nous relate cette expédition de piratage :

« **Mohamed et le trio organisèrent ce rezzou dans le plus grand secret, sachant que si cette mauvaise action était ébruitée, elle recueillerait une** vague de désapprobation des nouveaux convertis (Ançars) et même des Expatriés (mouhadjiroûn de Quraych). Ils choisirent donc neuf hommes les plus fanatisés parmi les mouhadjiroûn de Quraych, fidèles parmi les fidèles de la période mecquoise. Ibn Ishâq le souligne :

« Pas un seul Ançar (les convertis à Yathrib) parmi eux » (Sîra P. 286). À ces neuf hommes, ils donnèrent des instructions précises et définitives : se rendre à Nakhla, attendre la dernière nuit du mois sacré, lorsque les caravaniers se croyant en sécurité toute méfiance envolée relâcheraient leur surveillance. Avant que la caravane pénètre dans la zone sacrée, le hâram de Nakhla lieu d'asile où il est interdit de verser le sang, les neuf musulmans arrivèrent dans la halte, au crépuscule, lorsque tous les chats sont gris, leurs armes dissimulées dans leurs bagages. L'un d'eux se rase la tête pour les faire passer pour de paisibles pèlerins idolâtres se rendant à la Ka'aba de La Mecque, tanière des dieux de la région, et mieux tromper ainsi les paisibles commerçants. Ils dressèrent leur tente pour la nuit à proximité des gens du voyage, et après avoir veillé, fatigués par leur randonnée diurne, s'endormirent sans méfiance.

Les neuf musulmans qui avaient simulé le sommeil et s'étaient allongés tout habillés sous leur tente se levèrent en catimini, silencieusement, et se lancèrent à l'attaque des quatre commerçants qui, confiants dans la tradition religieuse, dormaient profondément. L'affaire fut rapidement réglée, neuf hommes déterminés contre quatre hommes confiants et sans défense, la lutte est sans péril, donc sans gloire. L'un des commerçants qui eut des velléités de résistance fut promptement occis par une flèche tirée par un des émigrés du nom de Wâquid, un s'enfuit et les deux autres se rendent sans combattre. Triomphalement, les neuf islamistes rentrèrent à Yathrib avec leurs deux prisonniers et le butin. Le partage se fit sans histoire, un cinquième était réservé comme de coutume à Mohamed, le reste fut partagé entre les neuf hommes. La transgression d'une coutume ancestrale par l'agression de commerçants sans défense, augmentée d'un meurtre perpétré par Wâqid, un musulman de la première heure, jeta une lumière crue sur le véritable but poursuivi par Mohamed et ses comparses ».

D'aucuns prétendirent, pour justifier cet acte d'une lâcheté inqualifiable, que c'était là une coutume païenne et la prédication du Messager d'Allah tend à l'abolition de toutes formes d'idolâtrie. Mais alors, dans cette optique, il aurait fallu reporter le changement de qibla à la conquête de La Mecque par l'Islam et ensuite raser la Ka'aba ou la purifier par le feu, en interdire sur tout le périmètre consacré à l'idolâtrie depuis des temps immémoriaux toute construction pour l'éternité. Alors que la Ka'aba servit de direction à la prière des musulmans pendant plus de douze années, c'est-à-dire entre le moment du changement de Qibla et le pèlerinage dit d'adieu de Mohamed. Cette explication orientée à l'intention d'ignorants crédules, destinée à justifier un acte sacrilège, est contredite par la sourate II, 217 qui interdit de combattre pendant le mois sacré :

« On t'interroge sur le mois où il est interdit de combattre. Dis :

— Combattre en cette période est une chose grave. Élever des obstacles sur le chemin de Dieu, le dénier, élever des obstacles sur celui du sanctuaire consacré, en expulser les fidèles est plus grave que le meurtre. Il est vrai qu'ils n'ont cessé de vous combattre, jusqu'à vous faire apostasier (abjurer Dieu) s'ils le pouvaient. Qui d'entre vous apostasierait, qu'il périsse en tant que dénégateur ! »

Ce verset, qui traite soi-disant du mois sacré, introduit subrepticement l'interdiction formelle, sous peine de mort, de retourner à la religion de ses pères après avoir opté momentanément pour la révélation coranique ou d'être apostat. Et, comme dans d'autres versets, le Coran préconise de massacrer tout idolâtre qui refuserait sa conversion à l'Islam et d'éliminer juifs et chrétiens parce que, d'après un autre verset coranique, ils s'adonnent à l'idolâtrie. Autrement dit, l'Islam n'a qu'un seul objectif celui de se substituer à toutes les religions, d'ailleurs ses adeptes clament sur tous les médias que le but de la révélation coranique est de dominer le monde et placer notre planète bleue sous la bannière d'Allah. Aux autres religions et peuples de se soumettre à son glaive ou de disparaître.

Siège de Yathrib : 31 mars 627, ou expédition du Khandaq ou du Fossé

Si, après la bataille de **Badr**, la tribu juive de **Qaynuqâ** fut expulsée, après celle d'**Uhud** se furent les juifs de la tribu des **Bani-al-Nadir** qui firent les frais, plus sévèrement encore, de cette défaite. Car non seulement leur terre fut spoliée mais également tout leur outillage fut saisi, sous la calomnie d'une supposée tentative d'assassinat **révélée par une intuition personnelle** qu'aurait eue Mohamed en visite chez un notable juif. Mais l'horreur doublée de la concupiscence toute personnelle de Mohamed restait encore à venir pour les enfants d'Israël, le martyr de la tribu des **Bani-Qoreïza**, qui demeuraient encore sur leur terre ancestrale, dans leur oasis de Yathrib, mettant leur confiance dans le pacte signé en l'an 2 de l'Hégire, et dans leur alliance avec la puissante tribu **Khazradj** à laquelle appartenaient les clans **al-Harith, Jusham, al-Najjar, Sä'ida et 'Awf**.

Mohamed et ses associés n'ayant pas les forces militaires nécessaires pour s'emparer de La Mecque de force, leur tactique était de perturber tout trafic caravanier sécurisé pour amener les Mecquois à la table de négociation. Quant aux commerçants de La Mecque, il leur appartenait de sécuriser les couloirs de circulation qui reliaient les lieux de parcours de leur cité aux différentes destinations ; cette sécurité avait un coût important qui venait grever les bénéfices attendus. Ces actions de piraterie terrestre (**razzia**) détournaient progressivement le trafic caravanier vers des pistes plus sûres aboutissant à d'autres cités. Le quatuor savait qu'en agissant ainsi il excitait la colère des Mecquois et créait des divisions au sein des habitants de La Mecque qui désiraient par-dessus tout vivre en paix. Paix indispensable à la prospérité et propice à la jouissance des bonnes et belles choses sur Terre pour tous ceux qui en avaient les moyens.

Après la victoire d'**Uhud** qui n'avait pas atteint son but essentiel, celui d'éradiquer soi-disant l'Islam et ses promoteurs, Abû-Süfyân Ibn-Harb remit sur le métier son ouvrage ; Il adopta une nouvelle stratégie, en réunissant contre les musulmans une coalition des tribus du **Hedjaz**. Pendant deux ans, de l'an 625 à l'an 627, il rendit visite à tous les clans, parlementa, négocia, proposa des parts dans de futures caravanes, de l'argent, de l'or, etc. Mohamed et ses adjoints, pour contrer cette activité, lancèrent des razzias à jet continu contre les Bédouins autour de Yathrib ou vers La Mecque. Par ces actions de terrorisme et de harcèlement, ils voulaient intimider tous ceux qui n'avaient pas encore pris parti dans la lutte entre les deux entités. À la suite de ces actions d'intimidation, Abû-Süfyân Ibn-Harb ne put mettre en place la grande coalition bédouine dont il rêvait ; il obtint néanmoins des guerriers supplémentaires. Parallèlement, Mohamed et ses protagonistes renforcèrent leur emprise sur les habitants d'Yathrib, après l'expulsion des juifs de la tribu al-Nadir, sans que leurs alliés, qui avaient été corrompus, ne prennent leur défense et encore moins l'ümma dont ils étaient l'une des parties.

La mère des batailles annoncées allait bientôt avoir lieu. Mohamed et ses compagnons réunirent trois mille combattants, leurs ennemis en alignèrent près de dix mille. Mohamed et ses associés s'enfermèrent derrière les remparts de Yathrib. Pour renforcer la défense de la cité, ils firent creuser par leurs partisans autour de Yathrib, partout où il n'y avait pas de défense naturelle, une large tranchée protégée par des archers à l'abri dans des fortins. Le siège de Yathrib qui dura **du 31 mars au 15 avril 627** a été surnommé **« la guerre du fossé »**. Au cours de ce siège, qui ne dura qu'une quinzaine de jours, six Yathribois et trois Mecquois trouvèrent la mort. Au lever du quinzième jour, une violente tempête de sable éclata brusquement, comme il y en a souvent au printemps en Arabie, ce qui obligea Abû-Süfyân Ibn-Harb et ses alliés à plier bagages.

Dans les combats entre deux factions ennemies, il y eut moins d'une centaine de morts pendant les dix années où Mohamed et son trio présidèrent aux destinées de Yathrib.

Au printemps de l'an 627, seuls restaient dans l'oasis de Yathrib les juifs de la tribu des Bani-Qurayza, derniers occupants de la terre de leurs ancêtres. Pendant le siège de Yathrib, ils étaient restés neutres militairement, mais les Quraychites eurent des contacts avec eux pour obtenir leur appui, ce que les juifs refusèrent au nom de la solidarité à l'ümma. Cette conduite les désignait comme traîtres aux yeux de Mohamed et de ses amis qui cherchaient un prétexte pour les faire disparaître. Une révélation fort à propos lui demanda de continuer le combat commencé contre les Mecquois en expulsant la dernière tribu juive, et le prophète s'y attela immédiatement. Les Bani-Qurayza se réfugièrent dans leur fortin mais ils n'étaient pas de force à résister longtemps au siège organisé par les musulmans. Ils firent appel à un musulman du clan 'Amr de la tribu des Banû-al-Aws, comme l'avait fait Ibn Ubayy pour les Bani-Qaynuqâ et les Bani-al-Nadïr. Mais Mohamed voulait une capitulation sans condition et la condamnation à mort de tous les hommes du dernier clan juif. Or, ce musulman était au courant des intentions meurtrières de Mohamed et, comme il avait encore en lui le sens de l'honneur, quand les Bani-Qaynuqâ lui demandèrent s'ils pouvaient capituler en toute sécurité, il leur répondit par l'affirmative, mais par un signe discret il leur fit savoir qu'ils seraient mis à mort. Malgré cet avertissement, les Bani-Qaynuqâ finirent par se soumettre, ils furent capturés et jugés conformément aux instructions de Mohamed : les hommes furent tous égorgés, le Messager d'Allah pour éviter toute vendetta exigea de chaque notable de la tribu Awas qu'il égorge un martyr juif. Quant aux enfants, femmes et épouses, ils furent vendues comme esclaves, à l'exception toutefois de la femme du chef de cette tribu que Mohamed s'attribua comme trophée, car il la trouvait à son goût. Alors que son époux baignait encore dans son sang, elle fut possédée par le Messager d'Allah. Dorénavant, l'ordre régnait à Yathrib, mais à quel prix ? Ce prix ce sont les juifs qui l'ont payé et au comptant à Mohamed et à ses compères.

Anticipant une prétendue et éventuelle vengeance de la tribu juive des Bani-al-Nadir, qui était partie pour Khaibar après avoir été spoliée par Mohamed et ses associés, Mohamed, qui connaissait leur richesse et leurs qualités professionnelles pour la fabrication des armes et des armures, à la mi-juin de l'année 628 à la tête d'une expédition fortement armée et d'une puissante et rapide cavalerie, se lança à la conquête de Khaibar. Par surprise et sans mise en garde habituelle, il prit les fortins les uns après les autres pratiquement sans combat, les hommes se trouvaient aux champs pour procéder aux récoltes. Après cette attaque sauvage, il leur imposa un traité sévère : les musulmans deviendraient propriétaires des terres que les juifs continueraient à cultiver, en donnant la moitié des récoltes à leurs vainqueurs. Les autres petites principautés juives se soumirent sans combattre à l'exception des **Bani-Liyyâne** vaincus à **Dhou-Karad**, et les **Bani-Moustâleq** en un lieu indéterminé.

L'épuration ethnique des juifs de Yathrib, propriétaires de cette oasis concurrente de la cité de La Mecque, par le quatuor, avait réussi et la mission confiée par la tribu Quraychite accomplie, le reste désormais ne dépendait plus de Mohamed mais du trio mandaté par les clans Omeyyade et Hachémite. Ce fut la première épuration ethnique de l'histoire de l'humanité, l'Islam massacra des hommes et réduisit femmes et enfants à l'esclavage parce qu'ils étaient juifs. De plus, l'Islam se comporta en barbare ingrat et sanguinaire, il se débarrassa de ceux qui protégèrent à ses débuts la révélation coranique reçue à La Mecque.

Pour justifier son crime de parjure et ses actes abominables envers ses associés dans l'ümma, le prophète de l'Islam se crut obligé d'évoquer une prétendue révélation :

« Mais ils (les juifs) ont rompu leur alliance, nous les avons maudits et nous avons endurci leurs cœurs.
Ils altèrent le sens des paroles révélées ; ils oublient une partie de ce qui leur a été rappelé. Tu ne cesseras pas de découvrir leur trahison – sauf chez un petit nombre d'entre eux (v. 13). »[38]

Cette sourate est connue sous le numéro LIX du Coran, « **Incréé** », elle a comme identité « **al-Hachr** » (le rassemblement)

---

[38] Curieusement, les tenants du christianisme et ceux de l'Islam savent par leurs propres écritures saintes que le Salut ne peut venir que des juifs. C'est pourquoi, l'une et l'autre des religions sœurs prennent soin de préserver un reste des enfants d'Israël pour pouvoir bénéficier du salut annoncé. Pourtant, ces croyances n'ont jamais empêché de persécuter, spolier, chasser et convertir ou de massacrer les juifs des territoires qu'elles contrôlent.

Contrairement à ces versets de circonstance du Coran, Dieu n'a pas abandonné son peuple, il l'accompagna dans l'exil, sur son vaisseau de Lumière, pour faire connaître sans corruption son Nom à l'humanité par le peuple qu'il s'est choisi comme témoin gardien fidèle et intransigeant de Sa révélation.

Le peuple juif spolié par l'Islam et l'ümma passe à la trappe

14ᵉ chapitre

Aïcha s'égare

- Aïcha l'épouse favorite du prophète de l'Islam

C'est durant cette dernière expédition qu'eut lieu un incident qui laissera sa trace dans la jurisprudence et dans la politique future de l'Islam. Au moment où va être levé le camp, après la défaite des Bani-Moustâleq, Aïcha, l'épouse préférée de Mohamed, s'aperçoit qu'elle a perdu un collier auquel elle tenait beaucoup : partie à sa recherche, elle s'égare dans le désert. Le début de cette histoire nous révèle que la destruction des principautés juives fut une simple promenade de santé à laquelle on invitait ce qu'on avait de plus cher, l'être aimé. Personne ne s'aperçut de la disparition de Aïcha, son chameau portant un palanquin fermé était parti avec les autres. Mais où donc se trouvait Mohamed cette nuit-là, avait-il délaissé sa jeune épouse préférée, qu'il avait pourtant trimballée avec lui dans un désert hostile, l'exposant à tous les dangers, lui faisant courir une éventuelle attaque surprise de ses ennemis, celle d'une morsure d'une vipère ou d'un scorpion, que sais-je ? Courait-il la prétentaine avec la prisonnière juive dont il avait fait égorger père, époux et enfants ?

Voilà les faits tels qu'ils furent rapportés, par le biographe Ibn Hichâm, sur la foi du récit fait par Aïcha elle-même :

« Aïcha, un jour ou une nuit, son chameau ne rejoignit pas la caravane et ses compagnons de voyages ne se rendirent pas compte de cette absence dans la confusion du départ. Un beau cavalier surgi de nulle part la sauva des dangers de la nuit et en sa compagnie le lendemain elle rejoignit saine et sauve la caravane. »

Les langues se délièrent contre elle, dont la plus virulente fut celle d'Ali, cousin, premier disciple de Mohamed et époux de sa fille Fatma. Mohamed se trouva devant un dilemme, compte tenu des liens qui l'unissaient à la bande des trois, il ne pouvait condamner Aïcha pour adultère et à lapidation, pourtant évident. Sous la pression amicale de ses trois acolytes et plus particulièrement celle d'Abû Bakr, père d'Aïcha, il lave sa femme bien-aimée de tout soupçon et reçoit du ciel, comme à son habitude, une nouvelle ayât (**verset**) qui confirme son point de vue et rend justice à l'aimée. (**Cn.** XXIV. 4-5 ; 13)

Cet épisode matrimonial fut à l'origine de l'inimitié entre Aïcha et Ali

Mohamed, malgré l'influence négative d'Ali, cousin et gendre, après une longue réflexion, reçut une révélation innocentant sa jeune épouse Aïcha. Cette indulgence avait été certainement inspirée par Omar, qui avait un grand ascendant et certainement des moyens de pression autrement plus efficaces sur le prophète de l'Islam que ceux d'Ali. Il en fit du même coup d'Aïcha et de son père Abû Bakr ses obligés. Il saura le moment venu réclamer le retour d'ascenseur et utiliser son ascendant sur le vieillard et sa fille au mieux des intérêts de ses véritables maîtres.

L'une des conséquences de l'attitude hostile d'Ali envers cet incident fut la cause de la profonde inimitié que vouera désormais Aïcha à Ali. Inimitié qui aura, dès la disparition du prophète de l'Islam, des répercussions désastreuses sur l'unité de l'Islam et de l'ümma, jusqu'à remettre en cause la prétention de Mohamed à être le sceau des prophètes. Puisqu'à la suite du schisme islamique de la première heure, celui des chi'ites, Ali fut considéré également comme un prophète de l'Islam par ses adeptes.

La punition d'Aïcha concoctée par son époux

Mohamed épousa Aïcha, une enfant âgée de 6 ans, dont il brisa l'hymen lorsqu'elle fut âgée de neuf ans. Ce viol, car il n'y a pas d'autres mots pour désigner un tel comportement, celui d'un homme âgé de cinquante-cinq ans, marqua à jamais cette enfant. Mais le prophète va lui préparer pour son avenir un tour encore plus dramatique. Il décida, d'après un verset que lui aurait transmis l'interface de l'ange Gabriel, qu'il serait interdit à ses épouses de se remarier après sa mort. Pour Aïcha, le jour de la disparition de Mohamed fut également celui de sa mort en tant que femme. Elle avait tout juste seize ans, par cette décision il détruisait à jamais la vie de cette jeune femme, après qu'elle eut son enfance gâchée par ses noces avec celui qui fut désigné comme le prophète de l'Islam.

Le traité el-Hudaybiyah

Refus des Ançars, musulmans fraîchement convertis, de se joindre à l'expédition contre La Mecque, véritable expédition militaire revêtue de l'habit du pèlerinage. Que voulait signifier ce prétendu pèlerinage ? La Ka'aba, la Mosquée sacrée, était toujours la caverne d'exposition des idoles des dieux grotesques faits de bois et de pierre, mais c'était un coup de bluff, un message destiné aux Quraychites en général et aux clans Omeyyade et Hachémite en particulier leur signifiant que la réunion en une seule entité des deux forces de Yathrib et de La Mecque était à l'ordre de jour et que cette union passait par la conversion à l'Islam de la tribu Quraychite et des clans qui en dépendaient.

Après avoir observé le Ramadan à Yathrib, Mohamed décida en l'an 628 de se rendre à La Mecque. Son intention première aurait été de procéder à une simple démonstration de force, à une nouvelle provocation, où, à côté de musulmans fraîchement convertis, ils avaient mobilisé des Bédouins idolâtres attirés par la promesse de razzias opulentes. L'expédition, formée de sept cents hommes, avança en groupe caravanier armé qui proclame son désir de se rendre à la Ka'aba pour y accomplir les rites du petit pèlerinage[39], mais la Ka'aba était encore un dépotoir d'idoles, ce prétendu pèlerinage de musulmans était une grossière provocation doublée d'une mystification.

---

39 Actuellement, en Islam, il y a deux pèlerinages : le petit pèlerinage appelé ümrâ qui, contrairement au grand pèlerinage (Hadj), peut avoir lieu à tout moment de l'année et ne comporte que sept circumambulations du sanctuaire et sept courses rituelles entre les collines de Safâ et Marwâ.

J'aimerais bien que l'on m'explique comment Mohamed pouvait se prévaloir du rituel du pèlerinage islamique qui n'existait pas encore lorsqu'il entreprit cette démonstration de force face à La Mecque et la Ka'ba, un dépotoir d'idoles. Il a appliqué le même rituel utilisé par les idolâtres. La seule innovation fut l'expulsion des idoles de la Ka'aba. Tout lecteur attentif à la Sîra comme au contenu de la révélation coranique détecte facilement les rajouts, comme il perçoit les suppressions faites par les uns et les autres des compilateurs au profit de ceux qui se sont saisis de la révélation coranique pour en faire un instrument de leur pouvoir inique et discrétionnaire. Ceux qui se servent de Dieu au lieu de le servir.

L'expédition faisait sa démonstration de force tout en se dirigeant vers la large plaine désertique d'**el-Hudaybiyah** au-dessous de La Mecque, à la limite du territoire sacré. Elle s'arrêta à la limite de cet espace territorial. Un va-et-vient incessant d'émissaires s'institua entre les deux camps. À l'issue de ces tractations et de l'intervention de son gendre Othmân ben Affane, le futur troisième calife, il y eut l'établissement d'un traité, connu aujourd'hui sous le nom de « **trêve el-Hudaybiyah** », traité où Mohamed se montra particulièrement laxiste envers les idolâtres mecquois. À l'**irritation des musulmans, il alla jusqu'à accepter qu'il y fût désigné de son seul nom, celui de Mohamed ben Abdulla et pas comme le prophète de l'Islam, et où même son origine familiale el-Muttalib fut oubliée.** Il se rendit aux arguments des Quraychites qui dominaient la cité, pour qui la désignation par de telles dénominations, dans un document officiel, impliquait la reconnaissance par la tribu Quraychite de la vérité islamique. Ce traité établissait une paix de dix ans entre les deux parties, tout en autorisant les musulmans Expatriés et Ançars à retourner ou à se rendre à La Mecque. Cette paix fut saluée par une révélation qui porte le nom de « **el-Fath = la victoire** », qui dénote le véritable état d'esprit des islamistes (XLVIII. 1). Bientôt Mohamed disparaîtrait de la scène arabe et du monde, sa révélation comme son action serviraient à d'autres. Ses ennemis les plus résolus s'emparèrent de ses prédications pour se créer un empire sur les ruines du christianisme byzantin et du mazdéen-zoroastrien persan.

Le pèlerinage dit d'adieu

Transgressant le traité el-Hudaybiyah, conclu avec le puissant Abû Süfyân, lui interdisant l'accès de La Mecque pendant dix ans, Mohamed décida de se rendre en pèlerinage à la Ka'aba au mois de février de l'année 632. L'Islam appela, après coup, ce déplacement le pèlerinage de l'adieu ; au cours de ce voyage le prophète de l'Islam purifia la Mosquée sacrée « **Ka'aba** » en brisant toutes les idoles qui s'y trouvaient. Par contre, il préserva les intérêts de son oncle el-abbâs ben Abd el-Muttalib[40], qui était pourtant idolâtre et usurier notoire[41], opposant farouche à l'Islam et allié fidèle au puissant clan Omeyyade présidé par Abû Süfyân, persécuteur de Mohamed et des musulmans. Mohamed confirma à cet oncle la concession exclusive de distribution d'eau aux pèlerins dans l'enceinte de la Ka'aba, désormais purifiée de tout dieu idolâtre de bois et de pierre. Cette concession exclusive du puits de Zem-zem, octroyée dans une région où la température de l'air peut s'élever à 50 degrés et plus, était une source qui, par une alchimie, exploitait la religion comme carburant pour la transmutation de l'eau en or. En contrepartie, il reçut de la main de cet oncle une de ses filles. Elle fut sa douzième et dernière épouse.

Le prophète de l'Islam, rancunier jusqu'à la haine, ouvrit la voie à une cruauté gratuite entre Arabes idolâtres et musulmans : lors du « **pèlerinage d'adieu** », il désigna lui-même certains Mecquois à mettre à mort, où qu'ils fussent, même si on les trouvait « **cramponnés aux voiles de la Ka'aba** ». Il condamnait probablement ainsi des concurrents à la tribu Quraychite. Par contre, il se montra magnanime avec les membres de son propre clan et famille, tout comme avec ceux de sa tribu. Cette clémence indigna les

---

40   Les descendants d'el-abbâs ben Abd el-Muttalib s'empareront un siècle pus tard du pouvoir islamique, qui était entre les mains de la dynastie Omeyyade de Damas, rejeton du clan Omeyyade dirigé par Abû Süfyân, à la suite d'une révolution ethnique. Cette révolution liquida physiquement la dynastie Omeyyade de Damas, qui avait, un siècle auparavant, évincé les héritiers légitimes de la révélation coranique. Ils transférèrent le centre du pouvoir islamique à Bagdad, où ils établirent la dynastie abbasside.

41   L'Islam interdit le prêt avec intérêts. Cette interdiction fut une des causes, mais pas la seule, de la stagnation du développement économique en terre islamique.

Ançars, **les auxiliaires convertis à Yathrib**. Ils l'accusèrent de partialité envers les siens et trouvèrent que le Messager d'Allah faisait la part trop belle à ceux qui l'avaient prétendument persécuté à La Mecque, lorsqu'il était sans protecteur, pauvre et dépossédé.

D'un point de vue strictement moral, le pèlerinage à La Mecque, avec ses superstitions et ses rites enfantins issus du paganisme, est une souillure sur l'habit du monothéisme musulman en particulier et une insulte à tout monothéisme en général. Toute la cérémonie du pèlerinage, cinquième pilier de l'Islam, a été copiée sans vergogne sur les rites idolâtres antéislamiques.

Après ce que l'Islam désigne sous le nom de « **Pèlerinage d'adieu** », alors, qu'historiquement il était une transgression du **traité el-Hudaybiyah**. Le patriarche du clan Omeyyade se rendit compte qu'il ne pouvait plus maîtriser Mohamed, le succès lui montait à la tête ou autre chose. Il décida, de concert avec ses trois protégés qu'il avait pris soin de placer dans le cercle rapproché du prédicateur, de mettre fin à l'aventure du Messager d'Allah. Avec l'aide active de Omar el-Khattab, l'indifférence d'Othmân ben Affane et l'apathie du vieil Abû Bakr, ils recouvrirent du voile islamique les pratiques idolâtres qui avaient cours à La Mecque, et renvoyèrent le Prophète d'Allah mourir à Yathrib dans les bras de son épouse bien-aimée, Aïcha, la fille d'Abû Bakr.

Sans ces manipulations historiques et biographiques, les tenants de l'Islam traditionnel auraient eu beaucoup de mal à justifier le comportement anti-hébraïque, bien que les juifs fassent parties de l'umma, contre les trois tribus juives qui l'accueillirent dans leur oasis de Yathrib, pour le sauver des persécutions mecquoises, c'est-à-dire celles de son propre clan et tribu. Ces trois tribus juives, en offrant asile aux adeptes des prédications de Mohamed sur leur territoire, évitèrent par leur geste de compassion envers une foi monothéiste encore fragile qu'elle soit écrasée dans l'œuf.

À l'évidence, certains versets du Coran, révélés à Yathrib, qui abrogeaient d'autres précédemment dévoilés à La Mecque, sont dus aux nécessités du moment, d'ordre militaire, politique ou matrimonial, alors que d'après les docteurs islamiques, Allah pouvait changer ses dons et ses promesses, comme si, Lui qui connaît le passé, le présent et le futur, pouvait être inconstant ou irresponsable. Autrement, comment interpréter les contradictions imprévisibles qui s'y trouvent, que tout lecteur attentif perçoit lors de la lecture du Coran « Incréé ». Ces contradictions rendent le message coranique difficile à déchiffrer.

Un hadith, dit authentique, rapporte que le Messager d'Allah, sur le chemin du retour vers Yathrib, à **Khumm** précisément, arbitra un différent qui opposait Ali à d'autres musulmans ; cette médiation, en faveur de son gendre ne fut pas étrangère à sa réclusion, en voici les termes :

« À quiconque je suis ami, Ali est son ami, Ô Dieu, sois ami de celui dont il est l'ami et sois ennemi de celui dont il est l'ennemi. »

Cette déclaration où il adoubait son cousin, premier disciple et gendre, comme son successeur, ajoutée à la transgression du traité el-Hudaybiyah, obligea les trois agents inféodés à la tribu Quraychite à prendre de vitesse leurs principaux opposants et passer à l'action.

À son retour à Yathrib[42], opportunément, Mohamed fut pris de violents maux de tête, ce qui l'incita à prendre congé de ses nombreuses épouses pour se réfugier dans les bras de la bien aimée Aïcha. Dans la réalité, il fut séquestré sous la garde vigilante de cette jeune et jolie épouse dans la maison de celle-ci, cette séquestration fut organisée par son lieutenant Omar el-Khattab, il interdit toute visite à Mohamed, il prétexta que ce dernier avait une forte fièvre et souffrait d'un atroce mal de tête, probablement dû à l'effet d'une drogue. Laquelle ? Allah sait tout !

---

42 Comme tout un chacun peut le vérifier, à son retour du pèlerinage d'adieu de la mosquée sacrée de La Mecque, le Prophète de l'Islam n'eut plus aucun contact extérieur, à l'exception de ceux qu'il avait avec Aïcha et Omar el-Khattab. Pour compléter sa biographie, les historiens arabes furent obligés de se fier aux déclarations de ces deux personnages.

Quelques jours avant sa mort, très fatigué, souffrant de plus en plus d'une violente migraine, Mohamed demanda à Aïcha de désigner son père Abû Bakr pour qu'il conduise la prière trois fois par jour à ses lieux et place. Il réclama également, d'après une version fournie par **Maqrizi**, un calame et une omoplate de chameau (**celle-ci servait de support à un écrit**). Omar, qui veillait au grain en connivence avec Aïcha, refusa de lui fournir cet instrument qui pouvait permettre au mourant de rédiger ses dernières volontés, contrariant ainsi la stratégie de son maître. Il redoutait aussi que Mohamed, pris de remords, dénonce le complot dont il fut le pivot. Face aux solliciteurs qui demandaient de rencontrer le malade, Omar el-Khattab défendit son point de vue en ces termes :

« **Il est vaincu par la souffrance ! Et vous avez le Coran ! Que le Livre d'Allah vous suffise ! Le prophète, que la prière et la paix d'Allah soient avec lui.** »

À la mort du Messager d'Allah, la soumission à l'Islam de la péninsule arabique n'était pas totalement achevée. La démarche de Mohamed fut conforme à ces versets pour ce qui est de la limitation territoriale de l'Islam à la seule Arabie. **Ils imitent dans ce sens, comme sur plusieurs autres points, la religion juive qui est attachée exclusivement à une terre, celle de Canaan.** D'ailleurs, une des tendances musulmanes, celle des Kazradjites, qui soutenait Ali gendre du prophète, quatrième calife rachidüm, défendait à l'origine cette vision restrictive de l'Islam. L'extension territoriale fut l'œuvre du clan Omeyyade, aidé par son serviteur Omar el-Kattab, deuxième calife rachidüm, secondé dans cette soif de razzias par la branche abbasside du clan Hachémite.

15ᵉ chapitre

Décès de Mohamed

Prise en main par Omar de la révélation coranique

Le prophète de l'Islam, âgé de 63 ans, décéda, la tête sur les genoux de Aïcha, le **lundi 8 juin 632 de notre ère**. Moins de dix ans après l'Hégire, il rend son âme à Dieu, la tête posée sur la poitrine d'Aïcha. Cette jeune et jolie femme alors âgée d'à peine seize printemps, encore une gamine, eut ce jour-là sa vie de femme brisée à jamais. Elle fut une adversaire déterminée et sans concession à l'égard de la famille de son époux, c'est-à-dire les deux petits-fils de Mohamed : al-Hossein et al-Hassan que le prophète avait tenu sur ses genoux et dont il avait couvert le visage de baisers, et du fidèle cousin et gendre Ali époux de Fatma, qui personnifiait, tant par son caractère que par ses attitudes, un Islam plein de promesses pour les opprimés.

Les morts, dans le rituel islamique, sont ordinairement lavés nus et enterrés immédiatement. Plus de vingt heures après sa mort, la cérémonie d'inhumation n'avait pas encore commencé à cause des dissensions qui s'étaient élevées entre le clan des Mecquois (**des Expatriés**) et celui des Yathribois (**Médinois – Ançars**). Voilà comment Maqrizi, le biographe du Mohamed raconte cet événement :

« Abbâs et ses fils, Fadl et Qithal, qui la veille étaient comptés parmi ses ennemis, aidèrent Ali à retourner le cadavre (déjà froid) tandis qu'Oussamâ, aidé du Shuqrân, l'un des affranchis du prophète, versait de l'eau sur la chemise de laine qui recouvrait la dépouille et qu'Ali, bouleversé, passait sa main sur chaque partie du long vêtement de laine. » (Page 322, Mahomet de Salah Stétié, spiritualités vivantes. Ed. Albin Michel).

Probablement à la recherche par tâtonnement d'une blessure ou d'un élément suspect, tant la maladie qui devait emporter son cousin lui paraissait incompréhensible et opportun pour le clan Omeyyade, adversaire de la révélation coranique. La disparition de Mohamed à ce moment précis laissait la voie libre aux Omeyyades et à son chef Abû Süfyân, ennemis les plus déterminés du prophète, pour s'installer à la tête de l'Islam par complices interposés.

Les funérailles eurent enfin lieu, pratiquement dans la clandestinité, dans la nuit de mardi à mercredi, non dans le cimetière habituel, mais à l'intérieur de la maison d'Aïcha. De cette façon, nul témoin, en dehors du cercle rapproché, ne pouvait contredire la version officielle sur les causes réelles de la mort du Messager d'Allah. Dans le rituel mortuaire musulman, comme dans celui du judaïsme, les morts sont lavés nus avant leur ensevelissement. D'après la Sîra, Mohamed fut lavé tout habillé par Ali, aidé par les plus fidèles Mouhadjiroûn de Quraych, probablement pour cacher les dégradations physiques que son corps avait subi pendant sa courte et mystérieuse maladie.

Cette stratégie, préparée de longue main par la puissante tribu Quraychite, doit être replacée dans le contexte historique du moment et avoir à l'esprit trois faits déjà rapportés[43] :

1 – La préférence proclamée par Mohamed à l'égard d'Abû Bakr, père d'Aïcha ;
2 – La demande qu'il formula de murer toutes les portes donnant directement accès à la mosquée sauf celle du même Abû Bakr ;
3 – Et, bien entendu, l'ordre intimé à Abû Bakr, et à lui seul, de conduire la prière collective à sa place.

Naturellement, toutes ces dispositions furent transmises par l'organe vocal de l'épouse bien-aimée Aïcha, seul personnage à assister le Messager d'Allah sur son lit de souffrance jusqu'à son dernier souffle. Dans l'ombre Omar el-Khattab, avec l'aide d'Abû Bakr et la complicité active d'Aïcha, ensemble ils préparèrent la confiscation de la révélation coranique au seul profit du clan Omeyyade, au détriment des héritiers légitimes. Ils conspirèrent à

---

[43] Cette version n'eut pas d'autre témoin qu'Aïcha, seule personne présente auprès de Mohamed qui agonisait.

l'éviction d'Ali, l'un des fidèles de la première heure, cousin et gendre du prophète d'Allah.

Les biographes de Mohamed ne s'interrogèrent pas sur les doutes qu'exprimait le comportement d'Ali, cousin et gendre, sur les véritables causes de la mort survenue opportunément après le pèlerinage d'adieu où, parjure, le Messager d'Allah se rendit à la Ka'aba. Il est vrai qu'à cette époque, l'autopsie n'existait pas encore !

16ᵉ chapitre

Abû Bakr 1er calife rachidüm

L'oraison funèbre d'Omar el-Khattab, reproduite au verset 144 de la sourate 111 est également édifiante. Elle fut faite devant les fidèles étonnés, stupéfiés que Mohamed n'ait pas laissé quelques révélations pour organiser l'ümma à l'exception du pacte 'ahd el-Médine. Par cette harangue non seulement le Messager de l'Islam n'était rien de plus qu'un mortel, mais de plus, elle laissait deviner qu'il pouvait avoir été tué et que retourner à l'idolâtrie n'était pas un crime :

« Mohamed n'est qu'un envoyé : d'autres envoyés ont passé avant lui. Alors, s'il meurt de mort naturelle ou s'il est tué, vous retournerez-vous sur vos talons ? Se retourner sur ses talons ne nuit à Dieu en rien, mais Dieu récompense ceux qui témoignent leur gratitude. »

Quant à Abû Bakr, oncle et beau-père, désigné comme 1ᵉʳ calife rachidüm, il prononça une supplique devant les mouhadjiroûn de Quraych et les Ançars de Yathrib éplorés par la disparition du Messager d'Allah :

« Oh ! Musulmans, si vous pleurez pour Mohamed, le Messager est mort, si vous pleurez pour Dieu, Lui est éternellement vivant. »[44]
La dernière phrase de cette citation est la profession de foi de l'enseignement de Moïse et celle du judaïsme.

Le 1ᵉʳ calife ravalait ainsi la personnalité du Messager d'Allah au niveau de n'importe quel individu. Autrement dit, Mohamed ne compte pas, ce qui a de vraiment de l'importance c'est Dieu ! Le reste n'est que gesticulation pour ignorant.

---

[44] L'épitaphe funèbre d'Abû Bakr, premier calife, et la déclaration lapidaire sur l'inutilité pour la poursuite de la foi islamique du Messager d'Allah, la mise au point faite par Omar le deuxième calife, rendent hypocrites les manifestations contre les caricatures ou contre les critiques exercées contre Mohamed, le Messager d'Allah.

Omar el-Kattab, qui sera élu par l'ümma réunie à Yathrib 2ème claife rachidüm, en rajouta une couche devant l'assistance consternée : « **Rien ne manquait à l'humanité avant la venue du messager d'Allah, après sa disparition rien ne manqua au monde.** » Mohamed mort, il perd toute utilité, la supplique funèbre faite par Abû Bakr, oncle et beau-père, est révélatrice de l'état d'esprit de ses compagnons de route.

Si l'Islam avait été fidèle à cette citation véridique transmise sans altération depuis qu'elle fut prononcée, parce que jugée anodine par le pouvoir en place, la face du monde aurait été aujourd'hui différente. Malheureusement pour l'humanité, cela ne fut pas le cas.

Les discours des deux plus importants personnages de l'Islam authentique mettent l'Avertisseur à la place qui fut la sienne, celle d'un simple mortel sans plus. Ces jugement révèlent que les manisfestations de violences, anti-occidentales, organisées par des islamistes fanatiques n'ont pas d'assises religieuses. Elles sont des manipulations politiques avec comme objectif l'islamalisation de la sphère laïque issue de la civilisation judéo-chrétiennne.

Mohamed ne voulait pas voir au-delà de l'Arabie. Lorsqu'il décéda, son œuvre était sur le point de se disloquer. Le prophète de l'Islam n'avait pas soupçonné que sa religion pouvait convenir à d'autres peuples que le sien. Le premier et dernier pèlerinage de Mohamed dans la Ka'aba purifiée des idoles grotesques de bois et de pierre, ce que les musulmans appellent « **le pèlerinage d'adieu** », servira de rituel modèle aux musulmans lors du pèlerinage, 5e pilier facultatif de l'Islam. Le sens idolâtre des cérémonies fut modifié pour être adapté à la nouvelle croyance, la vieille cérémonie de la lapidation des colonnes fut réinterprétée comme lapidation des démons.

Ni Mohamed, ni sa descendance, ni ses disciples, ni tous ceux qui l'aidèrent à imposer l'Islam aux Arabes, tout comme ceux qui furent séduits par ses prédications à La Mecque, ne devinrent souverains de l'Arabie.

Ils avaient cependant, dans une grande mesure, unifié les Arabes. Par son « **Coran arabe** » et par le système politique et religieux, qu'initièrent ses successeurs, ils unifièrent clans et tribus épars, en substituant à la fidélité au clan et à la tribu la fidélité à la révélation coranique. Il révéla aux Arabes la conscience qu'ils avaient d'eux-mêmes, en tant qu'unité culturelle et ethnique.

Omar el-Khattab, toujours lui, fit changer le nom de l'oasis de Yathrib en la baptisant al-Médine. De cette façon, il gommait jusqu'au souvenir du nom de l'oasis et de ses habitants qui eurent la compassion d'accueillir un être persécuté, qui, une fois sur place, s'acharna à éliminer ses bienfaiteurs.

Si son nom, comme le déroulement de sa vie, fut sacralisé par ses ennemis, bien que Mohamed n'ait jamais cessé de répéter qu'il était mortel comme tout un chacun, sujet au péché, soumis à la volonté divine et avide de miséricorde, aucun de ceux qui se convertirent à La Mecque ou à Yathrib à l'Islam ne furent favorisés par l'instauration de la nouvelle foi monothéiste, bien au contraire.

Mohamed a arraché l'Arabe, le Bédouin et tous les errants du désert à l'idolâtrie. Il leur a donné une religion et un dogme adaptés à leur genre de vie et à la simplicité de leur intelligence. Le Prophète a réveillé en eux le sens de la prière adressée au Dieu suprême, qu'il désigna du nom de : **Clément et Miséricordieux**. L'Islam inculqua à ses adeptes, avec la dernière énergie, la foi en la vie future en leur promettant sept houris à la virginité qui se renouvelait après chaque acte sexuel. Il privilégia la foi sur l'esprit clanique et tribal, tout en réduisant la femme à l'état d'une esclave libre au sein de sa famille. La justice sociale fut remisée sous la forme mythologique du Jugement dernier, tout comme l'amour universel et celui de la solidarité humaine.

Par leur essence, toutes les religions monothéistes ne sont que des branches diverses du tronc judaïque. Elles résultent toutes du même besoin fondamental de l'individu et de la société. Historiquement, chacune d'elles a une mission particulière envers l'humanité, un mode par lequel l'âme communique avec la vérité éternelle.

Mohamed comme saint Paul ont prétendu tous deux se rattacher au monothéisme d'Abram-Abraham. À l'origine, l'une et l'autre de ces croyances voulurent seulement populariser la foi dans l'unicité divine en faveur du milieu idolâtre, sans imposer l'enseignement de Moïse. Malheureusement pour l'une et l'autre croyance, l'ambition, la soif du pouvoir et des richesses, ont dévoyé le message des origines par le culte du veau d'or.

Sous l'impulsion de ses successeurs, Abû Bakr et Omar el-Kattab, secondés par Mo'äwiya, rejeton du clan Omeyyade, après avoir matés toutes veillités de révoltes et au retour au paganisme dans l'ensemnle de la péninsule d'Arabie. Le vieux 1er calife meurt et Omar el-kattab est désigné comme deuxième calife rachidüm.

Tout historien doit explorer la vérité avec honnêteté, compétence et courage. En rétablissant la vérité, les historiens ont le mauvais rôle : ils tuent les mythes et les rêves.

Pour comprendre ce qui va suivre et saisir la subtilité toute orientale du développement de la Révélation coranique, il faut toujours avoir en mémoire un fait incontournable : au-delà de l'habit religieux dont les théologiens musulmans revêtirent l'Islam, cette croyance est le fruit d'une lutte à mort pour la mainmise de l'Arabie du Nord par la tribu Quraychite, avec comme fief La Mecque. La révélation coranique est une affaire tribale. L'expansion ultérieure est le fait de circonstances favorables. Esprit pratique, ses chefs changèrent de registre à chaque fois que cela fut nécessaire à leurs projets, tout comme à leur capacité d'adaptation aux événements pour optimaliser leurs actions en bons négociants. Leur astuce fut de présenter leur soif de conquête comme une nécessité religieuse qui prenait à contre-pied tout ce que le christianisme avait imposé dans cette région sémite pendant sept siècles : la valorisation du rôle de la femme dans la société, la monogamie, la caste sacerdotale, la hiérarchie sociale et la démocratisation du pouvoir.

Tout musulman peut revêtir l'habit de calife, tout comme celui d'imam ou d'ouléma. La légitimation vient de sa capacité à se maintenir au pouvoir et non pas de la fonction. Il n'y a pas de caste de prêtre : tout musulman peut s'instaurer de sa propre autorité imam ou ouléma à la condition que des fidèles fréquentent son lieu de prière (**Mosquée**) et versent des oboles suffisantes pour lui permettre de vivre et d'assumer les frais de fonctionnement de son lieu de culte. En terre d'Islam, il n'y a pas de noblesse figée, théoriquement tout musulman peut prétendre aux plus hautes fonctions par son seul mérite, mais comme beaucoup se pressent aux portes du pouvoir, la sélection est sans pitié ni compassion. La règle est de tuer ou d'être tué. Malheur aux vaincus, la tendance religieuse islamique qui s'empare du pouvoir s'autorise à supprimer physiquement tous ceux qui n'acceptent pas ses nouveaux dogmes. Cela commença par l'assassinat d'Ali, gendre du Prophète d'Allah et quatrième calife rachidüm, puis la liquidation des Expatriés et des Ançars qui refusèrent la récupération de l'Islam par ses ennemis, la suppression des deux petits-fils de Mohamed, la liquidation de la première dynastie Omeyyade de Damas qui avait usurpé le pouvoir aux légitimistes, par celle de la dynastie abbasside par les Mamelouks, puis de ces derniers par les Ottomans. La foi religieuse pouvait être mutazilite, sunnite, chi'ite, alaouite, ismaélienne, almoravide, almohade, etc. Cette liste n'est pas exhaustive.

Toute critique sincère pourrait résumer l'intervention en Arabie du prophète de l'Islam en ces termes : qu'a-t-il apporté au monde ? L'Amour, la Prospérité, la Tolérance, la Justice, la Paix, la Résurrection ? Rien de tout cela :

L'action de Mohamed se résuma à la réaffirmation de la connaissance de Dieu, du Dieu d'Abraham, d'Isaac et de Jacob, le Dieu véritable ; il procéda à l'épuration ethnique en expulsant d'Arabie du Nord les juifs de l'oasis de Yathrib et en spoliant de leurs biens territoriaux les autres ; Il imposa aux tribus arabes du Nord de l'Arabie la prédominance de la foi sur la fidélité du clan et de la tribu. Ce furent les adversaires de ses prédications qui se servirent de l'Islam comme instrument de conquête de tyrannie en se servant de Dieu au lieu de le servir.

Sacralisation du Messager d'Allah

La sacralisation de Mohamed par le pouvoir califal s'effectua à la suite de l'affaiblissement de ce pouvoir, quelques siècles après son décès, pour lui faire adosser des dires et des comportements qu'il n'a certainement jamais eus. Cette sacralisation eut lieu sous le califat des derniers rejetons de la dynastie abbasside.

Toutes les religions sont menacées par l'icône et l'Islam n'a pas pu éviter cet écueil, il fit de la « **Sîra nabawiyya** », c'est-à-dire d'un récit sur la vie de l'Avertisseur reconstitué et reconstruit par des actes et des propos prophétiques dans leur exemplarité, une sorte de projection figurée et idéalisée de son existence. Les tenants de l'Islam se doivent obligatoirement de répondre à cette projection en chacun des croyants par le plus scrupuleux des respects. La parole divine elle-même, le Coran « **Incréé** », s'éclaire chaque fois qu'il y a lieu, à la lampe d'un homme qui a toujours dit qu'il n'était qu'un homme et qui a revendiqué comme la source même de son action salvatrice le sort commun, le sien comme celui des autres.

Que suis-je sinon un mortel, un prophète ? (Cn. XVII, 93)

Autrement dit, le Messager n'a de valeur spécifique que du fait du message qu'il transporte et de la qualité de Celui qui l'a missionné.

S'agissant du Messager d'Allah, dont les actes et les dits auront une telle résonance, il faut s'interroger sur deux aspects essentiels de leurs inscriptions dans l'Histoire et au cœur de la révélation : l'un de ces aspects concerne son « **illettrisme** » ; l'autre, la majoration, que lui-même a toujours rejetée, de son statut ontologique, et qui plus est incluse dans la « **shahâda** » qui est le témoignage identitaire de tout croyant musulman. Tout esprit critique ne pourrait que s'étonner sur la formulation de cette profession de foi islamique où le Créateur et sa créature sont mis sur le même plan !

Mohamed était-il illettré ? Le Coran lui applique le qualificatif d'**ummî** en VII, 157, par exemple :

« J'inscrirai [ma miséricorde] en faveur de ceux qui suivent l'Envoyé, le Prophète natif [ummî], qu'ils trouvent chez eux, inscrit dans la Thora comme dans l'Évangile [ ] » (Trad. de J.B)

Ou encore, en LXII, 2 :

« Lui [Allah] qui a envoyé au sein des incultes un Envoyé des leurs (autrement dit un inculte lui aussi) pour leur réciter Ses signes [ ] » (Trad. de J.B)

Contrairement à ce qu'on enseigne dans les médrassas coraniques, certains biographes traduisent le terme ummî par : « **national** » :

« Mohamed serait ainsi le Prophète national des seuls Arabes. En effet, l'illettrisme du Messager d'Allah, que les instances islamiques officielles professent, est battu en brèche par le fait que Mohamed conduisit plusieurs caravanes de son épouse Khadîdja. Or, un illettré aurait été dans l'impossibilité de lire et d'écrire les contrats de ventes et d'achats pendant ses différents parcours caravaniers. »

Mohamed, dans la sourate XXIX, 48-49, revendique son illettrisme, mais est-ce bien lui qui nous lègue cette affirmation ?
- Tu ne récitais aucun Livre avant celui-ci (d'où lui venaient ses prédications faites à La Mecque, tirées de la Bible).
- Tu n'en traçais aucun de ta main droite (il était peut-être gaucher, n'a-t-il pas rédigé et signé le pacte qui lie l'Islam au judaïsme, constitution qui a pour nom « Sahïfa » ou 'Ahd el-Médine.)
- Les imposteurs se livrent donc à des hypothèses.
- Voilà, tout au contraire, des signes évidents auxquels la science a été donnée. Seuls les injustes nient nos signes. (Cette dernière phrase n'est qu'une affirmation gratuite, elle ne produit aucun témoignage !)

Comment un personnage de premier plan du clan Hachémite, grand-père de Mohamed, qui se chargea d'élever son petit-fils, depuis l'âge de 6 ans, pouvait-il le priver d'un bagage intellectuel qui lui aurait permis de gagner sa vie dans une cité de marchands ?

Pour justifier le don prophétique de Mohamed, le Coran cite un fait historique à la chronologie dénaturée, il projette dans le futur un fait historique déjà advenu[45] :

« **Rome a été vaincue en terre d'en deçà. Mais Rome, après avoir vaincu, vaincra dans moins de dix ans.** Le décret en revient à Dieu pour l'après comme l'avant, et les croyants devront se réjouir ce jour-là du secours de Dieu, lequel l'accorde à qui Il veut, Lui, le Tout-puissant, le Miséricordieux. » (Cn. XXX, 1-4)- (Trad. de J.B)

Sa vie est demeurée une biographie comme une autre, sans prodiges, comme sans miracles, sans exagérations, tel fut le ton des récits de **Ibn-Hischam**, et, en général, des plus anciens de ses historiens. Par contre, l'historien arabo-musulman **Aboulféta** a rédigé une biographie légendaire de la vie du prophète de l'Islam. Les biographes et les historiens de l'Islam soulignent sans fards ou presque les traits de caractère de Mohamed :
« **Il permet le brigandage ; il commande des meurtres ; il ment et il permet de mentir à la guerre par stratagème.** »

Mohamed appliqua l'ensemble de ses principes aux trois tribus juives qui l'accueillirent dans l'oasis de Yathrib, devenue plus tard Médine, pour le sauver des persécutions dont lui et ses prédications avaient été l'objet dans la cité mecquoise par le clan Omeyyade présidé par Abû Süfyân. On pourrait citer une foule de circonstances où il pactisa avec la morale dans un intérêt politique ou pécuniaire. L'une des plus caractéristiques est celle où il promet

---

45 L'empire perse sassanide sous le règne de Chosroès II remporta victoire sur victoire sur Byzance de 610 à 614 et s'empara de la Mésopotamie, de la Syrie et de la Palestine. L'empereur Héraclius (610-641), qui succéda à Phocas (602-610), par une contre offensive reconduisit l'armée perse sur ses frontières antérieures.

d'avance à Ottoman du clan Omeyyade, qui deviendra le troisième calife rachidüm, le pardon de tous les péchés qu'il pourra commettre jusqu'à sa mort, en compensation d'une forte contribution financière.

Mais il est juste de souligner également que Mohamed ne voulut pas être thaumaturge ; il ne voulut être que prophète, et, encore plus, messager sans miracles.

17ᵉ chapitre

Jihâd

L'expansionnisme arabo-islamique fut une invention d'Omar el-Khattab. C'est lui qui décida de répandre la nouvelle foi par la conquête, sorte de fuite en avant, où ça passe ou ça casse, c'était la seule façon de maintenir la cohésion et consolider la fidélité de la nouvelle foi. La deuxième recension effectuée par le 3ᵉ calife, Othmân ben Affane, mit en adéquation la révélation coranique avec l'expansionnisme islamique en y intégrant certains versets échafaudés pour la circonstance. Sous l'autorité de ce calife la réaction mecquoise, qui rongeait son frein put donner libre court sa haine contre les tenants de l'islam.

Le jihad, qui signifie guerre a, comme à l'accoutumée dans la religion islamique, un double sens, un pour les adeptes et l'autre pour tout ce qui est étranger à l'Islam. Le premier sens incite tout fidèle musulman à s'accaparer des biens des vaincus après avoir égorgé les hommes en âge de porter les armes et récupérer femmes et jeunes enfants ou réduire à l'esclavage, les gens du Livre (**juifs et chrétiens**), c'est-à-dire à la condition de dhimmi, qui se traduit à être libres seulement au sein de leur communauté. Le deuxième sens du jihad signifiait à l'origine le combat contre soi-même, contre les mauvais instincts.

Au décès du Messager d'Allah, Omar el-Khattab se trouva face à un dilemme. La nouvelle croyance interdisait la guerre entre musulmans, il fallut trouver une solution à la propension des Arabes à razzier pour survivre dans cette région hostile. Pour éviter des dissensions au sein de la nouvelle communauté musulmane, qui auraient pu être fatales à l'adoption de l'Islam en Arabie, Omar el-Khattab, manipula le terme jihad pour en faire un cri de ralliement, un cri de guerre. Le jihad subit ainsi une mutation linguistique le transformant en guerre sainte contre tout individu qui n'était pas musulman. Ce deuxième calife adopta une politique expansionniste au-delà de l'Arabie vers le Nord. La razzia, qui était un trait caractéristique de la vie nomade, un exutoire à l'énergie des hommes, revêtu de l'habit du jihad (**guerre sainte**) devint un instrument efficace pour les opérations militaires sur les marches de l'empire byzantin.

Les appels au Jihad, guerre sainte, remplacèrent les prêches du Jugement dernier, la conversion à l'Islam fut rabaissée au rôle d'une adhésion personnelle du guerrier, cette situation convenait au Bédouin comme l'eau au poisson. Rien n'était aussi important pour l'avenir de l'Islam que vaincre ses adversaires par les armes. Sensible comme il était au courage guerrier, le Bédouin aurait difficilement admis une défaite des musulmans. La propagation de l'Islam était liée au sort des armes. L'islamisation rapide de ses conquêtes grâce au régime discriminatoire qu'il impose, on est la plus évidente des démonstrations. Si la colonisation franco-anglaise de certaines régions avaient été suivies d'un prosélytisme christique militant et discriminatoire certains peuples musulmans se seraient convertis en masse à la religion du colonisateur.

Un éclairage sur certains versets du Livre saint du Coran

Le Coran magnifie les patriarches Abraham, Isaac, Israël, ainsi que Moïse et certains prophètes, mais dans quelques versets ajoutés pendant la dernière compilation faite au XIIe siècle, ils considèrent les juifs comme des transgresseurs et à ce titre des infidèles. Quant aux chrétiens, ils ne sont que des idolâtres qui portent l'habit du monothéisme, puisqu'ils associent Dieu à dieux, trilogie : **le Fils, le Père et le Saint-Esprit.**

Si le Coran « **Incréé** » est positif, voire élogieux à l'égard des fils d'Israël qui ont vécu à l'époque antique des Patriarches, à celle du roi Salomon en passant par Moïse, le roi David et les prophètes, il est par contre carrément méprisant à l'égard des juifs de son époque, qu'il traite de singes, c'est-à-dire d'animaux, ces comparaisons sont monstrueuses, elles sont d'essence raciste et fasciste avant l'heure. Mais en rattachant leur arbre généalogique à Abraham, à travers Ismaël, les Arabo-islamistes crachent dans la soupe et se ravalent eux-mêmes de cousins par le sang de singes. Les Arabo-islamistes sont-ils mazots ? Ou sont-ils tellement obsédés par leurs entrées tardives dans l'histoire qu'ils perdent le sens des valeurs ?

Le plus grave est l'attitude du Coran à l'égard de la Bible, Livre saint pour les juifs et les chrétiens, celui-ci prêtent-il est non seulement un texte désuet, mais il est surtout un faux réécrit à l'époque du retour du premier exil à la suite de la victoire remportée par le Grand roi perse Cyrus II en 537 avant notre ère sur l'empire de Babylone. **La réforme religieuse** se fit sous le règne de Artaxerxés II (**405-359**) par le **scribe Esdras**. Qui prétend le contraire, mais les fondamentaux des règles du monothéisme et celles de l'enseignement de Moïse restent intangibles ! Cette réforme avait trois branches : l'exclusivité du Temple dédié au nom à Jérusalem, le basculement du patriarcat au matriarcat - celui-ci attribue aux seules femmes, quelles que soient leur condition, de consacrer leur progéniture au judaïsme -, et enfin l'enseignement de Moïse fut enseigné deux fois par semaine les jours de marche sur les places publiques.

Pour le Coran, la révélation des dix commandements insérés dans la Bible que nous chérissons, juifs et chrétiens, ne serait pas celle révélée par Dieu au pied du Sinaï par l'entremise de Moïse, mais un texte altéré, qui n'est donc pas sacré. C'est certainement de là, l'origine du dicton :

« Qui veut tuer son chien prétend qu'il a la rage ! »

Les musulmans croient, et c'est leur droit, que le Coran vient directement du ciel, que Dieu Lui-même, par l'intermédiaire de l'ange Gabriel, l'a donné à Mohamed, c'est du moins ce qui est écrit dans le chapitre (**sourate**) « **la Table gardée** » : (**Cn. LXXXV, 21 ; VI, 19 ; XCVII**). Affirmer le contraire, pour tout musulman est bien sûr blasphématoire. Sans doute craignent-ils que si on remonte l'enseignement du Coran « **Incréé** » à une source purement humaine, l'édifice islamique tout entier ne s'écroule. C'est pourquoi, les tenants de l'Islam, toutes sectes confondues, oulémas, imams et théologiens refusent, sous peine de mort, toute étude scripturaire critique du Coran, de la **Sîra (biographie de Mohamed)** et des hadiths (**dires et faits de Mohamed**), comme cela se faisait jadis pour la Bible (**Premier et Second Testament**)

Si dans les versets révélés à La Mecque on trouve une foi faite de piété lumineuse, certains versets révélés à Yathrib (**Médine**) sont des imprécations meurtrières à l'égard des Idolâtres, des juifs et des chrétiens, qu'ils accusent d'associer Dieu à dieux.

L'Islam tolérant, épris de paix, quelle bonne blague, toutes ses victimes se retourneraient dans leur tombe ou subiraient une deuxième mort, celle du mépris. Bien que le verset 257 du chapitre II affirme :

« **Point de violence en matière de religion. La vérité se distingue de l'erreur** ».

C'est ce verset que les musulmans mettent sous le nez du public peu averti, alors que tout étudiant musulman en première année de théologie éclaterait de rire à cette grotesque affirmation. Il sait, lui, que ce verset a été abrogé par un autre verset, qui lui préconise d'égorger tous ceux qui donnent à Dieu un compagnon. Cette abrogation se trouve dans la sourate IX « **at-Tawba = repentance** », verset 5, qui impose l'extermination de tout idolâtre et les versets **28, 29, 30** et **31**, ces versets étendent cette épuration ethnique aux juifs et aux chrétiens, auxquels la révélation coranique reproche mensongèrement d'associer Dieu à dieux. La sourate XVII « **Le voyage nocturne** », verset 111, où il est affirmé que Dieu n'a pas de fils, vise particulièrement le christianisme.

Le Coran ne peut-être déchiffré que par ceux qui maîtrisent aussi bien la connaissance historique que celle de la Bible, des Évangiles et des étapes de l'évolution christique. (**Cn. Le Bétail : VI. 157**)

Pour le Coran, les Évangiles confirment la Thora (**Cn. La Table, V, 48-51**)

Le Coran confirme la promesse divine faite aux enfants d'Israël, notamment d'octroyer aux juifs le pays de Canaan : **Judée-Samarie = Palestine**. (**Cn. La Table, V. 23-29**)

Le Coran souligne l'Alliance conclue entre Dieu et Israël. (**Cn. La Table V, 15**)

Le Coran affirme que les promesses divines sont irrévocables. (**Cn. Jonas, X. 56**)
Le Coran tranche la querelle sur la crucifixion de Jésus en faveur du judaïsme. (**Cn. Les Femmes, IV. 156**)

Le Coran prend également position sur la nature de Jésus en privilégiant les tendances arianiste et nestorienne, c'est-à-dire qu'il dénie à Jésus toute nature divine, mais le considère comme l'un des prophètes d'Israël. (**Cn. La Table, V. 19 et 76, 77 et 79**).

Le Coran met en scène Jésus lui-même pour nier sa divinité et celle de sa mère. (**Cn. La Table, V. 116**)

Le Coran affirme la prédestination (**Cn. Houd, XI. 8**). Cette croyance arrange bien les tenants du pouvoir. Elle évite toute contestation, quelle qu'en soit sa source, sociale, politique ou militaire. Le ou les contestataires sont ipso facto considérés comme des impies.

Le Coran reproduit la dispute qu'Abraham, le premier des patriarches, a eu avec la divinité pour obtenir clémence et miséricorde en faveur de Sodome. (**Cn. Houd, XI. 77**)

Le Coran souligne que les Quraychites prétendaient être les descendants du patriarche Abraham par Ismaël (**Cn. L'Abeille, XVI. 122**). Revendication arbitraire. Aucun document théologique antérieur ou historique ne confirme cette prétention.

C'est peut-être pour cela que le rusé Abû Süfyân mystifia Mohamed en désignant son serviteur Omar pour soi-disant l'assassiner. Alors que le but de l'opération était de capter la confiance du prophète de l'Islam par une alliance croisée entre trois protagonistes et s'introduire dans le premier cercle du pouvoir, pour contrôler et conseiller son action, favoriser ses tendances obscures et choisir le moment le plus opportun pour l'éliminer (**séquestrer**), lorsqu'il commença à avoir des velléités d'indépendance. Une fois le Messager d'Allah éliminé se fut au tour de ses héritiers spirituels, Ali et ses deux petits–fils : al-Hussei et al-Hossein. Le clan Omeyyade conclue sa récupération en faisant égorger les disciples de La Mecque et de Médine dans la Ka'aba, après avoir fait détruire l'édifice sacré à l'aide de balistes. De cette manière, ce clan s'empara des fruits des prédications coraniques pour s'en servir à des fins mercantiles et de pouvoir. Mohamed, dans ses rêves les plus surnaturels, n'avait jamais eu l'intention d'étendre son message monothéiste au-delà de l'Arabie du Nord. C'est d'ailleurs cette position que défendent les Khazradjites, secte musulmane qui revendique un pour cent des croyants mahométans.

Le Livre saint du Coran est un livre difficile à appréhender par tout musulman lambda, il est écrit en arabe classique. Il contient plusieurs facettes contradictoires et une palette d'affirmations péremptoires, les unes à usage externe, humanistes, sociales, généreuses et l'autre, interne, intolérante, dominatrice, sectaire et fanatique. Le Coran est l'unique livre saint qui généralise l'extermination de ses semblables. Il étend cette élimination physique aux juifs et aux chrétiens, en accusant les premiers d'adorer en secret un certain Ozaïr, ce mot en hébreu désigne la ceinture qui sépare le sacré, le haut du corps, du profane, le bas du corps humain, quant aux seconds, il les accuse d'associer Dieu à dieux (**Trinité**).

La religion musulmane tire sa légitimité biblique du prétendu fils aîné du patriarche Abram : « **Ismaël.** » Nom qui veut dire : « **Écoute Dieu** », autrement dit, celui qui se soumet au verbe divin. Par contre, si on replaçait ce paragraphe dans le contexte et la chronologie historique, bien qu'Abram fût le père biologique d'Ismaël, celui-ci fut l'esclave de Saraï (**prêtresse**), puisque sa mère Agar a été donnée comme esclave par le roi d'Égypte à la seule Saraï. Comme vous le savez, un esclave est considéré comme un animal, tout ce qu'il produit appartient à son maître. En sus, à la conception et à la naissance d'Ismaël, le premier des Patriarches se nommait Abram, il n'avait pas encore reçu sa nouvelle titulature. Cette titulature, « **Abraham** », il ne l'a reçu qu'à l'annonce de la naissance d'Isaac. Pour toutes ces raisons historiques, vouloir faire d'Ismaël le fils d'Abraham est une mystification théologique, qui contredit l'histoire sainte et profane. D'ailleurs, saint Paul dans son épître aux Galates, chapitre IV, versets 24 et suivants, confirme que Agar et sa progéniture furent les esclaves de Saraï. L'Apôtre des Gentils savait de quoi il parlait, n'était-il pas un rabbin qui exerça son ministère six siècles avant la naissance de Mohamed ! C'était à son époque l'interprétation biblique de la naissance d'Ismaël, ce que confirme Abû Bakr, généalogiste éminent, oncle, beau-père et 1er calife rachidüm.

Le Coran précise que la relation du transport de Mohamed au temple sacré de La Mecque à Jérusalem est une vision. (**Cn. Voyage nocturne, XVII. 1 et 62**)

Le Coran souligne que Dieu accorda la Terre Sainte aux juifs (Cn. Voyage nocturne, XVII, 106)

Le Coran affirme la véracité des prophéties reçues par Israël. (**Cn. Joseph, XII, 111**)

Le Coran annonce le combat de Gog et Magog et l'anéantissement des infidèles. (**Cn. Les prophètes, XXI. 95-99**) — **Candide pourrait se demander lesquels ?**

Le Coran affirme qu'il y a une seule religion tout comme il y a un seul Dieu (**Cn. Le Prophète, XXI. 92**).

Alors que la Bible hébraïque enseigne, et elle est la seule à le faire, que s'il y a unicité divine pour une seule humanité, celle-ci est issue d'une profonde unité biologique aux multiples croyances. Et qu'il faut aimer son prochain comme soi-même, y compris l'idolâtre, car n'oublie pas que tu as été toi aussi idolâtre en Égypte.

Le Coran rappelle que le jour du Jugement dernier verrait l'apparition du Mahdi (**Messie**) le « **Bien dirigé** » d'Allah, tandis que le faux messie qui se serait manifesté entre l'Iraq et la Syrie (**potentat laïque**) serait tué par Jésus : **champion christique**. (**Cn. Les Femmes, IV. 157-160**)

Le Coran affirme que Dieu a parlé à Moïse de vive voix. (**Cn. Les Femmes IV, 164 – Trad. Ch. Boubouroche Hamza**)
Ce qui est surprenant, ce fut l'intrusion du Messager de l'Islam dans le débat théologico-historique entre juifs et chrétiens. Mohamed, à travers la révélation coranique, interpréta à sa manière, lui qui n'a jamais eu les Écritures saintes juives et chrétiennes entre les mains, lui que ses biographes prétendaient illettré, trancha l'unique controverse qui partageait juifs et chrétiens depuis la propagation du christianisme à travers l'empire et la récupération du messianisme (= **christianisme**) par le pouvoir romain, celle de la mort du « Sauveur consacré », dit Jésus-Christ. Il repoussa la thèse de la crucifixion de la même manière qu'il dénia au « **Sauveur consacré** » la qualité de Messie. Jésus ne fut pas crucifié et il témoignera, au jour du Jugement dernier, contre tous les chrétiens. Le Coran « **Incréé** » change l'identité de Jésus, qui signifie en hébreu « **Sauveur** » par le nom **Issa**, qui n'a pas de signification hébraïque. Il prétend que les juifs, au moment de la crucifixion, lui substituèrent un homme qui lui ressemblait ! Il est probable que l'hostilité de la chrétienté envers l'Islam dès son expansion fut cette intrusion dans le débat judéo-chrétien. Si, celle-ci réduisait la personnalité de Jésus à celle d'un prophète, elle lavait les juifs de la fausse accusation de déicide et mettait en cause la crucifixion, la mort et la résurrection de Jésus. Du même coup, il réduisait à néant les prédications chrétiennes. Paul n'écrivait-il pas dans son Épître aux Corinthiens :

« **Sans résurrection, vaine est notre prédication.** »

Le Coran offre des similitudes considérables avec la Bible (**1er Testament**), au point qu'il n'est pas exagéré d'affirmer que la religion juive paraît avoir été la principale source de la doctrine coranique. Les compilateurs ultérieurs du Livre saint du Coran « **Incréé** » saupoudrèrent de leur propre initiative quelques versets désobligeants à l'égard des juifs et des chrétiens, ils sélectionnèrent quelques hadiths fantaisistes créés pour la circonstance par de fanatiques manipulateurs pour conforter leurs indélicates mystifications.

Mohamed se considérait comme l'héritier des Patriarches (**Cn. 2, V. 130**) et des prophètes antérieurs à lui, y compris Jésus qualifié de « **prophète** ». Le Coran, à l'instar de la **Bible (enseignement de Moïse)**, manquait de mysticité et a le même caractère, à un degré encore plus légaliste, que celui du 1ère Testament (**Bible**). L'Islam est avant tout la religion de la soumission à la volonté divine. Cette croyance doit son nom à l'épisode de la Genèse traitant du vécu du premier des Patriarches : Abram – Abraham.

Les musulmans reconnaissent jusqu'à **deux cent vingt-cinq contradictions** dans le Coran, c'est-à-dire deux cent vingt-cinq passages qui ont été plus tard abrogé en vue d'une autre politique.

Il est clair que la partie narrative du Coran n'est que la reproduction des traditions rabbiniques et parfois d'écrits d'évangiles apocryphes. Notamment celui de « **l'Évangile de l'enfance** », qui fut traduit de très bonne heure en arabe et qui n'avait été conservé que dans cette langue ; il fut supplanté par les Évangiles canoniques.

18ᵉ chapitre

Informations sur les recensions du Coran

Si ce fut autour du Livre sacré du Coran « Incréé » que la religion mortelle s'est organisée, les héritiers du Messager d'Allah, en hissant le texte sacré dans une riche métaphysique inaccessible aux musulmans, se sont privés d'un enseignement inestimable. La révélation coranique, compte tenu de son entrée tardive dans l'Histoire, aurait dû nous parvenir telle quelle dans sa nue vérité. Mais dès l'origine, les tenants de ce culte monothéiste s'évertuèrent à brouiller les pistes. Les élucubrations des uns et des autres ont défiguré les pistes du sacré jusqu'à rendre méconnaissable le message initial. Ils supprimèrent tout ce qui pourrait conduire à la vérité et mettre en péril la version officielle. En décrétant au XIIᵉ siècle que le Coran est « Incréé », le sunnisme donna un compagnon à Allah, il transforma le culte le plus instransigeant sur l'unicité divine en une religion d'associateurs. Il est vrai qu'en promulguant cette hérésie comme vérité transcendantale, le sunnisme protégeait son fond de commerce contre tout retour des mutazilites.

Mohamed ne laissa aucun écrit, certains le prétendent illettré en s'adossant sur un ayât (**verset**) du Coran, alors que d'autres affirment qu'il était un fin lettré.

La question que tout analyste critique de la révélation coranique peut se poser : pourquoi le Messager d'Allah n'avait-il pas organisé lui-même une compilation complète du Coran ? Alors que, d'après la tradition, il disposait de quarante secrétaires en plus de sa garde rapprochée.

C'est Omar el-Khattab, après la bataille d'**Aqaba** livrée contre **Musaylima**, prétendument faux prophète mais vrai concurrent de la révélation coranique, où un nombre important de Mouhadjiroûn de Quraych connaissant chacun une partie de la révélation par cœur périrent, qui exigea d'Abû Bakr, 1ᵉʳ calife, de faire une recension des « **écrits** ». Celui-ci hésita en lui répliquant :

« Comment oserais-je faire ce que le prophète n'a pas fait ? »

Néanmoins, après la bataille de **Yemâma** (**Arabie du nord**), où furent également tué un grand nombre de vieux compagnons, la première compilation du Coran fut ordonnée par le premier Calife Abû Bakr. Il en chargea un jeune et ambitieux musulman, **Zeyd ben Thâbit**, sans expérience, âgé d'une vingtaine d'années (**selon al-Bukhâri**), qu'il pouvait manipuler facilement, en lui disant :

« Va à la recherche des fragments et rassemble-les. » [46]

Cette première recension des écrits mit par ordre décroissant les différentes sourates en mélangeant dans ces sourates les versets des prédications reçues à La Mecque et de celles révélées à Yathrib. Aucun travail de coordination ou de conciliation ne fut entrepris.

Deuxième compilation coranique

Sous le califat d'Othmân ben Affane, les héritiers légitimistes furent systématiquement persécutés, la réaction tant souhaitée par les Mounafikîn —Hypocrites — pouvait commencer. Le califat d'Othmân se résume tout entier en une nouvelle compilation de la révélation coranique (**celle faite sous le premier calife Abû Bakr n'était pas à la convenance de la famille Süfyân**) et dans une répression impitoyable contre les partisans de Mohamed. Les Quraychites exercèrent une vengeance posthume contre le fils d'Abdallah, ce qui veut dire **Mohamed**, en poursuivant ses disciples et ses fidèles d'une haine que dix années d'impuissance n'avaient fait qu'exacerber. Les provinces, **dit Henri Sérouya**, ne pouvaient supporter que la soi-disant aristocratie des Expatriés et des Ançars, groupée à La Mecque et à Médine, s'arrogeât à elle seule le droit de désigner le calife. C'est l'ümma, issue de la constitution de

---

46 Le message d'Allah étant illétré, tout critique sérieux pourrait s'interroger. Qui donc a transcrit les messages reçus à des moments différents ? Or, tout lettré sait qu'entre la parole et l'écrit il y a le rajout psychique du scribe. Cela est également valable pour toute traduction.

sahïfa ou « 'ahd el-Médine », amputée des juifs, qui désignait le calife d'après l'accord fait sur le corps encore chaud du prophète d'Allah entre les deux composantes islamiques qu'étaient les Expatriés et les Ançars.

Dieu seul connaît la vérité ! Il châtie ceux qui se servent de Lui au lieu de Le servir.

Par ce pacte, comme toujours, les Mouhadjiroûn de Quraych (**Expatriés**) mecquois roulèrent dans la farine les Ançars yathribois. Si les Expatriés eurent la chance de placer quatre des leurs sur le trône califal, les Ançars ne réussirent jamais à imposer un des leurs à cette fonction prestigieuse. La garde rapprochée du prophète de l'Islam exerçait déjà le pouvoir, elle seule connaissait les accords secrets qui liaient le dernier groupe d'exilés au clan Omeyyade présidé par Abû-Süfyân Ibn-Harb, elle n'avait aucune intention d'en laisser même une parcelle aux premiers convertis de La Mecque ou à ceux des ralliés à Yathrib.

Les deux commissions chargées de la compilation faite sous le califat d'Abû Bakr et celle qui instruisit la version othmanienne furent présidées par **Saïd ben Thâbit**. C'est le seul point commun aux deux recensions. Les Ançars n'eurent d'autre choix que d'assassiner le troisième calife rachidüm Othmân ben Affane. À la suite du meurtre de ce calife, le recueil des sourates fut bâclé. Malheureusement, la seconde recension ne fut pas purement grammaticale, malgré ce que prétendent les affidés des Omeyyades. Les passages, particulièrement les versets qui valorisaient la condition matérielle et sociale des déshérités et des esclaves, furent gommés. La politique eut sa part, surtout en vue de rabattre les prétentions d'Ali, premier disciple et gendre de l'Avertisseur **qui aspirait à appliquer** les seules prédications faites à La Mecque. Pour autant, cette deuxième recension ne fut pas la dernière. La **Vulgate** othmânienne est truffée de défauts, l'écriture arabe est trop incertaine, réduite à sa seule racine trilitère, un mot écrit pouvait avoir plusieurs sons, significations, et plusieurs fonctions.

En analysant le Coran, on constate une volonté délibérée de mélanger dans une sorte d'anarchie incompréhensible les différentes prédications sans tenir compte de leur chronologie, ce qui aurait permis aux âmes simples de constater l'évolution dantesque de la pensée de son auteur, ni par thème logique, ce qui aurait fait constater la duplicité envers la religion des gens du Livre. Par cette méthode, le Coran « **Incréé** » devient un Livre illisible, même pour les croyants lettrés, qui ne savent plus à quel saint se vouer. Les sectaires l'apprennent par cœur sans en comprendre ni le sens, ni le message. Une profession de foi simpliste et un rituel spectaculaire remplacent toute érudition.

L'originalité du Coran actuel tient d'une part à son manque de chronologie et d'autre part au mélange des prédications, entre celles révélées au début par Mohamed à La Mecque, prédications proches du judaïsme, compatissantes à l'égard des déshérités, et celles faites à Yathrib (**Médine**) politiques et surtout polémiques à l'encontre des juifs et des chrétiens où le Messager d'Allah se permit certaines libertés. À La Mecque, il emprunta au **Tanakh** (**Bible hébraïque**) la plupart de ses prédications et tenta d'intégrer la personnalité du « **Sauveur consacré** », dit Jésus-Christ, comme prophète. Son enseignement, pour toute personne lucide, est une synthèse du judaïsme adaptée à la culture de l'époque de Mohamed, revêtue du sceau de l'arabisme.

L'Arabe, peuple nomade, idolâtre jusqu'au VIIe siècle, vivait dans l'insularité, le désert remplaçait la mer. Il refusait toute croyance émanant de l'extérieur parce qu'elle remettait en cause le seul lien qui unissait les différentes tribus entre elles.

L'astuce des notables chargés des deux recensions et des suivantes fut d'amalgamer les différentes sourates (**chapitres**), issues des prédications faites à La Mecque et de celles faites ensuite à Yathrib (**Médine**). Ce mélange intentionnel rend le texte obscur, incompréhensible à tout néophyte, ce dernier ne peut démêler les différentes phases de l'évolution du message coranique.

Lorsque l'on se donne les moyens d'analyser le déroulement des épisodes de l'action et des prédications du Messager d'Allah, on est étonné par certains faits :

a) La rapidité avec laquelle cette nouvelle religion monothéiste s'est imposée en Arabie ;
b) Le nombre de tués dans les combats qui opposèrent les Yathribois, juifs, mahométans et idolâtres, aux mecquois idolâtres fut de quelques dizaines de tués croyants et idolâtres. Ce furent les juifs qui payèrent le plus lourd tribut à la mort. 800 d'entre eux ont été froidement égorgés par leurs alliés les **Aws** convertis à l'Islam, sous de fallacieux prétextes dénoncés par Mohamed ;
c) Ce furent les ennemis les plus implacables et déterminés de l'Islam qui récupérèrent l'héritage coranique de Mohamed ;
d) Le nouveau mouvement religieux monothéiste servit à asseoir le pouvoir du clan Omeyyade en remplaçant la fidélité au clan ou de la tribu par celle de la religion.

Héritage du Messager d'Allah

Les conquérants affamés et prolifiques qui surgirent du désert d'Arabie en brandissant de la main gauche le Coran et de la main droite le sabre, s'emparèrent des richesses fabuleuses des mondes chrétien et zoroastrien qui dominaient la région depuis plus d'un millénaire. Il est vrai que cette conquête fut facilitée pour l'un par les dissensions religieuses entre l'empire byzantin et ses provinces orientales, quant à l'autre : décadence, corruption religieuse et anarchie dynastique servirent les intérêts de l'envahisseur.

Le Coran que brandissaient ces barbares d'un nouveau genre était destiné à l'origine exclusivement à l'Arabie et aux Arabes du Nord, puisqu'ils étaient le seul peuple encore idolâtre de cette région. Pour confirmer cette exclusivité, la sourate XLIII débute par ces mots :

« Par le Livre clair ! Oui nous en avons fait un Coran arabe. »

Toutes les fois que le « **caractère indécis** » de Mohamed risque de compromettre sa propre œuvre, Omar intervient, toujours prêt à tirer le sabre, et il décide là où le Messager se serait perdu en vaines tergiversations. C'est à Omar, à sa rencontre avec Mohamed, que l'Islam doit d'avoir pu paraître si vite au grand jour et d'avoir survécu à la disparition de son fondateur. Même s'il se tient à l'arrière-plan de la scène où Mohamed évolue comme premier rôle, Omar « **gouverne** », comme il « **gouvernera** » plus tard sous le premier califat d'Abû Bakr, celui du faible et vieil oncle de Mohamed. L'élimination de la famille du prophète du califat, Ali son gendre et ses deux petits enfants, al-Hassan et al-Hossaïn, c'est encore lui, le fameux expansionnisme arabo-islamique est une invention d'Omar. Lorsque le prophète meurt et que son œuvre est sur le point de se disloquer, c'est toujours Omar qui arrête la défection des tribus arabes en s'appuyant sur le parti Quraychites, ses maîtres, qu'il appelle à la rescousse « **et donne, rappelle Ernest Renan, à la religion nouvelle un caractère de fixité** ». Mohamed n'a jamais voulu ni même soupçonné que sa religion, taillée comme un habit sur mesure pour l'Arabe, pouvait convenir à d'autres peuples que le sien. C'est d'ailleurs la thèse de la tendance musulmane kharidjite (**sortant**).

Si le Coran a quatre versions différentes, il a toujours 114 chapitres (sourates), mais le nombre de versets varie selon les traditions introduites par les différentes écoles (sectes), c'est-à-dire les coupures arbitraires du texte par les différentes interprétations. Cette différentiation est la preuve, fournie par le Coran lui-même, qu'il n'est pas l'œuvre d'Allah, mais seulement imaginé suivant les événements qui ont secoué la vie du Messager de l'Islam et celle de ses successeurs.

Bien que ce Livre prétende être une écriture immuable (**Cn. XCVIII, 3**) parce que remise entre les mains de scribes nobles et purs, cette version est aussitôt contredite par la sourate III, 7 :

« C'est Lui (Dieu) qui a fait descendre sur toi le Livre. On y trouve des versets clairs — la mère du Livre — et d'autres, figuratifs. »

Autrement dit, il y des versets qui peuvent être vrais et des versets opportunistes.
Cette instabilité, tout comme les contradictions scripturaires, donne à ce Livre ce mouvement d'aller-retour entre les événements vécus par le Messager et les sourates, c'est-à-dire les révélations dévoilées par l'ange Gabriel. D'ailleurs, par haine contre les poètes, le Messager se lance dans une diatribe violente à leur égard qui confirme, une fois encore, que le Coran ne transmet que la parole d'un noble prophète. Il est surprenant que Dieu rejette les poètes et la poésie (Cn. LXIX, 40-43, 48, 51-52).

Ce Livre met au défi ses contradicteurs d'apporter une sourate semblable (Cn. II, 23, X 33) ou dix sourates semblables (Cn. XI, 13), même si les hommes ………….. (Cn. XVII, 88). Ce défi est dérisoire, il ne peut être considéré que comme une bravade, sans fondement. N'importe qui pouvait écrire ou faire écrire ce genre de littérature s'il n'avait pas peur du ridicule. Une analyse globale du Livre révèle à tout lecteur averti que ce n'est qu'un patchwork plagié des Écritures saintes bibliques, saupoudré de contradictions religieuses et historiques, où se trouve tout et son contraire. Ce fut certainement pour cette raison que les compilateurs successifs se gardèrent de classer les ayats (versets) par ordre chronologique. Ceci aurait révélé à tout lecteur leurs opportunités comme leurs contradictions.

Le Livre est adressé à des ignorants plutôt qu'à des lettrés, il permet avec ses embrouillaminis toutes les manipulations aussi bien séculières que théologiques, c'est un outil dangereux entre les mains de personnes habiles et sans scrupules. Ce fut le cas de tous les intégristes de tous les temps en terre d'Islam.

Mohamed, que ses successeurs veulent faire passer pour un illettré pour mieux faire accepter l'interface de l'ange Gabriel, ne pouvait pas l'être, puisqu'il avait dirigé plusieurs caravanes pour le compte de son épouse Khadîdja.

Le Livre, ou la révélation coranique, s'est adapté au combat du Messager contre l'idolâtrie. Le Messager a surtout voulu à travers l'unicité divine transformer l'Arabie, qui vivait à son époque suivant des traditions tribales et claniques, en faisant basculer cette fidélité sur la foi religieuse. Ne pouvant rallier les adeptes des religions du Livre, juifs et chrétiens, qui vivaient en Arabie et refusaient de se convertir ou de cautionner sa révélation, il procéda envers les juifs à la première épuration ethnique de l'Histoire et par la suite l'Islam imposa aux associés de l'ümma qui se trouvaient sous son autorité le statut d'esclave libre dans sa communauté de croyance, autrement dit la condition de dhimmi, celle du plus abject des apartheids.

Ce Livre est d'après le Messager le sceau de la révélation. Or, par ailleurs, le Coran affirme que Dieu peut changer l'ordre du monde et des choses quand il veut. Les affirmations éparses dans le texte égarent tout lecteur qui ne se donne pas la peine d'analyser la totalité de son contenu pour en faire ressortir ses contradictions sur le plan religieux, ses prises de positions partiales en faveur de tel ou tel événement pour arranger des affaires matrimoniales, financières ou encore modifier les traditions ancestrales et ethniques des Arabes.

Mohamed surfa sur la vague monothéiste qui commençait à s'imposer en Arabie. Les conditions de temps et de lieu favorisèrent Mohamed. Des forces diverses, sociales, économiques et politiques, se combinèrent pour préparer le terrain aux éléments de la tribu Quraychite. Il y eut l'agitation sociale à La Mecque et à Yathrib, mais aussi la réaction contre l'hellénisme.

Mohamed est-il un imposteur qui, pour satisfaire ses ambitions, sa cupidité et sa convoitise, répandait un enseignement religieux qu'il savait lui-même être faux ? C'est ce que laisse entendre Aïcha, sa jeune et jolie épouse bien-aimée. Comme chacun sait, la vérité sort de la bouche des enfants ! La lecture du Coran dans lequel se rencontrent maintes contradictions rend compte de cet opportunisme et de ce manque de sincérité vraisemblable.

Mais pour être totalement objective, toute analyse sérieuse doit séparer le comportement de l'Avertisseur et les révélations reçues à La Mecque par l'intermédiaire de l'ange Gabriel de celles qu'il affirme être de la même eau, divulguées à Yathrib (Médine).
La soi-disant hostilité entre Abû Süfyân du clan Omeyyade et Mohamed du clan Hachémite, qui font partie tous deux de la même tribu, celle des Quraychites, est battue en brèche par la complicité active dont Mohamed et ses comparses ont bénéficié après leur installation dans l'oasis de Yathrib. Cette complicité s'étendait aussi bien à l'information qu'au soutien militaire. Les informations transmises permettaient de razzier les caravanes de concurrents trop entreprenants ou qui refusaient d'y associer le chef du clan Omeyyade. Elles s'étendaient aussi à l'aide militaire lors des combats que livraient les Arabes idolâtres aux arabo-islamisés.

Le Livre saint du Coran confirme les promesses faites à Israël et affirme qu'elles sont irrévocables (**Cn. IX, 111 – Jonas, X. 56**). De plus, il souligne l'Alliance conclue entre Dieu et Israël (**Cn. La Table V, 15**).

Si tout cela est vrai, il est temps, après quatorze siècles, que les musulmans reconnaissent la Vérité et se soumettent à la volonté divine. **N'est-ce pas ce que signifie musulman ? Allah punit les mécréants et les impies !**

Comment un Livre **qui descend du ciel peut-il prétendre sans preuve ce qu'il affirme**, alors que pour établir l'infidélité d'une épouse, le Coran prescrit qu'il faut quatre témoins pour authentifier l'adultère. Que penser de l'accusation de l'altération ou de la déformation des Écritures saintes hébraïques ? (**Cn. II, 75**). Alors que tout critique biblique indépendant, chrétien ou laïque, sait avec quel soin les juifs préservent le Pentateuque (**Bible**). D'ailleurs, ni Jésus, ni les Apôtres, ni le christianisme ne remirent en cause les Écritures saintes juives, bien au contraire !

Le monothéisme hébraïque, sur lequel furent greffés christianisme et Islam, est une vision qui fait sortir l'humanité de ses antagonismes pour qu'elle puisse introduire dans le monde une conception solidaire que l'on soit croyant ou idolâtre. Il construit à l'intérieur de chacun de nos cœurs des temples de bonté, de compassion et de tolérance. Le monothéisme désacralisa la nature, permettant ainsi à l'humanité de ne plus imiter la nature mais d'en découvrir les secrets.

L'Islam bouleversa le concept tribal et clanique qui régnait sur le peuple arabe, il substitua la fidélité à la foi à celle au clan et à la tribu. Cette modification dans l'ordre des priorités permit la constitution sous couvert du fait religieux d'un pouvoir centralisé.

L'émergence imprévue au VIIe siècle de l'Islam fut, sur le plan religieux, une hérésie, puisque la révélation coranique **s'inscrit en surface** en contradiction avec la Révélation vue et reçue au pied du Sinaï par les Hébreux, **sur un point essentiel, celui de l'universalité de la parole divine sans contrepartie.** Cette contradiction fondamentale est celle où le Coran « Incréé » nous apprend par la lecture de la sourate XLIII qui débute par ces mots :

« Par le Livre clair ! Oui nous en avons fait un Coran arabe. »

Ce que confirme également la sourate LXII, 2, Mohamed, comme par inadvertance, dans une sorte de confidence candide, dévoile sa véritable pensée :

« Lui (Allah) qui a envoyé au sein des incultes un Envoyé des leurs pour leur réciter ses signes [...] proclame que ses (prédications) sont destinées au seul peuple arabe encore idolâtre de la région ».

C'est pourquoi Dieu précisa à l'Avertisseur dans un autre verset :

« Tu es un des messagers envoyés à un peuple, dont je n'avais pas averti les ancêtres (Cn.36, 2-6) ».

Les intégristes islamiques ne respectent pas les prescriptions coraniques mais s'arrogent le droit d'imposer par le sang et les larmes l'islamisation de toute la planète.

Il semble que pour les juifs, chrétiens et musulmans, se reconnaître frère dans Abram, comme dans les réalités qui nous ont faits et nous font différents, suppose de voir en face trois contraintes communes :

1 — On naît dans la religion dont on se réclame, on ne la choisit pas. Naturellement, chaque individu peut évoluer, opter pour des choix et des attitudes, des prises de distance, jusqu'à l'incroyance et l'athéisme ou même la conversion, mais on ne peut négliger ce fait incontournable d'une donnée qui est originellement imposée.

2 — Sur cette base irréductible, on peut se situer de différentes façons par rapport à sa religion comme par rapport à celle d'autrui. Mais la conviction qu'on a d'être dans la vérité et le fait que chacun croit que sa religion est la seule vraie, la seule à détenir la vérité, sont les mêmes pour l'un comme pour l'autre.

En disant ceci, je ne prône nullement un relativisme universel, ni un scepticisme de superficialité, j'évoque simplement le réalisme intangible qui doit présider dans une fraternité sincère et dépourvue d'arrière-pensées tactiques.

3 — S'il y a une religion « **officielle** » rigide et contraignante, il y a surtout une religion familiale ou personnelle, qui rentre dans ce qu'on appelle le pacte symbolique. L'attitude de tout individu à l'égard des autres croyants se doit de respecter, foncièrement et dans tous les cas, ce pacte symbolique commun à tous, constitutif de la personnalité de chacun, sous peine de blesser, voire de tuer. Naturellement, je suis en droit de demander la réciprocité à celui qui ne partage pas ma foi.

Comment tout homme sincère, de bonne foi, qui aurait une connaissance profonde des Écritures saintes des trois monothéismes, peut-il prétendre qu'il n'y a point de salut hors de telle ou telle croyance. Cette affirmation ne peut être qu'absurdité.

L'Islam à l'instar du christianisme accuse l'autre ou les autres de ses propres intentions : il prétend qu'il faut combattre les juifs « **ingrats et fourbes** », alors qu'il suffit de lire le Livre saint du Coran complété par la biographie du Messager d'Allah (**Sîra**) pour se rendre compte que le pouvoir islamique se refuse à appliquer les ayats (**versets**) en faveur du judaïsme contenus dans la révélation coranique. Les juifs ont été fidèles et respectueux de la Constitution de Médine qui désigne les juifs comme l'une des parties de l'ümma, ce pacte permit au Messager d'Allah et à ses adeptes immigrés à Yathrib d'échapper ainsi à leurs persécuteurs, qui étaient les membres du propre clan et tribu du Prophète d'Allah. Dès l'origine, ce fut le comportement des nouveaux convertis musulmans qui fut ingrat et fourbe. L'Islam accuse les chrétiens d'être dominateurs, mais il oublie qu'il a prospéré sur des terres qui furent chrétiennes. L'Islam intégriste enseigne aux adeptes frustrés, encore aujourd'hui, qu'il vise à la domination du monde.

L'ümma vole en éclats et l'Islam part en guerre

La révélation coranique, une fois récupérée par le clan Omeyyade patronné par Abû Süfyân, au lieu de créer les conditions de l'unité arabe et d'imposer la paix, fut responsable des luttes sanglantes entre les différentes tendances arabo-islamiques. Ces luttes fratricides pour la confiscation du nouveau pouvoir islamique eurent lieu dès la mort du Messager d'Allah. L'islamisation d'une partie de l'humanité fut le fait de ces razzias. L'Islam ne réussit jamais à créer l'ümma, l'assemblée des croyants, ni entre juifs et musulmans ni même entre seuls musulmans. Portant, l'ümma fut pensée, rédigée et signée par le Messager d'Allah lui-même. Il est vrai que ceux qui s'accaparèrent de la révélation coranique savaient que l'ignorance du peuple et son illettrisme n'avaient d'égale que sa superstition et qu'on pouvait lui faire gober n'importe quoi pourvu qu'on ait les relais mercantiles nécessaires (**oulémas ou imams dans le cas de l'Islam**). Il est vrai que c'est également le cas pour les deux religions du Livre, **curés pour le christianisme et rabbins pour le judaïsme**. Ce qui permit aux uns et aux autres d'utiliser Dieu au lieu de le servir !

Pendant ses prédications à La Mecque, l'avertisseur proclamait que le but de la vie ici-bas était de se soumettre (**musulman**) à Allah et de souligner l'incompatibilité entre le culte de Dieu et le culte de la richesse et de la puissance., alors que pour les nobles arabes Quraychites, c'était dans la fortune colossale qu'ils trouvaient un sens à leur vie. La fortune donnait à un homme la puissance. Augmenter sa fortune et sa puissance devint pour eux le grand but de la vie, non seulement pour les quelques hommes très riches de La Mecque, mais aussi pour la grande majorité de la population qui les imitait à distance. Devant cette incompatibilité entre les prédications de Mohamed et la société mecquoise tout comme la menace qu'il faisait peser sur leur société, ses adversaires mirent tout en œuvre pour le combattre. Ils voulurent même l'assassiner, pour cela ils commanditèrent son élimination physique auprès d'un dénommé Omar el-Khattab, serviteur d'Abû Sûfyân. Lors de cette tentative d'assassinat dirigée contre lui, Mohamed garda son sang-froid, bien que l'individu soit sur le point de lui trancher la gorge et grâce à sa foi et au discours qu'il fit à cet homme de main, il put le retourner et le convertir à l'Islam. Cet événement ne cède en importance à aucun autre dans l'histoire de l'islamisme, si ce n'est à celui de l'Hégire. À la suite de cette conversion, Omar el-Khattab devint le bras droit du Messager d'Allah et même son principal conseiller. Avec Omar à ses côtés, Mohamed acquit une confiance et une audace qu'on ne lui connaissait pas auparavant. Sans ce disciple aussi violent qu'impétueux, envoyé par les Quraychites à la veille de son départ pour Yathrib, qui manie le glaive, tranche et décide, l'Islam n'aurait jamais eu le développement qu'on lui connaît.

Ce que les biographes de Mohamed passent sous silence, c'est que, lorsque le Messager d'Allah fuit La Mecque pour se réfugier dans l'oasis de Yathrib, Mohamed n'est plus le pauvre mari de la veuve Khadîdja, mais son riche héritier. Cet oubli, fait sciemment, témoigne de la volonté de présenter Mohamed comme un pauvre déshérité, défenseur des pauvres. Alors qu'il n'a jamais vécu dans la misère. La seule affliction qu'il subit fut d'être orphelin de père et de mère depuis l'âge de 6 ans. Petit-fils du patriarche du clan Hachémite, de la puissante et riche tribu Quraychite, il vécut dans l'aisance. N'ayant pas de fortune personnelle, son clan chercha avec obstination à le marier à de riches veuves. Avant son mariage avec Khadîdja, alors âgée de plus de quarante ans, il était en négociation avec une autre veuve, les tractations sur les conditions des épousailles n'ayant pas abouti, il se rabattit sur la veuve Khadîdja. Quant à son abstinence, du temps de Khadîdja pouvait-il en être autrement puisque financièrement il dépendait totalement d'elle ? Mais Mohamed est-il vraiment le même personnage lorsqu'il émigre à Yathrib en compagnie de quatre nouveaux personnages auxquels le liaient des alliances matrimoniales croisées ? N'y a-t-il pas eu substitution de personne ou au moins lavage de cerveau ? Il faut rappeler que Mohamed ne rejoignit les expatriés que plus d'un an après leur départ pour Yathrib. Son départ fut précédé d'une tentative d'assassinat perpétrée par Omar el-Khattab, qui est le véritable créateur de l'Islam. Ce dernier fut le saint Paul de l'Islam et le deuxième calife rachidüm. Les seuls héritiers de Mohamed furent ses pires ennemis, c'est-à-dire le clan Süfyân, il tira pour eux les marrons du feu en substituant la fidélité de la tribu ou du clan à celle de l'Islam. Son appétit sexuel se déchaîna justement après la mort de Khadîdja dont la disparition le rendit riche et indépendant financièrement. Il ne faut pas oublier qu'il épousa Aïcha encore enfant et consomma ce mariage lorsqu'elle eut neuf ans. Entre sa fuite de La Mecque et son décès à Yathrib, il désira et consomma une douzaine d'épouses dans des conditions que la morale réprouve. L'érotisme, tout comme la puissance virile de l'homme, est présent dans l'Islam, comme il l'a été en Arabie antéislamique, c'est l'une des signatures que l'Islam appose sur le monde, celle d'une religion prolifique et affamée, celle où la vie d'un être humain n'a pas plus de valeur que celle du sperme qu'éjacule un individu.

Fin politicien, rusé, sans scrupule, il autorisa le vol, le meurtre, le parjure au nom d'Allah. Il fit voler en éclats les traditions tribales et claniques de l'antique Arabie. Ce que confirme le Coran parlant de Mohamed : « **Tu as un caractère magnifique** » - (**Cn. LXVIII, 4.**) Il deviendra le dominateur, en s'adossant sur ses victoires militaires, et ses spectaculaires réussites personnelles, le maître, l'arbitre et le décideur, il exigea d'être désigné comme prophète. Ce sera le commencement de la fin de son idylle avec les juifs. Rancunier jusqu'à la haine, il châtia définitivement, par tueur interposé, tous ceux qui se moquèrent de lui, qu'ils soient humoristes, poètes ou adversaires politiques.

Mais sa dernière félonie entraîna sa perte. Après le « **pèlerinage d'adieu** » à La Mecque où il fit le ménage de la Ka'aba, de retour à Yathrib, Omar el-Khattab le séquestra avec l'aide d'Aïcha, la plus jeune de ses épouses, qu'il aima entre toutes et il rendit son âme à Allah après avoir posé sa tête sur les genoux de sa bien-aimée.

   La bourgeoisie mecquoise le honnit et complota sa mort. Mais paradoxalement, c'est justement cette même bourgeoisie qui combattit le personnage et ses prédications et que Mohamed accusait de tous les maux, qui hérita de son œuvre pour en faire un outil au service du pouvoir séculier et religieux de la tribu Quraychite.

19ᵉ chapitre

L'Islam s'impose en Arabie du Sud et se lance à la conquête de l'empire byzantin sous le califat d'Omar

L'Islam se propagea à travers le Moyen-Orient, il entra dans une ère de forte expansion et devint le ciment d'un immense empire qu'il tailla dans celui de Byzance sans susciter une véritable opposition unifiée des chrétiens. Les raids sur la Syrie et ensuite sur l'Irak rencontrèrent des populations sémites lassées du joug plus que millénaire que faisait peser sur eux la civilisation gréco-latine. Elles subissaient continuellement les troubles dus aux persécutions religieuses entre chrétiens de différentes obédiences. Cette insécurité institutionnelle et religieuse favorisa la tendance innée chez les Arabes nomades à profiter des occasions de pillage sur les terres chrétiennes autour de leur terre de parcours.

L'Islam ne pouvait se développer qu'en entreprenant une fuite en avant, c'est-à-dire par une suite de razzias en cascade. Au cours d'incursions soigneusement orchestrées, dont le but n'était pas la terre mais le pillage, les musulmans colonisèrent des peuples décadents, qui préférèrent le joug islamique plutôt que se battre pour conserver leurs valeurs spécifiques. Les islamistes soumirent au fur et à mesure de leur avance fulgurante des pans entiers de l'empire chrétien d'Orient ; mis en appétit, ils conquirent par la suite l'empire perse zoroastrien. Leurs conquêtes territoriales se nourrissaient avec l'or et les enfants des peuples vaincus qui rêvaient de changer de condition et d'avoir une part du gâteau en s'engageant en masse dans les troupes islamiques.

Omar, véritable commandeur, se lance, pour maintenir la cohésion du nouveau culte, dans une cavalcade de razzias. Pour ce jihad, il désigna pour commander l'armée islamique **Mo'āwiya**, un des rejetons d'Abû Sūfyân. Celui-ci, après avoir soumis l'Arabie du Sud, entreprit la conquête de l'empire byzantin. Lorsque les islamistes surgirent d'Arabie, tenant d'une main le Coran et de l'autre le glaive, ils furent accueillis en libérateurs par les chrétiens sémites persécutés par les gréco-latins qui voulaient leur imposer l'imagerie.

Les Évêques orientaux de ces provinces, lassés d'être persécutés par Constantinople à la suite de leur refus de se soumettre aux nouveaux dogmes, rejetaient l'iconographie (l'**imagerie**) et disaient à tous ceux qui voulaient les entendre :

« **Mieux le turban que la tiare.** »

Cette phrase laconique résume parfaitement l'état d'esprit de l'élite chrétienne d'Orient, par orgueil, et parce qu'elle n'avait pas mesuré à sa juste valeur l'attrait religieux de l'Islam. Ces nouveaux voleurs d'âmes venus du désert faisaient la part belle aux hommes, les chrétiens d'Orient furent servis au-delà de leur haine imprévoyante. Le christianisme, ce jour-là, devint une religion marginale en Orient.[47]

La prière des Évêques orientaux fut exaucée ! Et dire que certains prétendent que Dieu est indifférent aux prières des hommes !

---

47 Les deux provinces byzantines, le Croissant fertile et l'Égypte, refusaient le dogme de l'imagerie (icône) que voulait imposer Constantinople. Ce refus générait des persécutions contre les chrétiens récalcitrants.

20ᵉ chapitre

Jérusalem de chrétienne devient musulmane

Elle n'est pas encore finie l'histoire de la roche sacrée du mont Moriah. De nouveaux outrages, de nouvelles gloires l'attendent. Après la victoire du christianisme à peine trois siècles se sont écoulés. Byzance règne sur Jérusalem, un Patriarche gouverne le Saint-Sépulcre où nul ne demeure.

L'empire se débat dans des querelles théologiques où seul surnage la corruption du temps et des mœurs. Constantinople perdue dans ses querelles, où la possession de l'or et le pouvoir remplace la foi dans la Rédemption. Moins de trois siècles plus tard alors que Byzance régnait sur Jérusalem une nouvelle religion monothéiste surgie du désert d'Arabie, le Coran d'une main et un sabre de l'autre bouscula l'empire chrétien d'Orient qu'il faillit anéantir dans l'instant présent.

L'islam n'a rien de l'ésotérique de Moïse, mais qui néanmoins procède de son Enseignement prescrit par les Ecritures saintes Hébraïques. L'islam religion instinctive et simple se résume presque toute entière dans ces mots : **Allah ou akkar !** Dieu est grand !

Presque sans combattre Omar el-Kattab le 2ᵉᵐᵉ calife Rachidüm (= **authentique**), conquière d'une même cavalcade la Mésopotamie, la Syrie, la Palestine et l'Egypte en l'an 640 de notre ère.

Les chrétiens n'ont pas su ni voulu défendre Jérusalem empêtrés dans leurs querelles théologiques ceux d'Orient préfèrent le turban à la tiare s'imaginant trouver dans le nouvel envahisseur une revanche contre les gréco-latins qui les avaient dominés pendant un millénaire.

Omar, le deuxième calife à la tête de l'armée arabo-islamique pénètre dans Jérusalem en l'an 638 et occupe le mont des Oliviers presque sans combat.

Le patriarche chrétien **Sophronius**[48] signe l'acte de capitulation et accepte la condition de **dhimmi** garantissant aux chrétiens, moyennant tribut, leurs vies, leurs biens et leurs églises, mais aucun droit dans la société civile.

La rédaction du traité achevée et signée, le calife demande au patriarche chrétien : « **Conduit-moi au Temple de David** » (1). Omar entre dans Jérusalem, précédé par le patriarche et suivi par quatre mille Compagnons du Messager d'Allah, l'épée qu'ils tenaient au poing pointe au ciel réfléchissaient les feux du soleil, cet embrasement **par le soleil** laisser entrevoir la Lumière Infinie.

Conduit sur le lieu où jadis le roi Salomon avait édifié le sanctuaire dédié au Nom, là où Israélites et idolâtres adressaient leurs prières et leurs offrandes au chevaucheur des cieux. Ce lieu laissé à l'abandon par le christianisme attendait le retour dans la Gloire de Jésus pour qu'il le reconstruise en trois jours. Omar, le 2ème calife Rachidüm (= **authentique**), sans prononcer une parole, se prosterna et s'agenouillant il étendit son manteau sur la roche et se mit à balayer les immondices déposées là, par le temps et l'indifférence des hommes, bientôt imité par tous les musulmans de son escorte. Ainsi, ce jour-là le calife Omar accomplit sur le Mont du Temple un acte de dévotion, d'une piété exemplaire envers le Seigneur-Dieu et le judaïsme ; et d'un même mouvement il proclamait, pour la postérité face à l'islam que ce lieu sacré devait rester immaculé en attendant le retour des enfants d'Israël pour qu'ils édifient là, où existait le premier sanctuaire au monde qui proclamait à la face de l'univers l'unicité de Dieu et la religion universelle.

Après le meurtre du deuxième calife d'Omar, tué par un chrétien, le troisième calife Othomân ben Affane fut tué par des musulmans au cours d'une révolte, déjà !

---

[48] Le patriarche chrétien Sophronius dans une homélie, pour justifier son comportement, il clamait : « mieux vaut le turban que la tiare. » – Il fut exaucé ! Discours révélateur de l'état des rapports entre les différentes chapelles du christianisme.

Les légitimistes pavoisèrent vingt-quatre ans après la mort du prophète : son gendre, Ali, l'époux de Fatma prenait enfin une succession en tant que quatrième calife, que ses prédécesseurs avaient usurpée. Mo'äwiya, rejeton d'Abû Süfyân, gouverneur de Damas, se souleva contre la désignation d'Ali en tant que calife, l'accusant d'être le complice des meurtriers du troisième calife Othomân ben Affane. Une guerre éclata entre les partisans d'Ali (**Hachémite**) et ceux de Mo'äwiya (**Omeyyade**) ; sur le point de remporter la victoire, le calife accepta, contre l'avis d'une partie de ses fidèles, une trêve, l'« **arbitrage d'Odroh** », à la suite d'une mise en scène montée par le gouverneur de Damas. Celui-ci, par la suite, le convainquit de renoncer de lui-même à ses droits. Ali fut assassiné par les Khazradjs qui refusèrent d'entériner sa déposition.

Triste sort des trois sur les quatre califes rachidüm, ils furent tous assassinés soit par des chrétiens, soit par d'autres musulmans. Dieu sait comment récompenser ceux qui se servent de son Nom au lieu de Le servir.

On peut s'interroger sur les moyens de pression dont disposait Mo'äwiya pour circonvenir le quatrième calife rachidüm et le conduire à accepter ses conditions. Alors qu'il suffisait à ce dernier, qui disposait d'un pouvoir absolu — quasi-divin —, de destituer le rebelle et lui retirer son titre de gouverneur de Damas pour retourner la situation en sa faveur.

Cette fois, la réaction à laquelle les Quraychites s'étaient préparés depuis l'Hégire put se déchaîner sans aucune compassion ni clémence envers les tenants d'un Islam humanisme. Les fils d'Ali, Hossein et Hassan, que Mohamed avait tenus sur ses genoux et couverts de baisers, furent mis à mort. On égorgea de même **Ibn Zahir**, le premier né des Mohâjirîn (**expatriés**), et pour faire bonne mesure on assiégea les premiers disciples de La Mecque (**expatriés**), et ceux de Médine (**Ançars**) parce qu'ils continuaient à vivre selon les préceptes du Coran, tels qu'ils l'avaient entendu prescrire par la voix même de l'Avertisseur. Les Mohâjirîn — **expatriés premiers convertis à La Mecque** — et les Ançars — **les convertis à Yathrib** — qui s'étaient réfugiés dans la Ka'aba, se croyant en sécurité dans ce lieu devenu saint pour tout musulman, les Quraychites, que l'idée de sacrilège n'arrêtait nullement, pratiquèrent une brèche à l'aide balistes dans le sanctuaire pour parvenir jusqu'à eux et les égorger. « Ce fut un étrange spectacle que ce siège de la Ka'aba, écrit **Ernest Renan**, où l'on vit des musulmans de Syrie mettre le feu aux voiles de la Ka'aba et la faire crouler sous les pierres des balistes, avant d'égorger ceux et celles qui s'étaient réfugiés. » L'anéantissement de la génération restée pure scellait le sort de l'Islam primitif. Cet épisode rend la véracité du hadith aléatoire, il s'apparente à une mystification mise en place un à deux siècles après cet événement par le pouvoir de la dynastie abbasside, éradiqueur et successeur de la dynastie des Omeyyades de Damas.

21ᵉ chapitre

Mohamed, sceau des prophètes ?

Les Chi'ites le contestent !

Cette revendication est d'ailleurs en contradiction avec le verset 136 de la sourate II, dite la Baghra (vache), qui précise :

« Les insensés parmi les hommes demanderont : pourquoi Mahomet change-t-il la qibla[49] ? Répondez-leur : l'Orient et l'Occident appartiennent au Seigneur, Il conduit ceux qu'il veut dans le droit chemin. »
Pourquoi donc les islamistes n'appliquent-ils pas ce verset à eux-mêmes ? L'humanité se porterait mieux sans le fanatisme et l'intolérance de certains !

Dieu créateur de l'univers peut être prisonnier de sa réaction face aux désordres de l'humanité. Mohamed, sceau des prophètes ! Par cette incantation, l'Islam a la prétention de bâillonner Allah, alors que dans plusieurs de ses sourates, le Coran affirme que Dieu fait ce qui lui plaît. Il fait et défait, remplace ce qui est bien par ce qui est meilleur. Cette déclaration péremptoire révèle un orgueil démesuré, tellement contraire à la soumission exigée de tout musulman à la volonté d'Allah. Cette prétention de désigner le Messager d'Allah comme le sceau des prophètes s'avère inexacte et elle fut contestée dès le décès de Mohamed par ses héritiers spirituels les plus proches. Ce furent les partisans d'Ali, son gendre et ses deux petits-fils, fondateurs de la tendance Chi'ite, qui légitimèrent leurs revendications à travers cette parenté en attribuant la qualité de prophète à Ali.

Après l'assassinat d'Ali, le quatrième calife rachidüm, ses partisans créèrent un schisme, et prirent le nom de Chi'ites (2). L'Islam chi'ite répudie la tra-

---

[49] Les Chi'ites aujourd'hui représentent environ 10% de l'ensemble des adeptes de l'Islam, dont le nombre total s'élève approximativement à un milliard cent millions.

dition (**sunnisme**) et exalte le Coran. Il décrète comme prophète Ali, ce qui remet en cause la prétention de l'Islam (**orthodoxe**) de présenter le Messager d'Allah comme le « **sceau des prophètes** ». À travers le schisme, c'étaient les thèmes religieux et la mystique perse qui s'incorporaient à l'Islam.

Par ce rajout fait à l'Islam, quelques décennies après le décès du créateur de la révélation coranique, les Chi'ites disciples d'Ali, gendre de Mohamed, auprès duquel Ali tient le rôle d'interprète, firent perdre à Mohamed le titre prestigieux de « **sceau des prophètes** ». À cette prétention des dynasties illégitimes qui s'étaient emparées du califat, la réponse à cette arrogance ne se fit pas attendre. L'éclatement de l'Islam en plusieurs sectes fut la réplique cinglante de l'Éternel toujours vivant à tous ceux qui auraient l'impertinence de censurer sa Parole.

Apparemment, les scribes qui furent chargés de mettre la révélation coranique en adéquation avec la nouvelle donne théocratique n'avaient pas fait correctement leur boulot !

L'imamat est étranger à l'interprétation de la sunna ou du Coran, il fut manifestement une optique divergente à l'Islam. Il se rajoutait à lui pour s'en accaparer et en modifier le sens. L'imâm, choisi dans la lignée d'Ali, « **investi par désignation divine pour continuer la mission du prophète** », se substituait au calife sur le plan, spirituel et religieux. L'imâm détenait une science secrète « **ésotérique** » qu'Ali aurait reçue de Mohamed.

La division des adeptes de la révélation coranique en deux tendances foncièrement antinomiques fut une division politique revêtue de l'habit de la religion. Cette scission dès l'origine se cristallisa sur la légitimation de l'héritage territorial de l'empire islamique. Les différentes recensions du Coran ne furent jamais remises en cause. Il est vrai devenu « Incréé » au XIIe siècle, le Coran venu du ciel retourna aux cieux.

L'actualité, tous les jours, étale d'une manière barbare et sanglante cette rupture, que ce soit au Pakistan, Liban, Syrie, Irak et ailleurs. Dans ce dernier pays elle se double d'une confrontation ethnique entre Arabes et Kurdes, deux peuples pratiquant la même foi, le sunnisme. Il est vrai que l'Arabie saoudite, berceau du wahhabisme, secte qui pratique un Islam intégriste, finance à flots continus de pétrodollars la culture arabe, la construction de mosquées en pays chrétiens et tous les mouvements séditieux contre l'Occident.

Abdelwahab Meddeb rapporte dans son livre *La maladie de l'Islam* les mêmes faits, en les travestissant d'une dialectique doucereuse en ces termes (**page 96**) :

« La guerre civile déclenchée par la contestation de la légitimité a constitué un traumatisme qui, curieusement, n'a ni interrompu ni retardé l'irrésistible élan des premières conquêtes. Le conflit s'est focalisé entre les « gens de la maison » (les descendants du Prophète) et l'aristocratie marchande de La Mecque (le clan Omeyyade et Hachémite)[50]. »

Justement, ce fut cette aristocratie marchande de La Mecque qui combattit l'Islam au commencement de la prédication prophétique, qui entendait dans les premiers versets révélés dans sa cité les élucubrations d'illuminés, qui récupéra la révélation coranique pour en faire un instrument de pouvoir et de conquête.[51]

L'Islam se transforma au fil des manipulations scripturaires en un mélange de revendications religieuses et politiques, amalgamé dans un pouvoir

---

50 Il est curieux qu'un érudit sincère ne signale pas qu'il n'y avait dans le monde arabe de cette époque que quelques lettrés. Les ignorants, c'est-à-dire la quasi-unanimité des Arabes étaient illettrés, devaient obéir parce que justement ils étaient ignorants. C'est encore le cas aujourd'hui de toutes les religions : les fidèles s'en remettent aux hommes de religion contre quelques aumônes et continent à vaquer à leurs occupations.

51 Ces premiers versets, dits élucubrations d'illuminés par les opposants de Mohamed, furent révélés à La Mecque avant la fuite à Yathrib (l'Hégire). Ce qui confirme qu'après le décès de Khadîdja, son mariage avec la fillette Aïcha, âgée de 6 ans, et la prise en main de Mohamed par ceux qui seront les futurs trois premiers califes, une alliance de fait avait été conclue sous l'égide de la tribu Quraychite, dominée par la riche famille Süfyân, dont le clan de Mohamed, celui des Hachémites, représenté par Abû Bakr et Ali, était une des deux composantes.

théocratique. L'Islam refuse aux autres (**religions ou non religions**) toute critique sur ses croyances. Cette revendication arbitraire peut être tolérée dans les pays islamiques pratiquant la Shari'a (**loi islamique et sunnite**) et dans lesquels la théocratie règne tyranniquement, elle ne peut être acceptée ni même tolérée dans les pays démocratiques, même si pour cela, les pays démocratiques doivent affronter des troubles dans leur pays, organisés par quelques milliers d'islamistes intégristes et des représailles de la part d'états islamiques qui les soutiennent.

22ᵉ chapitre

Causes de l'expansionnisme islamique en terre chrétienne

Force et faiblesse de l'Islam sont justement d'être à deux faces, l'une tolérante et l'autre intégriste. Cette ambivalence, il est vrai, ne trompe que ceux que le veulent. Mais elle offre un avantage évident, celui de tromper la masse ignorante par sa miséricorde, et un autre de satisfaire tous ceux qui ne sont pas satisfaits de leur existence ici-bas. Ainsi, l'Islam tient les deux bouts de la ficelle. L'un, vers le monde extérieur et l'autre, vers les laissés pour compte de l'Histoire. Mais qu'on ne s'y trompe pas, ce sont deux faces d'une même pièce.

Si sa face sectaire fait sa force par sa détermination, sa puissance de mobilisation et de nuisance, elle Fut, Est et Sera, également sa faiblesse, car elle interdit toute évolution vers une véritable tolérance et un humanisme universel comme le préconise la Bible, les 5 premiers rouleaux de l'Ancien Testament (Bible).

Le Messager d'Allah, fondateur d'une civilisation monothéiste intransigeante, a la pratique quotidienne plus facile. Contrairement au christianisme, il va briser les castes, émanciper les peuples, universaliser la révélation monothéiste en s'appuyant comme le fit Paul sur la croyance du Dieu unique d'Abraham par-dessus l'enseignement de Moïse. Cette révolution à la fois sociale et spirituelle eut pour origine le Livre saint du Coran. Le succès exponentiel de l'Islam fut attribué principalement à trois causes :

<u>La première</u> : divergence théologique entre diverses sensibilités christiques sur la nature de Jésus, à laquelle s'ajouta l'iconographie imposée par Byzance aux Sémites orientaux.
<u>La deuxième</u> : lassitude des Orientaux à subir le joug de la civilisation gréco-latine depuis un millénaire à la suite de la conquête d'Alexandre le grand.

<u>La troisième</u> : valorisation du rôle de l'homme à la suite du rabaissement de la femme au niveau d'une marchandise sans droit, sans liberté, corvéable à merci. Elle pouvait être battue sans explication par son époux polygame[52].

L'Islam s'est évertué à imposer sa vision d'un monde arabe, sorti du désert d'Arabie, sans jamais permettre aux colonisés, aux peuples conquis, de prendre la parole, comme si ceux-ci, par une sorte de loi de la nature, n'avaient rien à dire, **non** parce qu'ils ont été incapables, mais parce que, vaincus, ils se devaient d'accepter l'infâme cruauté de l'oppression arabe et la domination impériale de la religion du vainqueur, de son langage, comme de la poésie, la littérature, la philosophie de la société qui se livra à ses ignominies pendant des siècles.

Les peuples conquis par l'Islam ne sont rien, n'ont pas de passé, parce que ce colonisateur les a coupés de leurs racines originelles. En extrapolant, on pourrait affirmer sans se tromper que si la démocratie est impossible en terre d'Islam, c'est parce qu'elle permettrait une remise en cause de cet impérialisme culturel et son éventuel rejet. En Islam, la périphérie n'existe que dans ses rapports avec le centre ; elle n'est jamais un sujet autonome ; elle est de l'ordre de l'innomé, du non-dit. Il est évident que la mondialisation crée un nomadisme culturel influencé par les flux des forces exiliques, certes marginales, subjectives, migratoires, de la vie moderne, qui transcende les frontières par les ondes et l'image. En réaction, la société musulmane corrompue utilise la religion pour s'agripper à des traditions archaïques, de peur de perdre son pouvoir tyrannique sur une société en mutation. Le combat artificiel que livrent les forces de l'obscurantisme à l'Occident

---

52 Bien que la sexualité eût sa part, la polygamie instaurée par l'Islam délivrait l'homme du carcan où l'enserrait le christianisme. Une femme de la vie à la mort pour cause de résurrection. La femme restée célibataire n'avait d'autre choix que d'être servante ou prostituée. Celles qui optaient pour cette dernière condition, point de salut. La naissance d'une fille, dans le bas peuple, était jugée catastrophique, il fallait la doter pour la marier et comme il y avait plus de femmes que d'hommes, le coût était exorbitant. Par contre, en Islam, la fille était vendue, ce qui atténuait la déception parentale tout en produisant à l'acheteur une main d'œuvre gratuite et une progéniture exploitable. À cette époque, la mortalité infantile était très importante.

comme à Israël n'est qu'un des prétextes utilisés par les forces rétrogrades du fanatisme et de l'intolérance pour mobiliser les masses ignorantes, dites populaires, pour prolonger et pérenniser leur domination et faire oublier leurs prévarications.

23ᵉ chapitre

Adhésion à l'Islam des chrétiens sémites persécutés par Byzance

La pérennité de l'invasion arabo-islamique en terre chrétienne

Les conquêtes islamiques n'auraient pu atteindre une telle ampleur, ni une telle pérennité, ni un si grand développement, sans la collaboration active et intéressée des masses chrétiennes de sensibilités coptes, nestorienne, jacobites, etc., dites hérétiques par le christianisme officiel, dit orthodoxe, soutenu par le pouvoir impérial de Constantinople.

La pérennité de l'invasion arabo-islamique est due essentiellement à trois éléments que la nouvelle religion introduisit dans la région. Ces trois points d'ancrage peuvent être résumés comme suit :

Le premier, celui qui facilita l'occupation pratiquement sans combat de vastes territoires, est la dissension irréversible entre les tenants de l'imagerie, c'est-à-dire les chrétiens du Nord et ceux du Sud qui rejetaient violemment cette forme de dévotion. De plus, les Sémites chrétiens orientaux s'aperçurent qu'ils avaient plus d'affinités avec les nouveaux conquérants arabes qu'avec les gréco-latins qui les avaient dominés pendant près d'un millénaire et de surcroît les persécutaient pour leurs convictions religieuses.

La seconde, l'égoïsme des nantis, qui malgré la pauvreté évangélique enseignée par le christianisme, laissait sur le bord de la route des masses de déshérités sans ressources. Ces masses défavorisées, auxquelles s'était jointe une partie de l'élite ambitieuse, la plus dynamique, lasse d'attendre la succession des anciens, trouvèrent là une occasion de récolter gloire et or, changer leur condition sociale et économique pour les uns, et pour les autres de s'emparer des leviers du pouvoir. Il faut savoir que les Arabes étaient ignorants de la manière de gouverner un empire et des contraintes administratives qui en découlaient.

Cette élite chrétienne, forte de cette représentation octroyée, avec ses donateurs généreux envers leur église, en contact permanent pour des raisons communautaires avec le pouvoir islamique, réalisait de juteuses opérations commerciales ou monnayait grassement ses compétences avec le nouveau conquérant qu'elle méprisait pour l'étalement de ses ignorances. Pendant les guerres de conquêtes entreprises par l'Islam contre les empires byzantin et sassanide, les intermédiaires chrétiens assuraient l'intendance aux armées qui combattaient contre d'autres chrétiens sous les couleurs d'Allah, en fournissant armes, chevaux, matériaux de siège, tout en facilitant l'enrôlement en masse de jeunes chrétiens désœuvrés, etc.

Quant à la troisième, qui est à mon avis la plus significative, c'est le retournement de la condition féminine. Le christianisme imposa, sans le dire, le matriarcat pour triompher de **Mithra**, la divinité idolâtre qui concurrençait la nouvelle religion judéo-chrétienne (**judéo-messianique universelle déjà advenue**) initiée à l'intention de l'hellénisme. Dans le christianisme, pour ceux et celles qui l'auraient oublié, les hommes ne pouvaient épouser qu'une seule femme de la naissance à la mort, pour cause de résurrection. Par ailleurs, les rapports entre mâle et femelle sont aggravés par le péché de concupiscence. Ces dogmes imposaient aux hommes l'abstinence, le joug d'une épouse investie par l'Église d'un pouvoir exorbitant, aussi bien sur le plan de la sexualité que sur celui de la procréation comme de l'économie du salut. Il est vrai que cela n'empêchait pas les hommes d'avoir des concubines (**amantes-maîtresses**). Mais alors, ils étaient hantés par la damnation éternelle. D'autre part, les femmes restées célibataires ou qui devenaient veuves ne trouvaient pas leur compte. Elles n'avaient d'autre choix que d'êtres servantes ou prostituées. L'envahisseur arabo-islamique surgissant du désert d'Arabie, non seulement ravalait la femme à un objet sexuel bon pour la procréation, dont tout époux pouvait s'en débarrasser, tel un kleenex, après usage. De plus, cerise sur le gâteau, les hommes convertis à l'Islam pouvaient corriger leurs femmes, avec la bénédiction d'Allah, Dieu Clément et Miséricordieux, l'exploiter à merci ainsi que la progéniture qu'elle leur donnait. Ils pouvaient avoir au moins quatre épouses femmes légales et autant de concubines qu'ils pouvaient assumer. La plupart des hommes chrétiens trouvèrent dans la nouvelle religion surgie des sables du désert la solution aux maux et aux humiliations qu'ils subissaient de la part de leur unique épouse et de plus bénéficier d'une main d'œuvre gratuite nécessaire dans une société agraire. Ce tête-à-queue de la condition féminine introduit par l'Islam dans les régions dominées par le christianisme, assura la pérennité du nouveau culte.

Si la valorisation de la femme, épouse et mère, par le christianisme avait assuré sa victoire face à l'idolâtrie, par l'excès auquel donna lieu cette valorisation, elle entraîna la disparition progressive du christianisme au Proche, Moyen-Orient et en Afrique, et faillit même entraîner l'Europe du Sud et de l'Est dans cette débâcle spirituelle.

Par ailleurs, la condition de dhimmi, celle du plus vil apartheid, imposée aux chrétiens, convenait parfaitement aux ecclésiastiques puisqu'elle leur donnait tout pouvoir sur leurs fidèles.

L'allégorie du veau d'or, relatée dans le rouleau de l'Exode de la Bible, est toujours d'actualité.

La dhimmitude fut par glissement imposée également aux juifs. Les héritiers de l'Islam n'hésitèrent pas à se parjurer en reniant le pacte de la « **Sahïfa** » dit « **'Ahd el-Médine** », constitution rédigée, signée et promulguée en l'an II de l'Hégire par le Messager d'Allah. Il est vrai que ceux qui s'emparèrent de la révélation coranique, après le décès du Messager d'Allah, n'étaient pas à une forfaiture près .

Tel un jeu de domino, chaque conquête d'une parcelle de l'empire chrétien renforçait la puissance de l'armée musulmane. Plus les conquêtes islamiques s'étendaient, plus leur armée se fortifiait par le ralliement de chefs de guerre chrétiens, riches en expériences militaires, et par l'apport continu de tous les jeunes qui végétaient en quête d'aventure, de gloire et de richesse, majorée du désir de venger leur communauté des persécutions subies par Byzance. L'armée islamique ressemblait à la Grande armée napoléonienne. Chrétiens sémites et zoroastriens servirent pendant un siècle de chair aux feux grégeois et de glaive pendant les batailles qui opposèrent les forces arabo-islamiques naissantes aux armées chrétiennes byzantines et zoroastriennes de l'empire perse Sassanides.

Les mercenaires arabes fraîchement convertis, et les chrétiens ou zoroastriens qui participèrent aux conquêtes islamiques avaient droit à un salaire, de la nourriture et une part du butin. La cité qui résistait était réduite en cendres, livrée au pillage, les vieillards massacrés, les prisonniers, les femmes et les enfants vendus sur les marchés des cités conquises. Ces mercenaires violentaient femmes et enfants, quant aux femmes, épouses ou compagnes des mercenaires, chargées de l'intendance, elles participaient également au pillage et ne furent pas les moins cruelles.

Mère, sœur, épouse et fille en terre d'Islam

Dans les religions monothéistes, les femmes étaient écartées de la guerre comme du sacerdoce, ayant plus difficilement le contact avec l'Invisible en raison de leur impureté périodique. Même si, au début de la propagation de la foi, par manque de prédicateurs, des femmes proches du « **Sauveur consacré** », **après sa disparition, s'impliquèrent à la diffusion de la Bonne Nouvelle.**

Omar b. el-Khattab imposa le voile aux femmes libres. Et à propos de l'habitude qu'avaient les Quraychites de frapper leurs épouses, à la différence des juifs de l'oasis de Yathrib, il s'est trouvé comme par hasard une Révélation au verset 228 du chapitre II du Coran pour légitimer cette tradition.

Contrairement au judaïsme et au christianisme, en Islam les femmes apparaissent comme des biens familiaux, instruments indispensables à la procréation de fils nécessaires à la force des familles patriarcales (**Cn. IV, 1**). D'où l'assignation principale des femmes à cette fonction procréatrice, au profit du seul lignage masculin qui les intègre à cette seule fin, sortes de mères porteuses au sein de la famille.

Le Livre saint du Coran encourage la possession de quatre épouses officielles et autant de concubines (**esclaves**) qu'il plait aux hommes d'en avoir.

La sourate II, verset 220 prescrit :

« **Les femmes sont votre champ, cultivez-les de la manière que vous l'entendez, ayant fait auparavant quelques actes de piété.** » (Cn. II, 220).

Le dernier paragraphe du verset 228, chapitre II, précise :

« **Les maris sont supérieurs à leurs femmes.** »

La sourate IV, verset 38 énonce :

« **Les hommes sont supérieurs aux femmes à cause des qualités par lesquelles Dieu a élevé ceux-là au-dessus de celles-ci, parce que les hommes emploient leurs biens pour doter les femmes. Les femmes vertueuses sont obéissantes et soumises, elles conservent soigneusement pendant l'absence de leurs maris ce que Dieu a ordonné de conserver intact... Vous les battrez, mais aussitôt qu'elles obéissent, ne leur cherchez point querelle.** »

Ce verset remit le patriarcat à l'honneur avec un pouvoir discrétionnaire de l'époux sur sa famille et réduit la femme au niveau d'une mule destinée à être exploitée avec sa progéniture. Quoi qu'il en soit, en ce qui concerne le statut de la femme, très peu de choses ont changé en terre d'Islam. Encore aujourd'hui, tous les états musulmans suivent à peu de choses près l'ensemble des règles qui constituent la Shari'a, la Loi religieuse.

Ce système de lignage au seul bénéfice du mâle est garanti par l'honneur des femmes productrices et sa glorification : apologie de la virginité au mariage, comme au paradis, voile prescrit comme apanage des femmes respectables, permettant de les distinguer des prostituées ou des esclaves. Il les plaçait ainsi hors d'atteinte des paroles comme des regards masculins étrangers. Cette ségrégation conduisit inéluctablement la femme musulmane à l'enfermement (**Cn. XXXIII, 59**). Les hommes ont droit à la polygamie, sous réserve de l'égalité de traitement (**Cn. IV, 3**). La succession des femmes est facilitée par la répudiation (**Cn. II, 226-232**). Mariées ou non, les femmes sont soumises à la tutelle masculine, en vertu de la « **prééminence** » reconnue aux hommes sur les femmes (**Cn. IV, 38**). Les femmes ne peuvent pas ester en justice, elles doivent être représentées par un homme qui est, en principe leur délégué (**oukil ou wali**), c'est-à-dire avocat. Les femmes ne peuvent prétendre à l'héritage familial qu'à raison de la demi-part d'un homme (**Cn. IV, 12**), bien qu'elles puissent disposer de leurs propres biens, mais père et mari sont dans l'obligation de les entretenir (**Cn. XII, 28**). Les hommes doivent se prémunir contre elles, prévenir leur indocilité, châtier leur désobéissance par des admonestations, les relégations, les châtiments corporels, la contrainte devant cesser lorsqu'elles viennent à résipiscence (**Cn. IV, 38**). Par contre le Coran supprime le lévirat en l'honneur dans le judaïsme, autrement dit, l'obligation pour un frère d'épouser la veuve de son frère lorsqu'il décède sans descendance (**Cn. IV, 23**). Cette suppression fut à mon avis une régression. La veuve, n'ayant pas de formation professionnelle, n'a d'autre choix que d'être servante ou prostituée.

Le nombre de femmes qu'un individu possédait était inversement proportionnel à sa capacité d'érection. La pléthore de femmes dans son harem proclamait sa virilité à la face de ses concitoyens. La femme, l'épouse, mère et fille fut rabaissée au niveau d'une vulgaire marchandise, qu'on vend ou achète. Mère porteuse sans droit, l'épouse est exploitable à merci, répudiée suivant le bon plaisir de son maître et époux. Par suite de l'infidélité des filles, l'Islam subsaharien, confronté à la multiplication exponentielle des crimes dits d'honneur, imposa progressivement l'excision par **marabouts** interposés. Ce dernier avatar imposé aux femmes musulmanes transforma celles-ci en une muqueuse au service exclusif du plaisir masculin.

La plupart des femmes musulmanes adhèrent au rôle valorisé de mère de nombreux garçons et les hommes musulmans ne veulent pas admettre le partage de leurs droits à égalité avec les femmes. C'est là tout le drame qui se déroule en terre d'Islam, cette lutte sans merci entre une tradition archaïque (1), parce qu'elle n'a pas su évoluer avec son temps, et la modernité qui pénètre le monde oriental à travers les paraboles qui captent les voix et les images venues du ciel, bouscule cette société figée depuis un millénaire, accrochée aux droits machistes de « **pieux ancêtres** ».

24ᵉ chapitre

Fondation de la dynastie Omeyyade de Damas

Après sa victoire sur le Calife Ali, quatrième calife réchidüm, **Mo'äwiya** fonda la prestigieuse dynastie Omeyyade de Damas, et transféra le centre du pouvoir de La Mecque à Damas ; l'instauration de cette dynastie sonna le glas de l'Arabie. Cette région, comme épuisée par l'effort qu'elle avait soutenu, sombra dans l'indifférence et retourna à la solitude de son désert.[53]

Pour éviter toute revendication légitimiste, sous le califat de **Mo'äwiya 1ᵉʳ,** les Expatriés (**mouhadjiroûn de Quraych**) et les Ançars persécutés se réfugièrent à l'intérieur de la Ka'aba croyant être en sécurité dans ce lieu « **sacré** ». Mal leur en a pris, la Mosquée sacrée fut détruite par le tir des balistes et ceux qui échappèrent à son effondrement furent promptement égorgés. Mohamed lui-même avait ouvert la voie à une telle cruauté : lors du « **pèlerinage d'adieu** », il désigna certains mecquois, probablement des concurrents à la tribu Quraychite, à mettre à mort, où qu'ils fussent, même si on les trouvait « **cramponnés aux voiles de la Ka'aba** ».

Ensuite vint le tour des deux petits-fils du prophète de l'Islam, al-Hassan et al-Hussein, dont Mohamed avait couvert le visage de baisers et qu'il faisait sauter sur ses genoux.

Al-Hassan, le petit-fils de Mohamed, que son père Ali, alors calife (quatrième **calife rachidüm**), maria avec une des filles de **Chosroês III**, dernier roi de la dynastie Sassanide (**perse**), fut tué pendant la bataille de **Karkalla** (**ville de l'Irak actuel**), alors qu'il combattait dans les rangs de l'armée de

---

[53] A l'exception de quelques riches vieillards, souvent massacrés, avant leur arrivée sur les lieux, par les pillards arabes, qui effectuaient le pèlerinage cinquième pilier facultatif de l'islam. L'Arabie se recouvrir progressivement du sable de l'oubli et du désert, jusqu'au jour où des Américains, treize siècles plus tard, découvrirent dans son sous-sol d'immenses réserves d'or noir.

son beau-père contre l'armée musulmane du calife illégitime Omeyyade. Ce lieu deviendra pour les Chi'ites un lieu sacré et de pèlerinage.

Quelques siècles plus tard, lorsque l'Iran retrouva son indépendance face à l'empire islamique, le nouveau pouvoir, pour se différencier de l'Islam sunnite et des Arabes, imposa la religion chi'ite à sa population. L'hérésie chi'ite, hérésie pour un sunnite, répudie la Tradition et exalte le Coran. Alors que les sunnites (= **tradition**) qui exaltent la Tradition et mettent entre parenthèse le Coran, qu'ils considèrent comme intouchable parce qu'Incréé, se situe dans une niche métaphysique.

Le livre de l'Arabie du Nord, un instant entre-ouvert, se referma aussitôt, l'Histoire s'écrira ailleurs, dans d'autres lieux et par d'autres peuples.

Mais là ne s'arrêta pas la mise aux nouvelles normes de la révélation coranique. Les textes retrouvés de la première recension coranique, réunis sur des feuillets à la mort d'Omar el-Khattab, deuxième calife, furent remis à sa fille, Sahïfa, la troisième épouse de Mohamed. Après la mort de celle-ci en 665, ces feuillets furent détruits en l'an 684 par le **calife Mo'äwiya 1**[er]. Les dynasties Omeyyades et abbassides, qui lui succédèrent, purent ainsi adapter la révélation coranique aux besoins de leur pouvoir tyrannique et théocratique, avec la complicité active d'oulémas serviles.

La destruction de la version originale établie par Abû Bakr divergeait grandement de celle qui a cours officiellement. Par la suite, la deuxième version officielle othmânienne se diversifia aussi au fil du temps et des intérêts du califat, à tel point que le calife Omeyyade **Abd el-Malik (685-705)**, qui voulait constituer un **empire arabe unifié et centralisé, imposa l'arabe comme langue officielle**. Il fut conduit à renforcer l'unité du régime théocratique, dont il était le maître, conférant à la recension othmânienne une autorité accrue. Il confia cette tâche à **el-Hajjâj ben Yüsuf**, important homme de guerre, grand administrateur, grammairien et poète de surcroît.

Allah – Lui sait rendre Justice !

La descendance directe du Messager d'Allah fut éradiquée à jamais. Tout historien doit explorer la vérité avec honnêteté, compétence et courage. En rétablissant la vérité, les historiens ont le mauvais rôle, ils tuent les mythes et les rêves.

Si on remonte avec sérieux dans l'histoire de la révélation coranique et que l'on s'interroge sur le renversement d'alliance qui s'était produit à Yathrib, après l'Hégire, au détriment des trois tribus juives qui furent spoliées de leurs biens et dont la troisième en sus les hommes furent massacrés et femmes et enfants furent vendus comme esclaves, on est stupéfait de découvrir que tous les protagonistes qui participèrent au dévoiement du message d'Allah reçurent la juste récompense de leurs actes ignominieux : Mohamed fut séquestré après le retour à Yathrib du prétendu pèlerinage d'adieu, décéda dans d'horribles souffrances un mois après ce retour ; Abû Back, premier calife, mourut deux ans après ; Omar el Kattab, deuxième calife, fut poignardé à mort par un chrétien ; Othmân ibn affane, troisième calife fut assassiné par un musulman converti à Yathrib, partisan d'Ali, ce dernier, quatrième calife, qui couvrit par son silence les agissements des quatre compères, fut tué par un musulman qui n'était pas d'accord avec sa politique envers les rebelles. Les premiers convertis à l'Islam à La Mecque et ceux de Yathrib, qui les uns trahirent l'hospitalité offerte et les autres, parjures, furent tous égorgés dans la mosquée sacrée, alors que les fils de Fatma et d'Ali, petits-fils de Mohamed, al-Hussein et al-Hassan, furent également tués par le rejeton d'Abû Süfyân qui s'était emparé du pouvoir en instaurant la dynastie Omeyyade de Damas. Le sort de cette dernière ne fut pas plus heureux que celui des précédents acteurs qui participèrent aux manipulations de la révélation coranique. Tous furent récompensés par Allah suivant leurs actes et mérites. Ils ne profitèrent pas longtemps de leurs méfaits. Leur nom fut arraché du livre des vivants.

Pour remplacer le cinquième pilier obsolète, le pèlerinage à La Mecque, qui n'est pas obligatoire, Mo'äwiya 1ᵉʳ le cinquième calife auto-proclamé, fondateur de la dynastie illégitime des Omeyyades de Damas, poursuivant son œuvre d'adaptation de l'Islam comme instrument de pouvoir, fit construire en l'an 671 de notre ère, deux monuments sacrilèges sur le mont du Temple, là où se dressait le temple dédié au Nom.

Allah est plus fidèle dans ses promesses que l'homme dans son infidélité ! Bientôt le ciel de suif qui nous recouvre se dispersera pour que resplendisse la Lumière divine.

Ce furent les dynasties illégitimes qui imposèrent leur joug tyrannique aux musulmans, qui popularisèrent le songe du voyage nocturne à Jérusalem, transformant ainsi ce déplacement en légende aussi extraordinaire que fantastique. Celle-ci et d'autres fables leur permirent d'abandonner à son sort la misérable Arabie et le pèlerinage facultatif. Passant outre l'acte de dévotion du calife Omar sur le mont du Temple, la dynastie Omeyyade de Damas choisit Jérusalem, ville plus proche de leur capitale que La Mecque, pour y construire sur le lieu le plus sacré du judaïsme le « **Haram-ech-chérif** », ou « **Enceinte sacrée** », deux monuments l'un « **Qoubbet es-Sakrah** », le « **Dôme du rocher** », il commémore la ligature d'Isaac, que l'Islam attribua faussement à Ismaël, l'autre, appelé la « **mosquée el-Aksa** » lieu où se pratique le culte islamique (3)

La dynastie Abbasside de Bagdad, qui accéda au pouvoir après avoir massacrée tous les rejetons Omeyyades à l'exception d'un seul, va faire encore plus fort. Elle étoffa cette légende en popularisant une version encore plus fantastique, où ce ne fut pas seulement Mohamed que Dieu fit voyager dans l'espace mais aussi son cheval **al-Bourâq**. Après avoir chevauché tous deux dans l'espace, ils atterrirent sur le Mont du Temple à Jérusalem.

Ce livre révèle tout ce que les exégètes savent de toujours, mais dissimulent aux musulmans lambda. Les cadis utilisent les oulémas et les imams ignorants pour endoctriner les masses populaires. Quant à l'élite, la religion est un paravent derrière lequel elle camoufle ses libertinages et manipule les adeptes sincères, qui font confiance à la croyance à travers laquelle ils ont été conditionnés. La croyance dans le « **mektoub** », c'est-à-dire « **la destinée** », et « **inch'Allah** », c'est-à-dire, « **si Dieu le veut** », fait dépendre toute évolution sociale non de la société mais d'Allah (**Dieu**).

C'est l'intolérance qui muselle l'évidente vérité et décrète des prescriptions qui s'imposent à tous. Comme toujours, une mystification politique se transforma en réalité à l'intention de naïfs croyants qui ont pour seul viatique le fantastique et l'extraordinaire, pour le plus grand profit des marchands des mosquées. Il n'y a rien de changé sous le soleil !

25ᵉ chapitre

La conquête du Maghreb par les Arabo-islamiques de l'an 675 à l'an 708

La conquête arabo-islamique continue ! Après celle du croisant fertile chrétien, de l'Égypte et de la Perse zoroastrienne, ce fut au tour des provinces septentrionales de l'empire chrétien byzantin de passer sous le joug de l'Islam. L'Islam, comme tout peuple nomade, ne pouvait prospérer que par des razzias continuelles et exponentielles, comme ce fut le cas également de la période mongole, jaune et blanche ou, comme nous l'apprend l'Histoire, pour tout conquérant économique ou idéologique. C'est par la spoliation des trésors et des biens agraires qu'ils sont en mesure de se maintenir au pouvoir. Tout arrêt de conquête entraîne inexorablement leur décadence à brève échéance.

Au Maghreb, existait une population berbère juive, qui représentait 70% de la population. Elle se désignait comme suit :

1. La tribu des **Néfouças**, aux terres de parcours situées de Tripoli en Libye à Gabès en Tunisie.
2. La tribu des **Djéraouas**, celle de la **Reine Kahéna**, aux terres de parcours situées du nord de la Tunisie pour s'étendre en Algérie sur le mont Aurès et plonger vers Tougourt, le Mzab, Ghardaira, Timimoune et le Touat, pays des Touaregs, les hommes bleus.
3. La tribu des **Médiounas** aux terres de parcours adossées au Djebel Amour, c'est-à-dire d'Oujda jusqu'à Béchar en Algérie.
4. La Tribu des **Fazas** dont les terres de parcours s'étendaient du Moyen Atlas à Tanger, de Fès en passant par Ceuta et Tétouan au Maroc.
5. La tribu des **Fendelouas** dont les terres de parcours adossées au Haut Atlas vont de Mekhnès à Marrakech au Maroc.
6. La tribu des Ghrathas/**Riatas** dont les terres de parcours baignaient sur le versant de l'océan Atlantique, Rabat jusqu'à Safi au Maroc.

7. La tribu des **Behloulas** dont les terres de parcours allaient d'Essaouira à Tarfaya en passant par Ouarzazate, Taroudant, Agadir, Tafraoute, Draa et Tan-Tan s'adossaient à l'Anti Atlas, au Djebel Bani et au Djebel Ouarkziz au Maroc.

Après que les forces de l'empire byzantin furent défaites par le corps expéditionnaire islamique, et ensuite celles des Francs soutenus par les Berbères christianisés, la Kahéna entre en scène. Qui est-elle ?

Le commandement des Berbères qui, jusqu'alors, avait été exercé par un chef unique, s'était morcelé entre plusieurs chefs de tribus.

Pour les unir à nouveau, un être de légende, **Kahéna la magnifique**[54], une femme surgie du mont Aurès, reprit le flambeau de la résistance à l'envahisseur musulman, à la tête de toutes les tribus berbères qu'elle avait réussi à fédérer sous son unique autorité.

Elle gouverna pendant vingt-cinq ans et vécut jusqu'à cinquante-cinq ans. Ce fut elle qui poussa les Berbères de **Tehouda** à tuer Ocba ibn Nafé, successeur du commandant de la troisième invasion arabe.

Elle professait le principe de tolérance en disant :

« **Ceux qui se querellent à propos de leur Dieu iront le rejoindre sans délai, et c'est auprès de lui qu'ils régleront leur différend.** »

Sage propos qui est toujours d'actualité et qui malgré ses quatorze siècles n'a pas pris une seule ride.

Cette attitude de tolérance permit le ralliement à sa personne de tous les chefs religieux : rabbins, prêtres et oulémas, qui lui obéissaient, la servaient de leur mieux et l'aimaient. La Kahéna s'efforça de constituer une confédé-

---

54 De son vrai nom Dihya, fille de Tabeta, fils de Nican, fils de Baoura, fils de Meskesri, fils d'Afred, fils d'Ousla, fils de Guerao.

ration de toutes les tribus berbères, avec les milliers de petits aristocrates de la région qui se battaient entre eux et ne s'en trouvaient pas mieux, en fin de compte. Pillards, chasseurs, bagarreurs, vantards, esclaves de la misère et des difficultés, sous la constante menace d'être effacés. Leurs perpétuelles querelles, leurs combats incessants, n'amenaient que l'anarchie et le désordre, tout en attirant par le morcellement de leur force et leur faiblesse, les agressions de leurs voisins toujours prompts à profiter de la faiblesse d'autres peuples.

Alors que groupés, unis, liés par serment, ils représentaient une force dissuasive à toute agression. Chaque membre des tribus berbères qui se ralliait à l'autorité de la Kahéna faisait le serment de défendre, de conserver le fondement des Traditions. Tous ensemble, ils pourraient s'opposer à la menace formidable que faisaient planer sur les âmes, la paix, les pâturages, les cités et les villes, les envahisseurs islamiques.

Aux petits chefs hésitant à se rallier à la confédération, elle tenait un discours qui était aussi une mise en garde pour l'avenir :

« **Il faut avoir toujours en mémoire que les envahisseurs musulmans ne ressemblent pas à ceux d'autrefois. Aussi vrai qu'ils sont venus conquérir nos terres, ils veulent aussi et surtout changer nos âmes.** »

L'armée qu'avait constituée le généralissime **Hassan ibn Nôman**, forte de quarante mille hommes, financée sur les trésors pillés lors des précédentes incursions en Égypte et au Maghreb, fut la plus grande armée arabo-islamique qui eût jamais mis le pied au Maghreb.

Dès l'apparition aux frontières des agresseurs arabo-islamiques, suivant leur stratégie habituelle, les Berbères reculèrent et laissèrent le champ libre à l'agresseur étranger jusqu'au nord de la Tunisie. Là, l'émir Hassan décida de s'emparer de **l'antique cité de Carthage** située sur le littoral, au nord du golfe, avec de riches marchés, des bibliothèques importantes, de magnifiques palais. Carthage était le centre du monde occidental et chrétien pour le Maghreb. Les mercenaires arabo-islamiques démantelèrent les fortifications en utilisant des balistes, machines de guerre fréquemment utilisées par l'armée islamique ; l'antique cité phénicienne ne put résister longtemps à la fureur des guerriers d'Hassan, impatients de faire main basse sur le butin. Carthage tomba en l'an 707, et son vainqueur la fit raser, pour l'empêcher de concurrencer **Kairouan**, ville musulmane du centre de la Tunisie construite en l'an 675 par un précédent envahisseur arabe, **Ocba ibn Nazih**, pour servir de base opérationnelle à la conquête de l'Ifriqiya.

Une longue colonne de captifs se forma, pour être vendus comme esclaves sur les marchés d'Orient. Par ce comportement effroyable, il cherchait à terroriser les paisibles habitants des autres cités pour les inciter à se rendre sans combat ou fuir.

Entre-temps, les Berbères et des Francs s'étaient rassemblés à environ soixante kilomètres de Carthage, à proximité de la ville de **Hippo-Zarytus (Bizerte)**. Il alla les attaquer et leur infligea une défaite. Les habitants francs de la Tunisie, consternés par le revers de leur armée, cherchèrent refuge dans la ville de **Vacca (Béja)**, et les Berbères dans celle d'**Hippone (Bône, ville dont Saint-Augustin fut l'évêque)**.

Après cette série de victoires fulgurantes, l'émir Hassan retourna à Kairouan pour refaire une santé à son armée. Ses espions vinrent l'informer que désormais il avait face à lui une femme connue sous le nom d'el-Kahéna.

L'émir Hassan partit de Kairouan avec une armée bien reposée, dont les hommes avaient fêté la victoire par des beuveries et le déshonneur des femmes, le viol de fillettes et de jeunes garçons qu'ils avaient faits prisonniers lors du sac de Carthage et des villes avoisinantes.

Un cavalier, épuisé par sa longue cavalcade, cria avant de mettre pied à terre :

« Kahéna, les cavaliers musulmans de l'émir Hassan arrivent sur toi et jurent que ce jour tu seras exterminée, toi et les guerriers qui te soutiennent. »

Sans perdre un instant, la reine berbère organisa ses troupes en ordre de bataille.

La vallée, quelque peu étroite, était longue. Les contours des lointaines collines rouges frémissaient dans la chaleur d'une intolérable clarté. Les chefs n'avaient pas perdu leur temps. Une grande activité régnait partout. Les Berbères se déplaçaient rapidement. Derrière le camp, s'élevait un bois serré de sapins et de peupliers morts : il formait un des côtés d'un carré approximatif. Le long d'un autre côté, un lieutenant avait rangé son escadron, dont le premier rang portait des cottes de maille, leurs chevaux étaient protégés par des plaques de fer. Derrière ce premier rang s'alignaient des guerriers plus légers et seulement bardés de cuir, tout comme leurs chevaux.

Chaque commandant avait aligné ses hommes selon un dispositif identique, sur les deux derniers côtés du carré. Au centre de ce dispositif vivant avaient été rassemblés des chariots sur lesquels se trouvait une provision considérable de flèches. Les archers prirent place, de cette hauteur ils pouvaient lancer leurs flèches avec précision sur les cavaliers musulmans qui, au sortir des passes, devaient traverser la rivière à découvert et devenaient vulnérables, pour s'élancer contre la cavalerie berbère.

En dehors du carré, la Kahéna réunit les hommes choisis par elle pour leur expérience et leur vaillance déjà éprouvées, double escadron d'un millier de cavaliers chacun, alignés sur dix rangs de profondeur. Ces escadrons chevauchèrent en avant jusqu'au col de l'étroite vallée. Ils s'installèrent, prêts à recevoir la première charge. Ils n'étaient que treize escadrons, bien que l'armée islamiste en comptât plus de soixante. Mais ces soixante devraient commencer à franchir le goulet de la vallée, ainsi que la rivière « **el-Meskiana** ». Là, la Kahéna elle-même défendrait ce point de passage obligé. Le nombre, en ce point précis du défilé, compterait moins que le courage.

Elle se tenait très droite sur son coursier blanc, un sabre nu à la main. Cette femme, cette mère de paix, était prête à mourir pour son peuple, avec toute sa fidélité et toute sa bravoure, pour que vive la liberté, pour que la Berbérie conserve sa fierté, sa culture et ses Traditions, où chacun puisse être ce qu'il voulait devenir, suivant son tempérament ou sa conscience.

Le soleil atteignit bientôt le zénith.

Des hommes buvaient, d'autres mâchonnaient un morceau de viande séché ou croquaient un fruit, les yeux dans le vague, dans l'attente de la mort ou de la délivrance. La terre entière était baignée d'une lumière resplendissante, insupportable et inévitable.

Soudainement, un cri explosa dans le lointain et un tonnerre de sabots roula de proche en proche, éveillant les échos dans la vallée auparavant si silencieuse. Tout à coup, les cavaliers islamiques apparurent, sombres masses galopant entre les passes des montagnes, approchant leurs coursiers rapides ; certains brandissaient des lances ou des sabres, des javelots ou des lassos, d'autres fixaient une flèche à leur arc. Tous regardaient s'écouler cette horde dans l'étroit goulot en bouteille de la vallée. Ils arrivèrent comme des vagues successives de hannetons noirs, en foule serrée, dévalant les pentes. Et puis, d'un seul coup, ils s'arrêtèrent, leurs cris de triomphe coupés net. Et un effrayant silence tomba net, comme le couperet d'une guillotine.

Car les cavaliers musulmans étaient frappés de mutisme et de stupeur : ils avaient cru surprendre une paisible cité de tentes, sans soucis et sans soupçon, troupeaux épars, feux allumés, guerriers désarmés. Et voilà qu'au-dessous d'eux, comme dans un terrible cauchemar, ils contemplaient l'immense carré massé en escadrons de cavalerie où se tenait la reine debout sur ses étriers. Le commandant Hassan et ses lieutenants se penchèrent en avant de leur selle sur leurs chevaux, clignant des yeux, bouche bée, front plissé par la surprise, un rictus de fureur déformait leurs lèvres pour s'être laissés berner par une femme.

Derrière eux, dans les défilés étroits, arrêté par ceux des premiers rangs, le reste des soixante mille agresseurs arabes était bloqué. Dans l'urgence et la confusion, il prit sa décision, furieux, Hassan lança un « **Allah ou Akbar** » rageur à ses cavaliers, qui signifiait « **Allons-y** » !

Le soleil se reflétait dans la rivière el-Meskiana, éclairait de ses rayons des milliers d'yeux dilatés, des milliers de sabres nus, des milliers de fers de lance, on eût dit autant de miroirs réfléchissant l'aveuglante lumière du soleil. Soleil que beaucoup ne verraient plus après cette féroce bataille !

La Kahéna regarda ses deux fils longuement : « **Prêts !** » dit-elle à voix basse. Quelques secondes plus tard, ils se mélangeaient à la première vague d'assaut des fanatiques islamiques. Des cataractes de flèches jaillissaient dans un air rempli de hennissements de chevaux et de cris d'hommes, de chocs de corps s'écroulant, de heurts mats de sabres contre des boucliers. Du sang répandu s'éleva une fade puanteur. La confusion fut bientôt indescriptible. La poussière se soulevait de partout, de sorte que l'on ne pouvait pas aisément distinguer le visage d'un adversaire de celui d'un ami.

Les archers berbères, maintenant debout sur les chariots qui leur servaient de plate-forme, bandaient leurs arcs renforcés de corne solide, tiraient sans discontinuer sur les cavaliers musulmans, qui, au sortir des passes, traversaient la rivière avant qu'ils ne soient au contact de la cavalerie berbère.

Derrière les escadrons, les chefs berbères et francs avaient donné leurs instructions à leurs lieutenants pour les guerriers massés dans le carré. La cavalerie légère s'élançait irrésistiblement, chaque phalange obéissant à l'agitation de son fanion, vers les espaces laissés entre ses camarades et venait renforcer les escadrons décimés. À l'arrière, la cavalerie lourde s'ébranlait doucement, calmement, prenait un trot implacable.

Les hommes de tête se renversaient sur leurs chevaux, faisaient tournoyer leurs lassos, ou bandaient leurs arcs, mais aucun arc n'était bandé, aucune lance n'était brandie, aucune arme n'était lancée sans un objectif précis et ajusté. Et cet objectif était presque toujours atteint, l'ennemi roulait au bas de sa selle dans la poussière, pour être piétiné ou achevé par le coup, prompt comme l'éclair, d'un cimeterre.

Les islamistes désorientés, désappointés, confondus par cette résistance imprévue, avaient le désavantage. Car les milliers de cavaliers qui se trouvaient derrière eux étaient étouffés dans les passes étroites par les tas toujours croissants de ceux qui étaient tombés et sur lesquels d'autres venaient buter.

La tactique prévue était d'entourer les Arabes d'un mince cercle de combattants. Petit à petit, mais implacablement, ils rétrécissaient ce cercle, ramenant l'ennemi sur lui-même, l'étouffant peu à peu contre les corps pressés de leurs propres hommes et les réduisant à l'impuissance.

Au centre de ce tourbillon de mort, de sang, de hurlements, de hennissements, d'acier, de chevaux trébuchants et d'hommes tombants se trouvait la Kahéna calme, altière et indifférente à la mort. Tout à coup, le tambour de la retraite de l'armée d'invasion retentit pour ce qui en restait.

La reine se laissa aller à rêver d'un monde en paix dans la gloire de Dieu. La grande armée des hommes s'avançait à pied, car tous les chevaux la précédaient, tirant des charrues. Il n'y avait pas d'autres armes, la voix des hommes s'élevait en chant de triomphe et jubilation, car, derrière les charrues, le blé levait sous un ciel bleu plein de promesses et les hommes continueraient à labourer jusqu'à ce que toute la terre fût couverte de grains ondulant sous le vent comme une mer immense et dorée.

Alors, les laboureurs se reposeraient, appuyés à leurs charrues, ils regarderaient leur ouvrage et sauraient qu'ils avaient chassé la faim du monde et leurs visages refléteraient la paix montant du sol fertile.

Après la dernière des batailles, les trahisons, le choix de l'unité de la Berbérie et la mort de la Kahéna, le calife Omeyyade qui résidait à Damas, **Abd-el-Mélek**, à qui l'émir Hassan avait adressé un rapport circonstancié des événements de sa défaite, craignant des troubles, intima à son émir l'ordre de rester là où il se trouvait, lui et ses troupes, jusqu'à nouvel ordre. Aussi, l'émir amer et exclu de la cour de son maître pour avoir déplu, restera dans la province de la Barca à la frontière de la province cyrénaïque pendant cinq ans.

Le généralissime reconstitua patiemment les effectifs de son armée, en engageant tous les désœuvrés de cette province, qu'il fit entraîner durement. Il finança cet effort de guerre exceptionnel grâce aux trésors pillés au cours de sa razzia au Maghreb. Il quadrilla le territoire contrôlé par la Kahéna d'espions à sa solde.

Cinq ans après, lorsque les ordres du calife de Damas arrivèrent, accompagnés d'importants renforts en hommes, en matériel et en or, l'émir Hassan était fin prêt pour la reconquête, l'or de son maître allait lui permettre d'acheter bien des consciences.

À l'approche de la nouvelle armée arabo-islamique, les messagers de la Kahéna couraient précipitamment de tous côtés et appelaient à la guerre berbère et franque de la Cyrénaïque à Agadir. Ces messagers allaient de village en village, de camp en camp, de ville en ville, d'oasis en oasis et ils répétaient inlassablement :

« **Rejoignez la Kahéna, les Arabes veulent s'emparer non seulement de notre terre et de nos richesses, mais aussi de nos âmes, détruire notre culture et nos traditions. Ils veulent nous imposer leur Dieu, leurs coutumes et leur langue. Alors que nous, nous désirons vivre en paix, posséder des champs et des prés, nos territoires de parcours pour nomadiser, des vergers et des oliviers, des citronniers, des rosiers et du jasmin, afin d'assurer notre subsistance et celle de nos familles, des pâturages pour que nos troupeaux puissent s'alimenter.** »

La reine, dans l'urgence, dépêcha quelques hommes sûrs vers les villages berbères détruits pour l'exemple par l'émir Hassan, pour rassembler les rescapés, prendre en charge les éclopés et les conduire vers d'autres contrées plus paisibles, à l'abri de la calamité de la guerre, de la violence comme de la férocité des agresseurs et de la brutalité de leurs méthodes expéditives, afin qu'ils puissent panser leurs plaies.

Le cours du temps s'était inversé. On dormait à présent le jour et on se remettait en marche dès que revenait la nuit. À l'approche des fuyards, des paysans détalaient, d'autres faisaient front, des hommes comme eux, des Berbères. Mais qui étaient-ils en vérité ? Qu'étaient-ils devenus dans leur âme ? Des collaborateurs de l'envahisseur ? Traîtres ou frères, allez savoir ? On les saluait à la mode tribale, en traçant sur le sol les symboles d'autrefois. Alors, certains visages s'éclairaient aussitôt d'un sourire de bienvenue. Les maisons s'ouvraient, les bras, les cœurs. Les langues se déliaient, commentaient les nouvelles du jour, relataient les combats sans merci qui faisaient rage au pays, dans l'Aurès ou partout ailleurs. Le signe des temps anciens : un poisson entouré d'une étoile.

D'autres fils de la terre, berbères comme eux de mère, de père et d'aïeux, ne répondaient au salut traditionnel que les armes à la main. Alors, ceux qui suivaient le détachement criaient en cœur d'une voix forte : « **Allah ou akbar !** » (**Dieu est grand**)

C'était le mot de passe, la clé des temps nouveaux, des collaborateurs. Ils se prosternaient face au Levant, les fuyards les imitaient d'un même mouvement. Après une ou quelques heures de préambule et discussion, ils leur expliquaient le but de leur fuite. Mais oui ! Avec ces frères-là, on pouvait dialoguer comme autrefois. La religion des envahisseurs n'était rien d'autre qu'une couverture, qu'une protection pour qu'ils les puissent vivre en paix, cultiver leurs champs et élever leurs enfants et leur bétail. C'était comme si leur conversion à l'Islam n'avait jamais existé, tant les relations humaines de tribu à tribu étaient immémoriales, les mœurs, la culture, les mentalités enracinées dans le temps jadis.

Ce furent ces nouveaux convertis en toute bonne foi, ardents croyants s'il s'en fut, qui aidèrent les frères fugitifs, guerriers, hommes, femmes et enfants dans leur fuite et leur salut. Ils connaissaient chaque arbre de leur forêt, les pièges et les sentinelles, les clairières camouflées où campaient les cavaliers musulmans.

Certains collaborateurs étaient vendus aux envahisseurs, bien qu'ils fussent constitués tout comme nous. Leur langue qui retournait les mots niait les valeurs berbères. Ils avaient quitté leur propre communauté. Tout en restant au pays et charriant dans leurs veines le sang de leurs ancêtres, ils vivaient mentalement dans l'esprit du conquérant. Ils adoptaient les mentalités, les coutumes. Ces parvenus, pour satisfaire leur soif de puissance et de domination, se détachaient totalement de leur tribu et devenaient pires que les envahisseurs. Mais jamais aucun Berbère digne de ce nom n'avait troqué sa peau contre celle de l'étranger, n'avait abandonné ou renié la Tradition millénaire pour faire siens l'ordre et les valeurs des oppresseurs, hormis les collaborateurs qui avaient perdu le bien le plus précieux qu'un homme put avoir en ce monde : les liens qui l'unissaient à sa terre. De celle qui les avait créés et nourris, ils n'étaient plus les fils.

Étrangers à leur communauté, c'est pourquoi, solitaires dans la multitude des tribus, ils devenaient les instruments de l'étranger, dociles et efficaces pour opprimer leurs frères, en échange de quelques charges de moitié-maître-moitié-esclave, riches en biens mais pauvres en fraternité, serviles avec leurs maîtres mais arrogants avec les leurs.

Les partisans de la Kahéna décimaient sans merci ni pitié ces traîtres, en premier, de préférence aux Arabo-islamiques qui, eux, ne dénaturaient pas leur race. Ils ne faisaient que leur devoir de persécuteurs, de prédateurs.

De halte en halte, dans une grotte, dans le lit d'un oued asséché, sous couvert d'un fourré, sur un col de montagne blanc de neige, par nuit noire, les fugitifs dont la masse grossissait à fur et à mesure des rencontres avec d'autres débris de tribus, avançaient vers le but fixé, vers le havre de paix à l'abri des tortionnaires de leur peuple de l'autre côté du djebel, rejoindre les autres tribus, loin du fracas de la haine et des combats, qui leur donneront l'hospitalité pour le restant de leurs jours, afin de renouer le fil qui fut tranché. À chaque étape, on ne cessait de conter à l'assemblée réunie autour d'un feu de camp les mille et un chapitres de l'histoire des Berbères depuis le commencement du monde. On déposait dans la mémoire vierge et tendre des adolescents les secrets de la Tradition : le nom des choses qui les entouraient, qui pouvaient être amies ou ennemies selon la paix de leur âme ou la peur de leur cœur, leur force ou leur faiblesse ; la signification des étoiles ; la musique des sources de vie ; le chant qui vous parlait, vous suivait pas à pas ; la voix de la foudre et celle du vent ; le sens des nuages, l'âme du soleil ; la terre nourricière qui ne ménageait, avec l'aide de l'Unique Dieu, ni ses dons ni son amour. Soudain, la terre se desséchait, devenait inhospitalière et hostile parce que le cœur de ses fils s'était desséché bien avant. Les rescapés des carnages toujours plus nombreux écoutaient les émissaires de la reine expliquer avec des mots simples comment, à partir du noyau familial, la Mère constituait la tribu : par le sang. Les femmes qui procréaient les enfants pour renouveler la vie, les vieillards qui étaient la mémoire collective de tous, et qui se trouvaient à la tête du clan, tous étaient chargés d'expérience et de sagesse. La base qui liait chacun des membres de la tribu était fragile, elle pouvait souder les membres éternellement ou les diviser en peu de générations, si on ne respectait pas toutes les contraintes à la fois : le partage équitable de tout entre tous, rien n'était la propriété de personne, chacun devait apporter la force de ses bras à l'effort communautaire ; le respect de la parole donnée ; la loi de l'hospitalité du toit, du couvert et du cœur ; le passé éternellement présent en toute circonstance comme un témoin invisible, impartial et infaillible. Et surtout, le culte, non du héros, non de l'argent, non des honneurs ou du pouvoir, mais des actions, des efforts accomplis ensemble : une maison, une famille, une guerre de défense ou d'attaque. Un outil fabriqué à plusieurs mains, une jarre, une natte. Un agneau qui s'égare, que l'on recherche et rapporte, une génisse à saillir, un champ que l'on laboure pour semer, cultiver, et récolter ensemble d'un même élan, l'élan du cœur.

Les soirées se terminaient lorsque les intervenants s'arrêtaient de parler et commençaient à chantonner, les fugitifs se rapprochaient un peu plus, le cercle devenait plus compact par l'esprit et le cœur. Et tous, à mi-voix, presque dans un murmure, reprenaient en chœur les refrains d'autrefois en surveillant l'horizon embrasé tantôt par le coucher du soleil, tantôt par les incendies allumés par les oppresseurs ou leurs sbires qui ravageaient les villages et les forêts plusieurs fois centenaires pour débusquer les fugitifs ou affamer les récalcitrants. Cette symphonie vocale improvisée était composée note après note, strophe après strophe, par chacun des membres de la communauté le long des générations et du temps, des souffrances et de joies étroitement mêlées. Derrière ces paroles et ces musiques familières, de très loin s'élevait parfois le chant des conquérants. On se sauvait alors à toutes jambes pour se mettre à l'abri dans une grotte ou une clairière camouflée. Débris après débris, les familles qui avaient donné à leur peuple le meilleur d'elles-mêmes, leur fils, leur terre et la paix, étaient éprouvées.

26ᵉ chapitre

Fin de la saga de la reine berbère

Le règne de la Kahéna touche à son terme

Au rassemblement, la Kahéna, avec regret et surprise s'aperçut que certains vassaux berbères et francs refusaient de fournir leur contingent d'hommes, de chevaux et d'or, d'autres récalcitrants accueillaient ses envoyés avec un cynisme écœurant :

« Si sa propre tribu et son armée ne lui paraissent pas assez fortes pour s'opposer à l'invasion arabe, eh bien ! Qu'elle arrête de se battre enfin et demande la paix à l'émir. »

Ces refus cyniques signifiés par des hommes de rien ne pouvaient rester impunis : la reine envoya dans le pays profond un groupe mobile d'une efficacité définitive, troupe légère enfourchant de rapides coursiers pour passer outre leur timoré chef et rallier le peuple, les citadins, les paysans, les petites gens et la mosaïque de peuples ou de communautés – qui étaient le socle de ce pays pour la bataille décisive des plus humbles – pour préserver leur liberté et leur dignité d'hommes libres.

Le commando se déplaçait vite, changeait de direction et d'objectif. Il était là au moment où on l'attendait le moins ; sans états d'âme, il exécutait les traîtres. Tout le pays, du mont Néfouça à la Tunisie, de l'Algérie jusqu'à Tanger, n'était qu'un seul bocage et une succession continuelle de villages et fermes prospères et fut détruit par l'armée islamique, réduisant à néant toutes les infrastructures de cette région.

L'affaiblissement des partisans de la liberté, par la double trahison des Grecs byzantins et de certaines tribus berbères, retourna la situation militaire en faveur de l'armée islamique. Battant en retraite toujours plus à l'ouest, après plusieurs mois d'escarmouches, de combats d'arrière-garde, les tribus berbères fidèles mais affaiblies furent poursuivies jusqu'aux contreforts du massif montagneux de l'**Atlas**.

Mais quand l'étoile d'un être mortel entre dans la constellation du malheur, le sort de toutes les entreprises lui devient contraire, et ni l'esprit le plus pénétrant, ni les qualités les plus éminentes, ni l'expérience la plus profonde, ne peuvent le sauver. Tous les avantages sont réduits à rien par la sévérité du destin. Si jusqu'alors l'ange de Dieu avait chevauché devant la Kahéna, si les constellations favorables permettaient à tous ses désirs de s'accomplir, maintenant les malheurs les plus grands que put subir une reine s'accumulaient dangereusement, ils pouvaient à tous moments s'abattre sur sa tête. La campagne militaire contre les envahisseurs arabo-musulmans servit de révélateur aux dissensions mesquines et aux trahisons crapuleuses des uns et des autres.

Tandis que du Nord et de l'ouest parvenaient les nouvelles des ultimes combats, valeureux guerriers s'il s'en fut, les Berbères appelaient leurs frères à l'aide :

« **Les Arabes sont aux portes de notre vie. Ils volent nos âmes !** »
À l'aide ! Des armes, des vivres, des chevaux et des hommes ! Couverts de poussière jusqu'aux cheveux, le corps durci par la fatigue jusqu'aux orteils, les émissaires succédaient aux émissaires. « **À L'AIDE !** ». Ce cri retentissait dans la plaine, dans les djebels, dans les villages, dans les cités, partout et toujours. Il appelait les fidèles parmi les fidèles au combat pour la liberté d'être ce qu'on est, pour la défense des traditions ancestrales, pour que se perpétue à jamais le souvenir des valeureux défenseurs de leur peuple, de leur terre. Afin que la postérité se souvienne toujours et se raconte avec fierté et orgueil ces batailles où si les Berbères furent vaincus, ils le furent dans l'honneur, la dignité et la fierté d'hommes libres.

La courageuse Kahéna, sous sa tente, interrogeait l'avenir. Demain n'est pas derrière nous, derrière notre dos. Demain n'est pas à atteindre, mais à inventer. Que vais-je faire d'eux, se demandait la reine avec tendresse, seule dans cette multitude, qui attend tout d'elle. Que vais-je faire d'eux tant qu'ils sont, depuis l'enfant à la mamelle jusqu'à ce vieillard qui espère et imagine que je pourrais réaliser un miracle pour les sauver d'eux-mêmes, de leurs peurs, de leurs angoisses, de chaque lendemain.

Elle regarda, scruta de ses grands yeux noirs le fond de son âme, le passé pour connaître le présent porteur d'avenir. Elle évalua ceux qui s'étaient enfuis dès les premiers signes de la calamité islamique pour assurer d'abord leur propre sort. Elle vit également les oiseaux, les grives, et les flamants roses ainsi que les corbeaux noirs et ibis blancs, les lions paresseux ou les loups hargneux. Elle regarda les agneaux bêler dans l'enclos, les oiseaux de paradis qui virevoltaient dans le ciel : cette terre est aussi la leur, leur ciel, leur paix. Oui, même la mort enfantait la vie. On entendait les meuglements des bêtes à cornes, là-bas, dans la prairie grasse à flanc de coteau, qui mettaient à bas leurs petits.

Elle n'avait rien oublié de rien, pas une parole, pas un seul geste de lâcheté, c'est parce qu'elle savait que l'avenir dure aussi longtemps que le passé, tous deux faits d'ombre et de lumière.

Quand les cavaliers d'Allah seront aux portes de notre paradis, qui trouveront-ils devant eux, quelle détermination ? Quelle conviction ?

Une idée surgit, elle germa dans sa tête, elle chemina et s'étendit à son corps, le long des jours, des semaines, des années et des siècles à venir. Elle essaya de lui donner corps avec tout son désir acéré. L'avenir de tout le peuple berbère se précisait dans sa tête, dans son cœur, dans sa vision.

En transe, le regard fixe, intériorisé, ses cheveux de feu se mirent à s'agiter en une gerbe de lanières vivantes comme des flammes, de gauche à droite, de droite à gauche, de plus en plus vite. Sa vision avait acquis la dimension d'une gigantesque sonorité, une résonance qui sort d'un gouffre sans fond. Elle contempla le passé dans l'abîme, le présent vécu sur terre et vit l'avenir au ciel. Ils se profilèrent, confondus le long de son ombre plus longue et plus vivante que son corps.

Elle vit la réalité réalisée, les Arabes, ce qui les intéressait ce n'étaient pas SEULEMENT les richesses, les terres, le pouvoir, mais SURTOUT les âmes, l'adhésion des hommes (**mâle et femelle**) à l'Islam, la soumission sans réserves, sans appel à Allah comme à son calife. C'est à l'homme, à ce qu'il était, à ce qu'il pouvait leur apporter.

Chaque tribu conquise, ils l'associaient aussitôt à eux pour renforcer leurs forces, augmenter leur puissance, s'identifier au pays conquis et avec elle partir vers de nouvelles conquêtes, à égalité, au nom de l'Islam. Ils n'avaient qu'un seul objectif : **l'avenir et conquérir toute la terre.**

Personne ne peut combattre l'avenir, l'avenir appartient à Dieu. Nous allons entrer dans ces nouveaux conquérants, à l'intérieur de leur âme, dans leur Dieu, leurs mœurs, leur langue, dans tout ce qu'ils savent, dans tout ce qu'ils ont volé, spolié aux autres peuples. Nous avons le temps pour leur subtiliser tout ce qu'ils représentent de jeune, de fort. Nous allons lentement prendre leur vigueur. Cela ne sera pas facile. Les Arabes ne se laisseront pas faire facilement, mais nous en viendrons à bout.

Grâce à l'Islam notre région s'ouvrira vers l'extérieur, vers d'autres horizons, vers le monde. Nous avons besoin de renouveau, pour ressusciter.

Nous plierons le dos, ce sera dur. Nous connaîtrons les vicissitudes sans nom des vaincus, le saccage de nos traditions ; nos mœurs, et même notre culture seront gommés et parfois rejetés par nos fils et nos filles.

Nous nous transformerons à leur contact, nous adopterons leur image extérieure. Cependant, à l'intérieur de notre tête de notre âme, nous resterons des Berbères. Nous garderons dans nos maisons, pour nous seuls, nos coutumes, notre langue, nos Traditions : « **Le temps est avec nous.** »

Sourd, lourd et lent, montait le roulement des tambours, la résonance traversait telle une longue déchirure le silence flamboyant de l'aube d'une nouvelle journée à venir. D'une bataille qui commençait, prise au piège dans les défilés du mont Atlas, avec panache, la Kahéna engagea le combat en terrain découvert avec un effectif restreint contre l'armée de l'émir bien entraînée, bien équipée et sûre de sa victoire. Si l'émir Hassan ne put subjuguer les Berbères par les armes, il les soumettrait par la ruse.

Sachant combien la Kahéna avait d'influence sur ses partisans et que seule sa mort pouvait faire cesser les combats, l'émir Hassan donna un ordre définitif : tuer la combattante à la longue chevelure de feu qui flottait comme une oriflamme flamboyante, à n'importe quel prix, à n'importe quel moyen. La supériorité numérique de l'armée islamique était écrasante, les Berbères se battaient avec le courage du désespoir à **un contre quatre**. Lorsque tout à coup, un cri résonna comme un coup de tonnerre « **la Kahéna est morte** », « **ils ont tué notre REINE !** ».

Elle mourut sur son cheval, les armes à la main. Instinctivement, son étalon fougueux sentant l'odeur de la mort, trouva un passage entre les cavaliers arabes et emporta son corps mortellement blessé dans un galop effréné vers le camp berbère. Le lieu de sa sépulture est connu aujourd'hui sous le nom « **le puits de la Kahéna.** » L'épopée de la Kahéna, la reine berbère juive, **venait de prendre fin avec sa mort en 708 de notre ère.**

Mais les Berbères n'avaient pas de raison de s'en vanter, ils avaient encore une fois fait la preuve de leur incapacité à s'unir au sein d'une nation et à en accepter les sacrifices qui en découlaient.

La répression fut très dure, les arabo-musulmans dévastèrent le pays et brisèrent les habitants par des massacres et la captivité, cette captivité qui transformait le berbère ivre de liberté en esclave impuissant. « **Du point de vue de la civilisation, écrit Auguste Bailly, ce fut un désastre : alors que les pays orientaux conservaient leur culture et leur art, l'œuvre, au**

Maghreb, des Phéniciens, de Rome et de Byzance fut anéantie en un demi-siècle de lutte.⁵⁵ »

Les Berbères ne tardèrent pas à oublier la rancœur de la défaite et à établir des relations intimes avec les arabo-islamiques. Les Berbères avaient apprécié chez les arabo-musulmans leur endurance, leur courage, leur orgueil démesuré qui les poussaient aux exploits les plus insensés. L'instinct de domination des Berbères s'éveillait au contact de ces rudes guerriers couverts de gloire. Ils les voyaient accomplir les mêmes gestes, les mêmes actions auxquels seuls sont accoutumés les enfants du désert. Entre nomades, entre gens des tentes, il existe des affinités électives, car le désert est une patrie commune pour tous ceux qui l'habitent. Le pire était encore en devenir, en quelques décennies les contingents arabo-islamiques s'étaient berbérisés, ils s'étaient fondus dans la masse des populations berbères, épousant leurs femmes et adoptant leurs Traditions.

Le ralliement sincère des Berbères à l'Islam constitua l'une des pages les plus étonnantes de la conquête du Maghreb ; le monothéisme arabe réalisait l'exploit d'attirer dans son giron une population en grande partie judaïsée que le christianisme n'avait pas réussi à s'attacher. Il est vrai que l'élimination physique de l'élite guerrière comme de tout chef de tribu ou de notables opposants, les épurations ethniques à répétitions perpétrées par les arabo-islamiques, et le caractère particulier de l'Islam, facilitèrent les choses.

Moins de trois années après la soumission des tribus berbères, en 710/711 de notre ère, les Berbères fraîchement islamisés furent le fer de lance de la conquête d'Espagne, sous la conduite d'un des leurs, **Tarec ibn Zaïd**. C'est de la déformation de son nom que les occidentaux tirèrent le nom du détroit de **Gibraltar (Djebel Tarec)**. Les armées chrétiennes d'Occident, commandées par Charles Martel, arrêtèrent les conquérants musulmans en **l'an 732 à Poitiers**. Cette victoire amorça le reflux islamique en Europe de l'Ouest.

---

55 **Auguste Bailly : Byzance, p.143.**

27ᵉ chapitre

Changement de dynastie

Les Abbassides suppriment les Omeyyades.

La récupération de la révélation coranique ne se fit pas sans opposition. Il fallut d'abord liquider les légitimes héritiers des prédications du prophète de l'Islam, c'est-à-dire la famille de Mohamed : son gendre Ali, ses petits enfants, les Mouhadjiroûn de Quraych (**premiers convertis de La Mecque**) et les Ançars (**les convertis de Yathrib**). C'est la dynastie des Omeyyades, héritière des plus implacables ennemis de Mohamed et de ses prédications à La Mecque, autrement dit, elle récupéra l'Islam pour en faire un instrument de pouvoir et de conquêtes à son seul profit.

En l'an 750, un peu plus d'un siècle après le décès du Messager d'Allah, se produisit une révolution ethnique à la tête de laquelle le clan Hachémite, sous l'autorité d'**el-abbas abd Allah,** prit la tête d'une révolution initiée par des Perses et des Chrétiens en mal de conversions qui réclamaient l'égalité ethnique. Ils désiraient renoncer à leur croyance et se convertir à l'Islam pour êtres traités sur le même pied d'égalité que les Arabo-islamistes, s'affranchissant du racket et de la précarité de la dhimmitude, et devenir citoyen à part entière pour profiter les avantages liés à l'Islam, notamment d'avoir quatre épouses et plusieurs concubines. Ce que visaient ces apostats ne se situait pas sur le plan sexuel, mais celui de l'exploitation de la femme par l'homme. Les femmes sont encore aujourd'hui, d'après la Sharria, considérées comme des kleenex que l'on jette après usage, c'est-à-dire après avoir donné une progéniture de préférence mâle. Mais elles continuent à travailler contre une maigre pitance, ainsi que leurs enfants, pour le seul profit de leur époux et maître.

Voilà de quelle manière chrétiens et zoroastriens apostats accédèrent à l'égalité ethnique. Après des combats sporadiques où aucune victoire décisive ne fut remportée, les deux protagonistes décidèrent d'organiser une réunion pour négocier les modalités de la paix. Une conférence fut organisée dans le palais Omeyyade à Damas :

« **Le calife Omeyyade et les chefs du soulèvement populaire, qui se disputaient le pouvoir islamique, se réunirent dans une des salles du Palais pour discuter les conditions de la paix.** Alors que les membres de cette réunion dînatoire étaient réunis, al-abbas abd Allah en condamna les portes et fit égorger tous les membres de la dynastie Omeyyade, un seul en réchappa. Après cette effusion de sang, le clan al-abbas, dernier converti à l'Islam, ancien allié du clan Omeyyade, s'empara du pouvoir islamique en liquidant les héritiers des anciens complices du clan Hachémite pour fonder la dynastie Abbasside de Bagdad. »

Lors de l'avènement de cette dynastie, une nouvelle relecture du livre sacré du Coran s'imposa. Le renouveau de l'Islam préconisé par le courant rationaliste mutazilite soutenu par **le calife abbasside al-Ma'mum (813-833)**, atteignit une résonance intellectuelle et scientifique, il permit une ouverture extraordinaire sur la culture gréco-latine, enterrée par l'Église. La période mutazilite fut aussi celle de l'âge d'or et de lumière de l'Islam, où un Islam tolérant curieux, offensif et d'avant-garde fut à l'honneur. L'Islam sut s'ouvrir à ce moment-là à la culture grecque et latine, cultures qui avaient été gommées par le christianisme triomphant. Le monde redécouvrit à travers l'Islam la philosophie, l'astronomie, la chimie, sans l'alchimie, les mathématiques ainsi que la médecine et tant d'autres choses. Il arracha l'Occident aux ténèbres et, l'instant d'un éclat, l'humanité en fut illuminée. Mais qu'est-il donc devenu, cet Islam des lumières ? Où est donc passé ce bel Islam plein de certitudes hardies pour le genre humain ? C'est ce que je vais tacher de vous faire savoir.

Les mutazilites, tenants de la théologie rationnelle, rejetaient l'idée de l'intemporalité de la part lue, ou plutôt récitée, de la révélation coranique, de la matérialité des sons ou des graphes, qui donnent lien et corps au Coran. Le sunnisme, l'autre tendance qui leur disputait la faveur des califes, par contre éleva au statut de dogme divin cette systématique invocation des précédents de « **pieux ancêtres** », et croit à l'efficacité permanente non seulement des principes mais aussi des recettes traditionnelles.

Le mutazilisme, au début du IXe siècle, voulait sauver la pensée du Coran du trivial patchwork herméneutique pour le placer à la hauteur d'une pensée de la transcendance divine, d'une réflexion sur l'Histoire et la condition humaine, se reconnaissant des plus grands moments de la pensée universelle.

À la suite des difficultés rencontrées par le pouvoir califal, la théologie rationaliste « **mutazilite** », à partir du Xe siècle, perdit l'écoute du pouvoir. L'Islam, à partir de ce moment, trouva un refuge dans l'intégrisme et le fatalisme, doctrine, comme on s'en doute, soutenue par les nantis. Elle aura pour conséquence de figer la société musulmane, par l'absence de justice sociale et l'interdiction de toute revendication, sociale, économique, politique ou parentale, puisque telle est la volonté d'Allah. La prédestination, « **mektoub** », c'est écrit, et « **inch'Allah** », Allah le veut, clôturaient la voie à toute revendication. Cela sonne dans nos oreilles comme un écho au cri : « **Dieu le veut !** » des chrétiens de cette même époque.

Bientôt, le temps de l'intolérance et du fanatisme, l'un ne va pas sans l'autre, va submerger les musulmans, et d'un même mouvement il sonna le glas de l'Islam tel que l'avait voulu la révélation coranique. Cet Islam défiguré va s'enfoncer dans le fatalisme le plus passif, mettant au compte de la volonté d'Allah les déboires issus de la décadence de la société instaurée par ce nouvel ordre. Les musulmans oublièrent que le nom de Celui qui créa le ciel, la terre et tout ce qui se trouve entre eux est : « **Ce Qui Est** », l'Éternel présent, seule l'action de l'homme ou de la nature peut changer le futur. Si la langue arabe s'imposa au monde islamique, l'arabe disparut dans la poubelle de l'Histoire et la dénomination « **arabe** » s'imposa dans le langage courant en Occident comme un nom générique pour désigner le musulman.

L'Islam, après avoir conquis la moitié de l'empire chrétien, permit la renaissance occidentale par la découverte et l'apport de la civilisation gréco-latine, mais aussi ses comportements racistes contre juifs et chrétiens. Les musulmans s'enveloppèrent dans une sorte de dogmatisme réducteur pour s'endormir pendant de longs siècles en compagnie du fatalisme, de la superstition et du fanatisme, abandonnant à d'autres le flambeau de la civilisation.

Cette implosion de l'Islam était due à plusieurs causes, dont certaines existent encore, et elles furent nombreuses, je vais tenter d'analyser brièvement celles-ci :

- La cause religieuse par l'arrêt de l'**Ijtihâd**, cet arrêt signifiait l'interdiction de la recherche théologique par l'interprétation renouvelée du Coran ;
- La décadence des mœurs ;
- Le fossé grandissant entre riches et pauvres à qui on faisait accepter leur situation en l'imputant à la volonté d'Allah, c'est le fatalisme au service des seuls nantis. **Le mektoub, c'est écrit** ;
- Le ramollissement des hommes qui refusaient désormais de mourir pour une religion confisquée par un pouvoir tyrannique ;
- Un système religieux indifférent aux souffrances des hommes, aux femmes et aux déshérités ;
- Une croyance qui ne rapporte plus rien aux classes déshéritées, même plus l'espérance ;
- L'éparpillement de l'Islam en plusieurs sectes qui se jalousent, se haïssent et se détruisent ;
- Les pays musulmans ont été dominés par des conquérants de diverses ethnies qui ne revêtirent l'habit de l'Islam que pour mieux dominer le sous-prolétariat et l'utiliser, avec la complicité de leurs chefs religieux, pour leurs propres ambitions ;
- L'incapacité de l'Islam à constituer une classe bourgeoise urbanisée assez importante pour se substituer à la solidarité tribale ;
- La corruption instituée comme moyen de gouvernement, avec son cortège de pots de (vin) lait et de clientélisme ;
- La **Reconquista** progressive chrétienne de l'Espagne ;
- La découverte de l'Amérique par l'Occident en l'an 1492 ;

— Le contournement de l'Afrique par la marine portugaise en 1502 entraîna progressivement l'abandon de la route de la soie dont les péages enrichissaient les pays riverains islamiques ;
— L'opposition des oulémas et des imams à toute modernisation qui n'était pas une création islamique.

Au XVIe siècle, la volonté de reconquête chrétienne ne fut pas homogène, pour des raisons politiques, elle s'effectua en dent de scie, perdant à l'Est (l'Anatolie) à la suite de l'intrusion des turco-mongols dans la scène du monde monothéiste ce qu'elle récupérait à l'Ouest (l'Andalousie). Si l'arabisme triomphait, surtout grâce à l'écriture coranique, l'Arabe sera le grand perdant de cette volonté de reconquête chrétienne. Dès le Xe siècle les califes confrontés à des hérésies firent appel à des mercenaires étrangers pour mater et mettre au pas de la religion officielle les déviationnistes du dogme islamique concocté par le pouvoir. Le premier chef de ces mercenaires à recevoir le titre de sultan fut le chef du clan turco-mongol Seldjoukide dont la dynastie prospéra longtemps au Moyen-Orient. Elle fut même le dernier rempart contre la décadence arabo-musulmane.

28ᵉ chapitre

Le Coran entre transcendance et Histoire

Devant tant de violence et d'intolérance des intégristes islamiques, sunnites et chi'ites à l'égard des juifs, je me suis quelquefois demandé si ces fous d'Allah, comme ils aiment se faire appeler, décidaient de mettre leur fanatisme en adéquation avec le contenu du Coran en supprimant de son contenu tout ce qui provient de la source vive hébraïque, ils se demanderaient avec stupéfaction et déchirement, mais pas sans souffrances, quel est le sens de la révélation coranique.

L'écriture scripturaire arabe archaïque qui sert de support à la conservation de la révélation coranique n'est déchiffrable aujourd'hui que par quelques spécialistes. Le Coran « **Incréé** » est une récitation, s'apprend par cœur, c'est-à-dire retenir la forme et non le fond au moment où on le prononce. Il n'est pas nécessaire de comprendre le contenu et interdit de le commenter. Du vivant du Messager de l'Islam, la révélation coranique se transmettait de bouche à oreille, autrement dit oralement, lorsque, pour des raisons autant théologiques que politiques, quelques temps après sa mort, la nécessité se fit sentir de fixer le texte et unifier les différentes versions orales et écrites qui avaient cours qui généraient des conflits entre croyants. La commission chargée de cette compilation se trouva face à plusieurs problèmes à résoudre, l'écriture arabe antéislamique était consonnique, elle était plus un aide mémoire qu'un compte rendu fidèle. Autre difficulté, la présentation du texte n'est pas chronologique ni thématique, mais un mélange dans chaque chapitre des révélations reçues à La Mecque et à Yathrib. Cette confusion fut voulue dès l'origine par les premiers compilateurs. Les persécuteurs de Mohamed et des premiers adeptes, après s'être emparés du pouvoir et avoir exterminé ces derniers, purent tout à loisir interpréter suivant leurs besoins le contenu de la révélation coranique. Le paradoxe de cette dernière est qu'elle s'est construite sur une contradiction dialectique insoluble, la partie révélée à La Mecque est généreuse, humaniste et sociale, alors que celle reçue après l'Hégire à Yathrib s'adapta aux nécessités du moment. Mohamed légiféra pour consolider son pouvoir politique, lorsqu'il fut confronté aux besoins personnels, financiers ou militaires. Ce qui est resté inchangé dans la révélation coranique, c'est l'aptitude du texte à générer au fur et à mesure de l'Histoire une interprétation conforme aux besoins de ceux qui sont au pouvoir tout comme de ceux qui le contestent. Cette double face de l'Islam, à travers une lecture orientée du Coran, crée une instabilité toujours renouvelée de l'état islamique, le pouvoir théocratique qui prévaut en terre d'Islam ne se maintient que par le glaive, à l'instar des agissements de Mohamed en révélant des versets conformes à ses besoins financiers, militaires ou matrimoniaux.

Les princes à leur tour manipulèrent sans scrupule l'Écriture scripturaire avec la complicité des clercs exégètes.

- Les demi-lettrés.
- Les gens du ressentiment.
- L'espoir peut cacher la peur, mais pas la réalité.
- L'éphémère nécessaire n'est pas la vie.

Le prophète de l'Islam emprunta pratiquement tout au judaïsme, il se retourna sans vergogne contre ses inspirateurs et protecteurs. Ce retournement d'alliance n'est pas dû à des facteurs matériels, bien que ceux-ci le deviennent après la rupture, la cause essentielle de la querelle entre Mohamed et les juifs de Yathrib s'est d'abord située dans le domaine des idées.

Le conflit intellectuel ou idéologique entre les juifs et l'islam prit toute son inhumanité à l'encontre des juifs parce qu'il menaçait le cœur des idées religieuses de chacun.
Si des prophètes pouvaient naître chez des idolâtres, les juifs n'étaient plus le peuple choisi par Dieu, ses esclaves, pour être les gardiens vigilants témoins fidèles et intransigeants de la révélation vue et reçue au pied du Sinaï, ce qui équivalait à la disparition de l'enseignement de Moïse.

Si Mohamed n'était pas le Messager d'Allah, alors aux propres yeux des musulmans, il ne pouvait être qu'un imposteur s'abusant et abusant les autres. C'est la raison de la présence de nombreux versets dans le Coran « **Incréé** » qui accusent juifs et chrétiens d'avoir falsifié leurs Écritures saintes. Jésus et les Apôtres, y compris Paul, étaient juifs, ont vécu et sont morts en juifs pratiquants. Juifs et chrétiens, contrairement aux apparences ont le même corpus biblique bien que pour les juifs il se limite à la première partie, c'est-à-dire au Premier Testament

Il se passa avec le monothéisme musulman ce qui était déjà arrivé avec la branche chrétienne du monothéisme, dans les rapports avec les individus et les groupes, surtout dans le domaine de la religion et de la politique, il y a souvent une période où le caractère de leurs relations est indéterminé. Puis, soit soudainement, soit progressivement, ils arrivent à un point auquel, pour l'un d'eux au moins, la relation devient déterminée. Ils décident qu'eux et les autres seront amis ou ennemis, seront ensemble ou séparés. À partir de ce point, les choses vont, soit très bien, soit très mal.

Ce même processus se rencontre lors de l'éclatement de toutes les sectes ou partis politiques.

Il est intéressant de réfléchir sur la direction qu'aurait prise l'humanité et la révélation reçue au pied du Sinaï par les Hébreux si les descendants de ces derniers avaient eu le pouvoir et la force de contraindre son protagoniste islamique à respecter le traité signé en l'an 624 par les représentants du peuple juif[56] avec le Messager d'Allah, et les adeptes de l'Islam naissant, qui comprenait à cette époque **les Mouhadjiroûn de Quraych et les Ançars. Allah punit les transgresseurs !**

Qui profita de la révélation coranique ? Les arabo-islamiques ou ceux qui s'imposèrent aux Arabes ?

---

56 Probablement cette constitution créant l'ümma fut signée par les représentants de l'ancien royaume juif de l'Arabie du Sud (Yémen), autrement dit, les descendants de la dynastie des Tübâ's.

La disparition prématurée du prophète de l'Islam provoqua une crise religieuse plus importante que la crise politique. Car l'Islam est autant religion, politique, que social.

La contribution arabe à la culture islamique a été magnifiée sans raison, et celle des peuples civilisés conquis d'Égypte, de Syrie, de Mésopotamie, et de Perse, plus tard convertis à l'Islam, a été fort dépréciée.

Mohamed était-il un prophète ? Un messager ? Un avertisseur ?

Historiens et philologues ne le pensent pas. C'était un homme chez lequel l'imagination créatrice œuvra à des niveaux différents, il plagia des idées dans l'air du temps liées aux questions centrales de l'âme arabe en particulier et de l'existence humaine en général. Ce que l'Histoire permet d'affirmer sans être contredit :

« **Toutes les idées qu'il proclama ne sont ni vraies ni justes.** »

Mohamed s'exclut de lui-même du nombre des prophètes. Dans le pacte des prophètes, il rappelle :

« **Lorsque nous avons conclu l'alliance avec les prophètes et avec toi** (ce toi sous-entend Mohamed) **avec Noé, Abraham, Moïse, Issa fils de Marie** (Mohamed changea le nom de Jésus, qui signifie en hébreu « Sauveur » par Issa qui ne signifie plus rien), **nous avons conclu avec eux une alliance solennelle** » (Cn. XXXIII, 7).[57]

Dans les versets qui vont suivre, Mohamed tente de rectifier son omission ou celle d'Allah : voilà les signes :
« **Nous te communiquons en vérité, car tu es au nombre des prophètes** » (**Cn. II, 252**).

---

[57] Comme on le constate, il oublie nommément de se désigner, ou c'est Allah qui l'oublie sciemment ?

Mohamed est le seul à s'autoproclamer prophète. Les prophètes d'Israël, y compris Jésus, ne se désignent jamais eux-mêmes comme tels. Ils portent seulement la parole de Dieu et l'espérance juive à l'humanité à travers Israël, c'est la postérité qui leur décerna le titre de prophète.

Si ce que dit le Livre « **Coran Incréé** » est véridique, il ne fait que garantir l'authenticité des messages divins qui l'ont précédé. Pourquoi l'Islam n'applique-t-il pas les sourates (**chapitres**) qui portent cette authenticité ? Dieu aurait dit à son messager (**Mohamed**) :

« **Nous t'avons inspiré. Comme nous avons inspiré Noé et les prophètes venus après lui. Nous avons inspiré Abraham, Ismaël, Isaac, Jacob, les (douze) Tribus d'Israël, Jésus, Job, Jonas, Aaron, Salomon et nous avons donné les psaumes à David** « (Cn. IV, 163)

L'Avertisseur eut l'intuition, lui ou un autre, que pour prospérer en terre arabe, toute religion doit être indépendante vis-à-vis des enchevêtrements politico-théologiques venus d'ailleurs et trop compliqués pour l'âme arabe passionnée.

Le judaïsme au Maghreb fut confronté au même inconvénient face à la pratique du rituel hébraïque par les Berbères. Ce peuple nomade ou semi-nomade s'était converti au judaïsme dans une large majorité jusqu'à la colonisation arabo-islamique consacrée par la victoire sur la Kahéna, la reine juive des Berbères.

La sage Khadîdja avait-elle influencé l'Avertisseur lorsqu'il popularisait ses prédications sur les places publiques de La Mecque ? On retire deux faits importants en analysant la biographie du prophète de l'Islam replacée dans l'époque historique où elle s'est produite, à savoir :

1 – Est-ce bien le même homme qui vécut à La Mecque et celui qui immigra à Yathrib, un an après ses premiers disciples, en compagnie de son assassin Omar el-Kattab, son oncle et beau-père Abū Bakr et

Othmân ben Affane ?

La différence de comportement du Messager de l'Islam dans ces deux cités était tellement aux antipodes que toute analyse rationnelle conduit tout droit au doute.

2 – Mohamed avait-il créé une religion nouvelle, sorte de patchwork des Livres saints hébraïques et chrétiens de sa propre initiative ou avait-il été chargé de mission par la tribu Quraychite, dont son clan faisait partie, pour remplacer la fidélité du clan et de la tribu par celle de la foi ?

La légende nous apprend que la compilation du Coran, le livre saint de l'Islam, fut faite dans un premier temps à deux reprises, une première fois après la disparition de Mohamed, sous le premier calife Abû Bakr, oncle et gendre du prophète de l'Islam et la seconde fois, vingt ans après, sous le troisième calife Othmân ben Affane, du clan Süfyân. Les deux commissions chargées de ces compilations furent placées sous l'autorité du même personnage. Alors que l'Histoire nous révèle que l'écriture scripturaire du Coran a été une longue évolution qui s'est faite sur trois siècles pour l'adapter à l'évolution de la société civile et au pouvoir séculier des dynasties Omeyyade et abbasside. La compilation définitive du texte coranique s'est faite tardivement au XIe siècle de notre ère, elle est le fait des milices militaires non arabe, Turcs Seldjoukides, qui prenant conscience de leur puissance, se saisirent de l'appareil de l'État, et s'en accaparèrent pour leur propre gloire. L'institution de l'émirat a été théorisée par Mâwardi (**mort en 1031**) : elle est polymorphe, s'adapte et change de forme selon la conjoncture. Cette légitimation de la prise du pouvoir par la force de l'émir, chef de guerre, avait pour contrepartie d'empêcher la rébellion ou la sécession. Elle instaura la pérennité du pouvoir islamique par l'établissement de l'ordre et la sécurité. À cette tenaille de tout pouvoir, le religieux s'ajouta un dogme majeur et machiavélique, celui de mektoub, c'est-à-dire celui de la destinée que la Divinité octroie à tout individu dès sa naissance. Se rebeller contre son destin, c'est se rebeller contre Allah, cela conduit inéluctablement à la mort en passant par la souffrance.

Le califat est une invention de ceux qui succédèrent au Messager d'Allah. Ils oublièrent de l'évoquer dans le Coran, il a été ignoré tout autant par la sünna (**tradition**). Les potentats qui se sont emparés de la révélation pour justifier leur pouvoir s'accrochèrent à une vague mention coranique du terme que fait allusion la sourate XXXVIII, verset 26, où Dieu s'adresse à David, **roi du royaume d'Israël**, et lui dit :

« … **nous avons fait de toi un calife sur Terre.** »

Si on se fixait sur le symbolisme de ce verset, seul un juif descendant du roi David peut prétendre au califat.

Mohamed, une fois installé à Yathrib, se rendit compte, influencé certainement par Omar, qu'il devait pousser jusqu'à son ultime conséquence l'arabisation de sa prédication. Il ne pouvait l'imposer aux membres des tribus arabes que si celles-ci jouissaient d'une totale autonomie à l'égard des « **gens du Livre** », autrement dit, des juifs et des chrétiens, en faisant appel aux instincts du chauvinisme primitif, mêlé d'orgueil et d'arrogance arabe.

Alors que Saül de Tarse, dit saint Paul, fit un bond au christianisme par-dessus l'enseignement de Moïse pour rejoindre les enfants d'Abraham et imposer aux idolâtres le monothéisme des sept commandements octroyés à Noé par Dieu, à Yathrib (**Médine**), le Messager d'Allah, quant à lui, se contenta de mettre en parenthèse Moïse en s'appuyant sur la relation de la naissance d'Ismaël l'esclave de Saraï qui eut comme géniteur d'Abram (**Gn. XVI, 15-16**).

Ayant ainsi décidé les principes constitutifs de l'Islam, sur une interprétation erronée et une base légendaire, Mohamed adapta la nouvelle donne aux aspects extérieurs qui la différencieraient des croyances monothéistes déjà existantes, juives et chrétiennes.

29ᵉ chapitre

L'Islam pendant le mutazilisme

Où eut lieu l'effort social, intellectuel et scientifique

Il n'y a rien de changé sous le soleil, dans les pays arabes l'image du juif et du chrétien est beaucoup plus négative que celle du musulman en Occident. Il est vrai que contrairement aux imams ou aux oulémas, les curés et les rabbins ne font pas dans les églises et les synagogues au cours de leur prêche hebdomadaire des appels véhéments à la haine et au meurtre à l'encontre des musulmans.

Il ne faut pas dissimuler l'apport que fit l'Islam à l'humanité, pendant la courte et féconde période des rationalistes mutazilites, lorsqu'il sortit la culture gréco-latine de l'abîme où l'avait enfoui l'Église pour imposer ses dogmes. Cette période des Lumières se situa entre le IXᵉ siècle et la fin du Xᵉ siècle, l'Islam détenait le flambeau de l'intelligence, des conquêtes, de la culture, de la philosophie, de la poésie et de la science.

C'est par l'Islam, plus ou moins modifié par le prisme arabe et enrichi par les peuples conquis, que l'essentiel du savoir humain hérité des Anciens (**astronomie, médecine, algèbre, etc.**) atteignit l'Occident enrichi de nouveaux éléments.

Libéré des dogmes et des théories chrétiennes qui paralysaient l'activité scientifique et entravaient la pensée libre en Occident, l'Islam édifia en Orient une civilisation d'une richesse exceptionnelle.

Si les Arabes de la conquête surgirent de La Mecque les mains vides, ils ont l'esprit ouvert, animé d'une curiosité intense et leurs aptitudes réceptrices intégrales. L'Islam sut dans une ambiance de liberté un peu anarchique créer un nouveau paysage scientifique, culturel, artistique et esthétique intégrant petit à petit l'héritage antique, juif, judéo-chrétien et gréco-latin.

La civilisation arabe réussira la gageure de fondre en un ensemble harmonieux une quantité importante d'éléments locaux hétérogènes, dont le génie particulier résistera aux pires calamités de l'Histoire, tant était forte l'emprise des différents apports à la jeune civilisation islamique au sein de ce bouillon de culture.

Les médecins musulmans surent éviter l'écueil de l'irrationnel et les tentations de la magie[58]. La médecine fondée sur une connaissance large et qui se veut totale de l'homme, informée et contrôlée par la raison, complément de la philosophie et des sciences exactes, se pratiqua partout, au Moyen et Proche Orient, aux Indes, en passant par l'Italie et la France. La médecine islamique mérite le nom d'humanisme.

La philosophie se développa où on relève une attitude intellectuelle novatrice un foisonnement d'idées, de pistes, qui ne sont pas uniquement du domaine de la philosophie pure mais débouchent également sur le plan social, religieux, politique et économique.

Des philosophes tels : **El-Kindi** l'Arabe, **Al-Fârâbi** le Turkestan, **Ibn-Sinâ**, dit « **Avicenne** », le Persan, **Al-Ghazâli** l'Iranien, **Ibn-Rush**, dit « **Averroès** », de Cordoue (**Espagne**)

Tel pour les sciences : **Ar-Râzi**, dit « **Rhazes** », l'inventeur du séton «**drain**» en chirurgie, encore **Ibn-Sinâ**, « **Avicenne** », auteur d'un traité médical encyclopédique traduit en Occident sous le nom de **Canon,** qui fut la bible de la médecine jusqu'au XIXe siècle en Occident, **Abulcassis**, inventeur de méthodes chirurgicales inédites et d'instruments ingénieux.

Ahmed Ibn-Touloun, le Seldjoukide (**Mongol blanc**) fonda un hôpital, un établissement qui devint vite un modèle du genre, ouvert gratuitement à tout malade, homme ou femme, riche ou pauvre.

---

58 Il est vrai que libérés du dogme de la résurrection, les médecins musulmans n'eurent aucun scrupule à disséquer les cadavres pour s'approprier de la connaissance du corps humain.

Les musulmans furent les premiers à jeter les bases de la chimie moderne, tels encore : **Ar-Râzi** dit « **Rhazes** », aussi **Ibn-Sinâ**, dit « **Avicenne** », **Al-burûni**, qui contribuèrent à différencier la chimie véritable des opérations alchimiques.

Djabir Ibn-Hayyân, dit « **Geber de Koufa** », sera le précurseur dans le secteur de la chimie en pressentant l'existence des corps « **aériformes** et **impalpables** » qui ne seront découverts que dix siècles plus tard.

En physique, ressort le nom d'**Ibn al-Haytham**, qui établit des traités de mathématiques, d'optique et d'astronomie.

En mathématiques, ils purent perfectionner l'arithmétique par l'emploi de chiffres aujourd'hui dits « **arabes** » en s'inspirant des chiffres indiens, et inventèrent le zéro.

En astrologie, ils abordèrent l'étude de l'astronomie dès le début du IXe siècle, les premiers observatoires furent construits au **Caire**, à **Samarkand**, à **Cordoue**, à Damas et à **Bagdad**.

À l'aide de leurs instruments qui consistaient en cadran solaire, quadrant, astrolabe, ils explorèrent le globe céleste.

Thâbim Ibn-Qora détermina la longueur de l'année solaire.

Al-Battâni découvrit l'inclinaison du plan écliptique.

Al-Kharezmi, est l'auteur des plus anciens ouvrages d'algèbre.

Ce fut par l'astronomie que les savants musulmans fondèrent la trigonométrie plane et sphérique, **Omar Khayyam** établit l'algèbre. Mais c'est à la poésie, à son *Rubd'iyât bravant les interdits des intolérants intégristes,* que ce savant doit à tout jamais sa gloire. Malheureusement l'Islam s'enferma, dès cette époque, dans l'intégrisme en privilégiant la tradition au savoir.

L'étude géographique profita des progrès de l'astronomie aidés par la détermination des latitudes et des longitudes de tous les endroits du monde connu, réunies par les savants en pays d'Islam.

La géographie de **Ptolémée**, traduite, devait permettre à 70 scientifiques musulmans d'exécuter la première esquisse de la Terre et des cieux.

Abou-Nawas, créateur du lyrisme moderne, les poètes avec **Firdousi**, **Khayyam**, **Nizami** et **Saadi**.
Al-Jâhizh fut un des maîtres de la prose du moment.

Cette liste n'est pas exhaustive, loin de là. Les musulmans, pas les Arabes, assimilèrent l'antique culture du judaïsme, de la Perse et l'héritage de la Grèce.

La transmission de la culture est aussi importante que la création. Sans ce courant de traduction promu à ses débuts par l'Islam triomphant, avant la cristallisation de cette religion par la fixation des dogmes, le **résultat des recherches d'un Platon**, d'un **Aristote**, d'un **Galien** ou d'un **Ptolémée**, se serait sans doute perdu pour la postérité, si bien que le monde se serait trouvé aussi déshérité que si ces philosophes n'avaient jamais existé.

Dans un hadith qu'on prête au prophète Mohamed, il aurait déclaré de sa propre initiative, en dehors de la révélation : « **L'encre du calame est plus précieuse que le sang des martyrs.** » C'est en prenant ses distances avec ce hadith que l'Islam s'enferma doucement dans les ténèbres et glissa insidieusement dans l'obscurantisme pour se réfugier dans un système accroché sur la tradition de « **pieux ancêtres**. Ainsi corrompu, il fut récupéré par les intégristes, des sectaires fondamentalistes, fanatiques et intolérants, qui se servirent de Dieu au lieu de le servir. Avec eux, le temps des malheurs ne se fit pas attendre, il arriva sans prévenir.

Depuis Ibn-Sinâ, « **Avicenne** », la recherche médicale et la philosophie furent réduites progressivement au silence par les intégristes défenseurs de dogmes, qu'ils inventèrent pour les besoins de leur domination. Rien en effet de pire ne pouvait se produire que ce repli de l'Islam sur lui-même, qui coïncide à peu près avec l'interdiction de la spéculation philosophique, et son remplacement par les dogmes intégristes et fondamentalistes, qui n'auront évoqué la religion que comme un masque de leurs buts tyranniques. L'Islam, à partir de ce moment là, s'est enfermé dans un dogme rigide, s'est écarté de la tentation, c'est-à-dire de l'attrait du savoir, de la philosophie, de la science, de l'expérimentation. Alors, pour l'Islam du XIe siècle à nos jours, c'est la sagesse qui sait tout sans l'éprouver qui règne sur les esprits.

L'Islam, à travers la Chine, découvrit le papier qu'il transmit à partir au haut Moyen-Âge, en 1250, à l'Occident chrétien. Ce nouveau support de papier va progressivement remplacer le parchemin et permettre la mise au point de l'imprimerie. Et ce, malgré les réticences d'un monde chrétien à utiliser un produit musulman. Le papier et l'imprimerie vont révolutionner le monde par les diffusions de plus en plus importantes des œuvres littéraires sacrées ou profanes à bas coût. En Occident, l'Église organisa d'énormes autodafés pour éliminer les livres dont les auteurs critiquaient certaines interprétations de ses Écritures saintes, ou proposaient des idées scientifiques nouvelles ou critiquaient l'enseignement religieux prôné par l'Église catholique. La propagation des idées religieuses d'un Martin Luther n'aurait pas eu l'impact qu'elle a eu dans le monde chrétien de son époque sans l'invention de l'imprimerie qui fit chuter le coût des livres, ce qui permit la diffusion de la Bible au plus grand nombre.

À la suite des conquêtes, l'empire perdit son caractère arabe et devint le fait d'une religion, d'une loi et quelques recueils de traditions. Remplacer le concret par l'impalpable, la science par la superstition, la vérité par le mensonge n'est pas le progrès.

Malheureusement, le temps du malheur arriva sans prévenir, l'Islam fut pris entre deux feux, le fléau de la guerre imposée par les Croisades et les incursions des conquérants mongols. Ce fut aussi le temps du fanatisme, de l'intégrisme et de l'ignorance. Ces plaies viendront aussi contaminer cette religion, qui deviendra un élément de pouvoir entre les mains de tyrans sans scrupules, permettant d'obtenir par la superstition, la corruption et la peur, la soumission de leur peuple.

L'âge d'or de l'Islam prit fin lorsque cette religion se laissa absorber dans les préoccupations religieuses au service du pouvoir politique et séculier des empires successifs (**Omeyyade de Damas, Abbassides, Fatimides, Almohads, successeurs des califes Omeyyades de Cordoue, des Mamelouks et des Turcs Ottomans**). La philosophie est remplacée par le fanatisme, la tolérance entre croyances (**juive, chrétienne et musulmane**) par l'intégrisme, et le progrès par les ténèbres. Par cette régression implacable, l'Islam serra les rangs et incita les fidèles à se battre pour le djihad (**guerre sainte**) et surtout pour préserver les situations acquises de certains.

Compte tenu de sa globalité théocratique dans certains pays musulmans, l'Islam exerce une telle pression sur ses adeptes **que certaines personnes peuvent être pratiquantes non croyantes. Pour tout musulman, c'est une nécessité sociale.**

30ᵉ chapitre

L'Islam propage philosophie et rationalisme

Abû Isa al-Warraq, Mésopotamie, mort vers 862.

La foudroyante expansion de l'Islam, devenu en une centaine d'années la religion officielle d'un empire s'étendant de l'Espagne à l'Indus et englobant les héritiers de plusieurs anciennes et brillantes civilisations, interpelle tout chercheur indépendant. Doit-on se résigner devant le succès de cette nouvelle religion, à passer sous silence ce qu'elle a de fruste par rapport à celles des populations soumises.

La religion musulmane, si on écarte le déterminisme simpliste et les anthropomorphismes des traditionalistes sunnites, convient mieux aux exigences des peuples sémites du Moyen-Orient et du Maghreb que les mystères trinitaires et christologiques du christianisme, qui génèrent des conflits déchirant les différentes Églises. L'Islam rétablissait le patriarcat le plus tyrannique, la prépondérance de l'homme sur la femme et la multiplicité des concubines. L'Islam libérait l'homme sémite du carcan de la femme, devenue tyrannique par le statut que lui attribua l'Église, une épouse de la vie à la mort. Si l'Islam libérait le Sémite du joug millénaire de la civilisation gréco-latine, il donnait à l'homme sa revanche, puisqu'il le rendait le centre de la vie familiale où son autorité et sa sexualité primaient sur celle de la famille.

Quant au manichéisme zoroastrien, cette croyance est la hantise de l'Islam classique, qui en a fait le prototype de l'hérésie (**zandaqa**), car il a été le rival de l'Islam naissant avec lequel il partageait la prophétologie et l'idée de sceau de la prophétie. L'Islam porta contre cette croyance la même accusation portée contre le judaïsme et le christianisme, celle d'avoir falsifié ses Écritures saintes.

Les Croisades

La croisade organisée à la suite de l'appel le **concile de Clermont** eut lieue au pire moment de l'histoire arabo-islamique. L'empire Arabo-islamique, sous la dynastie **Abbasside**, se désagrégeait lentement à la suite de conflits générés par des luttes religieuses (Mutazilite/Sunnite), de la corruption de la Cour où les courtisans rivalisaient de flatteries à la recherche des faveurs d'un pouvoir décadent et de la faiblesse des califes. Plusieurs principautés s'étaient constituées en émirat sous l'autorité de façade du calife de Bagdad, notamment en Syrie, et en Perse.

Les nouveaux conquérants venus d'Occident furent confondus, dans un premier temps, par les Arabes avec les Byzantins.

En l'an 1096-1099 la première Croisade, celle des gueux, initiée par **Pierre l'Hermite** pour cause économique, ne fut qu'un feu de paille, ses participants furent livrés par les byzantins aux turcs qui campaient sur les marches de leur empire. Ensuite la croisade des seigneurs, constituée de 200.000 croisés formés et équipés, se mit en branle, elle aboutit à la création du royaume latin de Jérusalem à la tête duquel fut couronné un seigneur français **Godefroy de Bouillon**.

Lors de la conquête de Jérusalem les croisés commirent d'effroyables atrocités, ils égorgèrent tous les habitants juifs, chrétiens et musulmans sans distinction, à tel point, que le sang des victimes arrivait jusqu'aux jarrets de leurs chevaux. Du moins, c'est ce que certains d'entre eux écrivirent à leur parenté et amis restés au pays. Ce comportement abominable retourna les populations de la région contre eux.

Après ce comportement ignominieux, les croisés au lieu de poursuivre leur conquête, ce qui aurait permit au christianisme de reconquérir une partie de l'empire byzantin, retournèrent en Europe laissant derrière eux, sur place, quelques milliers d'entre eux.
Ceux qui restèrent, en pays hostile sans alliés, construisirent des châteaux

forts où ils s'enfermèrent. Puis, à l'abri de leur nid d'aigle ils se mirent, au lieu de se contenter d'un péage, à pilier les caravanes qui passaient à proximités.

Divers ordres religieux latins, flairant la bonne affaire, s'organisèrent en milice armée pour assurer la protection des pèlerins et de leurs biens entre le port de **Saint-jean-d'Acre** et **Jérusalem**. Certains se désignaient sous le nom de Templiers, d'Hospitaliers, etc., ils furent fortement encouragés par les Vénitiens et les Génois qui eux, assuraient le transport maritime.

En l'an 1147-1149 eut lieu la deuxième Croisade, elle eut comme prédicateur **Bernard de Clairvaux** pour le pape **Eugène III**, elle ne put ni s'emparer de Damas ni libérer le **comté d'Edesse** tombé aux mains des **Turcs Seldjoukide**.

Le kurde Saladin, **Salah al-Din Yüsuf**, après avoir réunis sous son autorité les diverses principautés musulmanes, et réduit l'**hérésie Fatimides d'Egypte**, piégeât les croisés lors de la **bataille de Hattin** et s'empara de Jérusalem en l'an 1187. Mais contrairement aux chrétiens il eut l'intelligence d'avoir un comportement magnanime et la troisième croisade se conclut par la paix et un partage de territoires en l'an 1192. Saladin garda la Palestine et Syrie intérieure, et les Francs (Croisés) le littoral. Par ce traité, Saladin piégeait une seconde fois les Croisés. La cité de David désormais reconnue par l'Occident comme musulmane, les pèlerins pouvaient faire leurs dévotions sur les traces des pas du Ressuscité, il n'y avait plus aucune de raison de faire la guerre à l'islam, ni de s'investir pour la libération de ces lieux lointains, progressivement le littoral fut arraché sans combat des mains de la chrétienté indifférente.

En l'an 1189-1192, eut lieu la troisième Croisade, qui avait pour objectif de reprendre Jérusalem, elle n'aboutit qu'à la prise de **Saint-jean-d'Acre** et de **Chypre**.

En l'an 1202-1204, eut lieu la quatrième Croisade sous le pontificat du pape **Innocent III** qui devait conquérir l'Egypte. A la suite de la spoliation des biens de certains seigneurs décédés lors de la précédente croisade par des hommes d'Eglise. Ce pape pour rassurer les seigneurs qui partaient en croisade décréta le célibat des prêtres. Elle fut détournée par les Vénitiens pour se diriger contre la ville de **Constantinople** pour être pillée. Les byzantins cédèrent la place aux latins et Venise obtient d'énormes avantages commerciaux et territoriaux.

En l'an 1217-1219, la cinquième Croisade est proclamée par le **IVème concile de Latran.** Elle ne put libérer le **mont Thabor,** mais conquière provisoirement **Damiette** en Egypte.

En l'an 1228-1229, la sixième croisade est conduite par **Frédéric de Hohenstaufen,** qui négocie avec les musulmans la restitution de Jérusalem, Bethléem et Nazareth.

En l'an 1248-1254, la septième Croisade est commandée par saint Louis, **Louis IX roi de France.** Elle tente de conquérir l'Egypte qui contrôlait les lieux saints. Elle s'empare de Damiette après la défaite à **Mansourah** elle quitte l'Egypte.

En l'an 1270, le roi de France, Louis IX remet çà en compagnie de Charles 1er d'Anjou, elle se dirige vers Tunis, où le roi saint Louis, trouve la mort.

Si, les différentes croisades ne permirent pas aux chrétiens de conquérir Jérusalem, elles permirent une restructuration du paysage politique en Europe et la constitution de grands ensembles par la fusion des duchés, comtés et baronnies sous l'autorité d'un roi.

Tout lecteur du récit des croisades pourrait s'interroger sur les raisons de l'absence des chrétiens orientaux pendant les différentes croisades. Alors, qu'une alliance entre chrétiens latins et orientaux aurait pu changer le cours de l'histoire. Cette coalition aurait permit de récupérer les territoires chrétiens perdus par Byzance trois siècles auparavant, face aux arabo-islamistes. Il est vrai que plus on est poche plus on se méfie les uns des autres.

Critique objective du corpus coranique

Le rationaliste **Abû Isa al-Warraq** reprend l'exigence des mutazilites, Il s'efforce d'en effacer les éléments du Coran qui n'ont de sens que par leur enracinement ethnique :

– tels les rites de pèlerinage qui ne relèvent que du fidéisme ;
– tels les arguments polémiques du Coran qui ne convainquent que celui qui est convaincu, qui sont d'ordre seulement psychosociologique ;
– telle la qualité littéraire du Livre saint du Coran serait la preuve de son caractère divin ou met en cause notre ignorance :
– tels les miracles.

Entre l'antique écriture biblique et évangélique et les affirmations du Livre saint du Coran, il préfère les premiers. Il met surtout en cause deux arguments majeurs de la religion officielle : le succès de l'Islam et sa volonté de s'accaparer seul et définitivement l'élection divine. Ce penseur soulignait un fait évident :

« **Si l'aide des anges a permis une victoire, pourquoi a-t-elle manqué lors des défaites qui se sont produites pendant le vécu du Prophète et par la suite ?** »

À quoi sert de vérifier la qualité de ces chaînes de transmetteurs de récits, **alors que le vrai problème est la qualité du témoin de l'événement.**

Enfin, et c'est là le point le plus crucial de sa pensée, il conteste le caractère contraignant de la révélation coranique. **Car un Dieu qui ordonne la foi en sachant qu'il ne sera pas obéi ne peut être un Dieu sage.**

Selon lui, l'essentiel est qu'il y ait accord entre la raison et la révélation.

Son monothéisme strict se veut débarrassé des aspects attestés et des éléments idéologiques contradictoires. Il relève plutôt d'une religion dans les limites de la simple raison. Tout comme certains penseurs juifs postérieurs, **Sadhia Gaon** et **Maïmonide**, qui affirment que :

« **Toutes interprétations conformes à la raison ne pouvaient qu'être justes.** »

Il est vrai que son rationalisme néglige la part du sentiment, de l'émotion et de l'espérance du fait religieux. À quoi serviraient les religions si elles n'enseignaient pas l'espérance dans des lendemains qui chantent ?

Husayn al-Hallaj – Perse – 887-922

Le 27 mars 922, meurt exécuté sur la place publique à Bagdad le grand soufi **Husayn al-Hallaj (mystique)**. Il devient pour beaucoup de musulmans le symbole du témoin de l'amour de Dieu, martyrisé par la force hégémonique du bras séculier au service du sunnisme.

Il est fort important de revenir sur cette cruciale condamnation, car elle concerne aussi la redéfinition actuelle de l'Islam, autrement dit du rôle et de la finalité de la loi religieuse. Si l'Islam demande au croyant une adhésion aux cinq commandements de foi, ce que beaucoup ignorent c'est qu'il exige surtout l'application d'une loi d'origine transcendante, la **Shari'a**. Car Dieu ne peut être connu, et la théologie tourne court dès qu'il s'agit de comprendre son Être. En revanche, Dieu doit être obéi, et c'est à travers l'obéissance aux prescriptions de la Shari'a que le croyant s'identifie à la croyance musulmane.[59]

---

[59] Ce genre de dévoiement des Écrits saints est aussi le fait du judaïsme par la Halakah et du christianisme par le catéchisme avant l'instauration progressive de la laïcité. Contrairement à l'islam et au christianisme l'impact sur le vécu quotidien des juifs sur les civilisations existantes est sans conséquence.

La justification du soufisme (**mysticisme**) est d'avoir déplacé cette perspective. Dieu n'a pas institué la loi (**religion**) pour être seulement obéi, mais pour permettre à l'homme de s'approcher de Lui et de Le connaître, non par un savoir intellectuel mais par la science du cœur. Et comme le disait le prophète Jérémie, d'une manière plus imagée : « **avec un cœur circoncis** ».

Son franc-parler, son audace, accentués par une franchise provocatrice, tranchaient avec la discrétion convenue des réunions piétistes. Simultanément, ce comportement révélait une expérience intérieure ardente, une sorte d'inspiration irrépressible.

Ce saint homme voyagea beaucoup ; durant ses pérégrinations, il ne fréquenta pas seulement les soufis, mais s'adressait indifféremment aux croyants, lettrés ou gens simples, musulmans ou non. Il brisa la discipline de l'arcane qui imposait aux mystiques de ne pas divulguer leurs enseignements ésotériques aux non initiés.

Lorsqu'il s'installa à Bagdad, sa réputation était déjà considérable et dans cette grande métropole son audience s'amplifia, le nombre de ses ennemis aussi. Poursuivi et arrêté en l'an 913, il resta emprisonné pendant plus de huit ans. Flagellé, interdit, al-Hallaj fut exhibé sur un gibet dans les rues de Bagdad avant d'être décapité. Si son œuvre littéraire fut détruite, le récit de sa vie et de son martyre s'épanouirent en légendes et poèmes populaires dans les milieux mystiques et piétistes de l'ensemble du monde musulman.

Contrairement à ce que voulaient faire croire ses ennemis, sectaires à l'esprit obstruent, à la foi limitée, al-Hallaj professe avec l'ensemble des musulmans, que le pèlerinage, la prière rituelle, l'aumône, etc., sont des obligations auxquelles aucun croyant ne peut se dérober, à plus forte raison le soufi (**mystique**). Ce dernier s'y plie amoureusement pour se rapprocher de son Seigneur. Ces rites sont des nécessités, car, sans cette pratique, les hommes vivants dans la matière ne pourraient pas se préparer à recevoir la présence et les lumières divines. En même temps, lesdits rites n'ont pas de valeur absolue. Seul Dieu est absolu. Si le respect de la loi vient à être compris comme un absolu, elle devient pure idolâtrie, obstacle dressé entre le croyant et son Seigneur. Le but de toute religion est l'union à Dieu, non l'accomplissement mécanique du rituel.

La plupart des musulmans s'estiment quittes d'idolâtrie, de paganisme, alors qu'en fait, ils suivent massivement, sans en avoir conscience, une forme d'idolâtrie plus subtile consistant à s'éloigner du Dieu vrai, réel, par la pratique de gestes rituels, d'une loi (**Shari'a**) qui invoque la présence divine tout en la maintenant à distance..

Pour Hasayn al-Hallaj, le rite, le pèlerinage, la prière rituelle, l'aumône, etc., sont une nourriture, un viatique nécessaire à l'homme, mais cette nourriture n'est pas une fin en soi. Elle n'est pas l'amour en Dieu.

Ibn Sina dit Avicenne – Perse – 980-1037

Ibn Sina, l'Avicenne des Latins, Perse – 980-1037, est une figure majeure de l'intellectualité musulmane. Si Ibn Sina est un philosophe, pour lui la philosophie est une pratique spirituelle. Il est l'homme de la **falsafa** (« **philosophie** »), initiée par Al-Kindi et par **Al-Farabi**, adeptes de la philosophie aristotélicienne.

Géomètre, physicien, médecin prodige — à l'âge de 17 ans, il aurait guéri le prince samanide **Nuh Ibn Mansur** d'une mélancolie délirante — auteur d'un *Canon de la médecine* qui deviendra l'ouvrage de référence de la médecine, en Orient comme en Occident jusqu'au XIXe siècle. Il fut également un grand métaphysicien du Moyen-âge. Ses connaissances philosophiques s'adossent sur l'œuvre d'Aristote, elles font de lui un héritier de l'Antiquité philosophique et un commentateur de génie. Nous disposons aujourd'hui de certains ouvrages d'Avicenne, notamment :

Kitab al-shifa (le Livre de la guérison),
Qanun (Canon de la médecine),
Kitab al-isharat wa al-tanbihat (le Livre des directives et des remarques).

Dans son œuvre philosophique et métaphysique, **Al-Ilahiyyat,** Ibn Sina propose une cosmologie-cosmogonie qui rappelle celle de **Proclus**. Si la structure de son cosmos est nettement de type aristotélicien, sa dynamisation se fait néoplatonicienne, on est en présence d'une puissante articulation entre pluralité de niveau de réalité (**Intellects, Anges, Cieux, Mondes**) et émanation. Cette dernière notion permet à Ibn Sina de signaler l'existence d'un continuum entre le divin, le cosmique et l'humain, sans pour autant que l'essence divine puisse devenir l'objet d'une réification. Le dépassement du dualisme ontologique qui sépare Dieu de sa création et d'un panthéisme (**tout est en Dieu**), qui, au final, verserait dans une in-distinction. Le monde est en Dieu, mais l'essence de Dieu demeure inobjectivable. Alors qu'**Isaac Louria**, mystique juif du XVIᵉ siècle qui vécut à **Safed** (Israël), déclarait, cinq siècles après ce mystique, en inversant un verset du Lévitique, que la Création s'est faite par le retrait de Dieu, sorte de contraction, ce qui fut confirmé, quelques siècles plus tard, par l'hypothèse du « **Big-bang** ».

L'œuvre d'Ibn Sina philosophiquement grec est celle d'un musulman sincère. Il le fut à travers une théologie apophatique qui résonne avec l'énoncé coranique du **tawhid (l'unité divine)** et du **tanzih (la transcendance divine).** **Ibn Arabi**, le Cheikh al-Akbar, 1165-1241, **grand-maître** de la tradition théologico-mystique soufie se rapprocha de cette double perspective, d'une part, de l'unité de Dieu et du monde, bien que les registres ne soient pas les mêmes et les sémantiques différentes, de l'autre l'irréductibilité de l'essence divine à toute saisie.

Pour l'angélogie avicennienne, le monde est une odyssée de l'intellect, il possède une âme, et l'homme, pour peu que sa conscience s'illumine des lueurs de cet intellect divin, du Logos, peut devenir miroir, médiateur entre le ciel et la terre, les forces cosmiques et les énergies telluriques, entre transcendance et immanence. L'œuvre de Ibn Sina est universelle et montre que l'Islam peut être aussi porteur d'un humanisme cosmique et vivifiant. C'est justement cette tendance de privilégier le Ciel à la Terre qui rend l'Islam si dangereux pour le genre humain.

Ibn Sina, avicenne, fut emprisonné comme son œuvre philosophique et condamné à être pendu par le pouvoir intolérant et intégriste qui s'emparait progressivement du pouvoir.

S'il y a un univers des figures d'intellectuels musulmans, le nom **Abû Hamide al-Ghazali**, né en l'an 1058 de notre ère, cet intellectuel, théologien et mystique, est mort en 1111 de notre ère. Il fut, sans le dire, le premier à comprendre l'impossibilité de concilier philosophie et religion, la pensée intellectuelle de ce théologien philosophe se situe à l'intersection des courants intellectuels et spirituels infiniment variés qui ont été la pensée islamique de son époque. Après lui, tout juriste théologien musulman sunnite s'appuiera sur ses textes pour justifier sa démarche, quand bien même il l'accuse d'être opposé à la raison. Comme dans les auberges espagnoles, chacun trouve dans l'œuvre d'al-Ghazali ce qu'il désire découvrir. Cet intellectuel mettra son influence, qui était grande, au service du sunnisme. Cela vient du fait que dans son œuvre cet auteur dit tout et son contraire. Après avoir acquis une réelle renommée intellectuelle, il abandonne une prestigieuse et lucrative chaire de professeur d'université à Bagdad pour se consacrer à la vie spirituelle. Il se met à voyager durant de nombreuses années à travers le Proche-Orient. De ce périple émerge un discours où intuition, expérience et raison se mêlent sans effort, un récit saisissant de moralité qu'il livre avec éloquence dans son livre *Revivification des sciences religieuses*.

Un des grands enseignements qu'al-Ghazali a laissés à la postérité est le fait d'identifier l'être humain, spécialement l'être à partir du moment où il accède à différents types de connaissance. L'éclectisme d'al-Ghazali conduit les idéologues musulmans modernes à l'accuser d'être responsable de la décadence de la civilisation arabo-musulmane et d'être le principal responsable du retard pris par l'Islam du fait que cette religion légitime toujours mysticisme et surnaturel.

Ce qu'on pourrait opposer à al-Ghazali est sa prudence excessive envers les tenants de la tradition (**sunnisme**). Mais qui pourrait, aujourd'hui, le lui reprocher, quand on sait ce qui arrive à tous ceux qui veulent formuler une approche plus humaniste de l'Islam et le purifier de son enseignement archaïque et intolérant.

En effet, Il enseignait l'idée de la métaphore spatiale du seuil, espace fructueux de transformation influencé par le discours de la religion, comme étant le produit de savoirs hétérogènes et affirmait qu'on ne peut véritablement franchir les étapes de sa réalisation sans avoir acquis ce savoir. Une sorte de club où l'individu gravit à son rythme les différents degrés d'une connaissance cosmopolite toujours ancrée dans la tradition. Autrement dit, il préconisait à l'individu de vivre à l'intérieur et à l'extérieur, c'est-à-dire tout en restant un bon musulman de se frotter aux diverses cultures existentielles de son quotidien. S'il est vrai que ce comportement en dialogue avec le monde, isolé de son contexte, aurait été une avancée extraordinaire pour l'époque et aurait permis à l'Islam de se dégager du piège qui lentement et inexorablement se refermait sur lui, poussé par les tenants de l'antique tradition, qui voulaient séquestrer à leur profit la Révélation coranique, on découvre dans l'œuvre d'al-Ghazali que ce dialogue était centré sur l'héritage du prophète Mohamed et sur la révélation coranique, l'un n'étant pas limité par l'autre. C'est cette propension qu'a eue al-Ghazali de proposer des voies originales et d'en stériliser l'application par des principes archaïques, mais politiquement corrects, qui firent son succès et la longévité de sa pensée, chacun décelait dans son œuvre ce qu'il désirait trouver. **Et nous voilà** revenus à notre point de départ. Al-Ghazali nous dévoile le fond de sa pensée philosophique et pourquoi pas religieuse, dans son ouvrage *Philosophie et Philosophes* où sous couvert de critiquer la philosophie et les philosophes, il dévoile la nécessité de l'une et des autres pour l'évolution de toute pensée humaine.

Ibn Tufayl – Andalousie – (Espagne) 1096 – 1179

Ibn Tufayl, né en l'an 1096 de notre ère, fut un des philosophes musulmans de l'époque médiévale. **Ibn Tufayl** mourut en l'an 1179. L'**Abubakr des Latins,** dont **Ibn Rush,** « **Averroès** », fut l'un des disciples et successeurs à la Cour de la dynastie Almohades de Cordoue, nous donne la recette du philosophe dans la cité sous forme d'une métaphore instructive :

Le Récit de Hayy Ibn Yaqzan est un grand texte mystique qui expose un itinéraire initiatique sous la conduite d'un ange. Dans ce conte ou récit philosophique, écrit entre 1165 et 1169, sont envisagés la nature, la vocation et l'avenir de l'homme. Ambitieuse démarche s'il en est !

Le Dilemme qui se pose à tout philosophe (tout lettré) :

– Que faire des masses populaires incultes ?

– Doit-on leur tourner le dos ou vivre avec elles ?

– Peut-on amender la foule inculte ou doit-on la considérer comme irrémédiablement perdue ?

Véritable choix qui est toujours d'actualité, comme le souligne si justement un dicton populaire :

« **On ne peut faire boire un âne qui n'a pas soif !** »

Résumons l'histoire brièvement :

« Dans une île déserte, un enfant naît, sans père ni mère. Esprit supérieurement doué, il parvient par lui-même (Socrate) à découvrir les plus hautes vérités physiques et métaphysiques. Le système philosophique auquel il aboutit est naturellement celui des philosophes, et non celui de la pratique du rituel religieux, ce qui le conduit à chercher dans l'extase mystique l'union intime avec son Créateur. Retiré dans une caverne, Hayy s'entraîne à séparer son intellect du monde extérieur et de son propre corps, grâce à la contemplation exclusive de Dieu.

La rencontre avec un autre personnage qui se nomme Açal change tout : au cours de ses conversations avec Hayy, ce pieux personnage venu de l'île voisine pour s'adonner à une vie ascétique, découvre à son grand étonnement que la philosophie propre à Hayy prône une interprétation transcendante non seulement de l'Islam qu'il professe mais aussi de toutes les autres religions révélées : juive et chrétienne. Açal entraîne son nouvel ami dans une île voisine gouvernée par le pieu Salaman (Salomon) l'incitant à répandre les vérités sublimes qu'il a découvert. Mais cette tentative échoue et nos deux sages sont contraints de convenir que la pure vérité ne saurait être destinée à ces « mauvaises gens » pour qui comptent les seuls symboles dont s'entoure la loi révélée. Écœurés de la bêtise de cette humanité inculte, ils rompent toute relation avec la cité corrompue et ils retournent vivre dans leur île déserte, non sans avoir recommandé aux hommes simples d'observer fidèlement la religion de leur père (sunnisme). Car ils avaient reconnu que pour cette catégorie d'hommes, moutonnière et impuissante, il n'y avait pas d'autre voie de salut, que si on les en détournait pour les entraîner sur les hauteurs de la spéculation mystique, ils subiraient dans leur mental (psychisme) un trouble profond sans pouvoir atteindre le degré des bienheureux. »

La leçon que l'on tire de ce récit est la suivante :

Bien qu'il n'y ait qu'une seule vérité, cette certitude apparaît sous deux formes d'expressions différentes : la première, symbolique et imagée pour le vulgaire, la seconde pure et exacte réservée à l'élite. Mais l'analyse de l'auteur va plus loin que ce constat d'échec :

Si la religion révélée d'une part et la philosophie de l'autre enseignent une seule et même vérité sous des habillages différents, tous les hommes ne sont pas également aptes à comprendre les textes religieux suivant un mode de pensée élevé et supérieur. (**Ils seraient atteints d'une sorte de déficience mentale.**)

Ce récit démontre que ce que les hommes savent à un moment donné dépend de nombreux hasards, et de toute façon, tous les hommes ne sont pas capables de connaître ce qu'il est nécessaire de bien savoir pour agir en conséquence. La Révélation est un acte de la grâce divine qui élimine tous les aléas, une transmission d'informations, de lois, sur les choses dont la nature propre est telle que l'esprit de l'homme non assisté, du fait de sa nature, ne peut y avoir accès.

Encore faut-il connaître ladite révélation, ce qui reste le cas d'une petite élite intellectuelle.

Or, si l'existence de l'homme et ce qui le distingue des autres animaux ont pour raison l'exercice de l'intelligence et la capacité de développer le savoir, pareille connaissance est destinée à examiner les convictions, les opinions et à enquêter sur tout. Si la communauté politique dénie le besoin d'une telle investigation et la rend impossible, elle contraint l'individu à poursuivre des fins qui ne sont pas spécifiquement humaines, mais qui sont des versions plus élaborées des fins recherchées par certains animaux : le plaisir, la richesse, l'honneur, etc. C'est ici que se situe l'alternative entre philosophie et communauté politique.

Averroès – Ibn Rush – Andalousie (Espagne) 1126-1198

Au XIIe siècle, surgit dans l'Islam occidental, c'est-à-dire du Maghreb, un mouvement de réforme initié par les Almohades, l'almohadisme, qui aboutit à la constitution d'un empire regroupant la quasi totalité du Maghreb et l'Andalousie musulmane d'Espagne avec comme capitale Cordoue.

En 1148, le zèle fanatique des Almohades, docteurs de la foi venus du Sud marocain, interdit aux musulmans l'étude de la pensée grecque. Par cette décision imbécile, en se fermant à la science, l'Islam rentre lentement mais sûrement dans la décadence et l'obscurantisme tout en tournant le dos à la compétition. Les nouveaux maîtres de Cordoue expulsent juifs et chrétiens de leur terre natale, du moins ceux qui refusèrent leur conversion à l'Islam. Cette décision fut probablement à l'origine du laminage du judaïsme et de l'extinction du christianisme autochtone au Maghreb, qui était aussi ancien et aussi enraciné que le christianisme copte d'Égypte ou arabe, syriaque, nestorien chaldéen du Proche-Orient.

Ce mouvement de réforme était surtout dirigé contre le risque que court la religion de se voir réduite à une collection de points et de détails pratiques, autrement dit, au seul rituel accompagné de traditions de diverses origines. Les autorités de cet empire étaient favorables à la fois à une redéfinition des termes de « **fiqh** », c'est-à-dire le droit islamique et à la formulation rationnelle de la foi. Le cadi **Ibn Rush**, que l'Occident connaît sous le nom d'Averroès, adhère à ce programme. Il se plonge dans la discipline de la méthodologie du droit en réalisant un condensé du traité écrit en la matière par le célèbre théologien Al-Ghazali. Puis il élabore sa grande synthèse, où il classe les problèmes concernant les principaux sujets du droit de façon à mettre en évidence l'ordre des principes, les conséquences et les solutions apportées par les diverses écoles juridiques islamiques en fonction de leur valeur démonstrative.

Cette théorie audacieuse de la double vérité, émise par le cadi philosophe, préconisait que partout où la raison est en mesure d'apporter des preuves démonstratrices, c'est à elle que revient la primauté. Quant aux origines et aux fins dernières, le mieux, disait-il, est de s'en remettre aux écritures saintes. Encore fallait-il, selon ce penseur, distinguer ce qui s'accorde avec la philosophie et ce qui ne s'ajuste pas. Dans le premier cas, pas de difficulté : on s'en tient à la lettre du texte saint. Dans le second cas, il convient de chercher la vérité profonde sous le sens apparent des mots. Cette théorie de la double vérité affirmait que l'esprit se mouvait sur deux plans, philosophique et religieux, bien que pour son époque et sous la dictature du régime islamique des intégristes almohades, cette théorie fut considérée comme révolutionnaire, alors qu'elle se bornait seulement à respecter l'autonomie de chaque croyant ou individu dans la recherche du vrai.

Parallèlement, il se lance dans l'étude des sciences et de leur couronnement : la philosophie. Il rédige des commentaires sur l'œuvre d'Arioste, *Le Premier maître*, et une version pédagogique de son traité de médecine.

Le pouvoir almohade mentor de Ibn Rush se rendit compte qu'il ne pouvait pas appliquer le traité de son protégé parce qu'il était la marque de l'impossibilité de concilier religion et philosophie, de séparer religion et état, de réunir état et société.[60] Ses théologiens de Cour, comme à leur habitude, approuvèrent servilement la décision de leur maître :

« Comme la religion se défend beaucoup par elle-même, elle perd plus lorsqu'elle est mal défendue que lorsqu'elle n'est point du tout défendue. »

L'Islam d'aujourd'hui veut à tout prix récupérer son prestige, alors qu'en son temps il fut exilé à Marrakech[61] par les cruels Almohades (**Maroc**), alors que son pays natal était Cordoue ; Averroès (**Ibn Rush**) resta un célèbre inconnu pour ses coreligionnaires. Ils ne découvrirent l'existence de leur compatriote qu'à travers l'Occident à partir du XXe siècle. Sa littérature philosophique fut préservée en partie de la destruction, grâce à sa traduction faite en hébreu et de là, elle se popularisa dans les milieux ecclésiastiques et littéraires.

Ses œuvres philosophiques disparurent dans des autodafés populaires allumés sur les places publiques de la ville de son exil.

Sa principale œuvre fut retrouvée dans la **Ghéniza du Caire** traduite en hébreu, c'est ce qui la sauva du feu de l'intolérance et de l'intégrisme islamique. Son œuvre fut un jalon important dans la formulation du rationalisme moderne en Occident où elle fut connue à travers les traductions hébraïques. Elle influença **saint Thomas d'Aquin**. Ce saint homme d'église fut également influencé par l'œuvre du rabbin philosophe Maïmonide.

C'est toujours la même part coranique obscure qui est invoquée pour instrumentaliser le fanatisme et l'intolérance qu'ils instaurent au cœur de leur Islam. Qui peut assurer l'humanité dans l'état actuel de la lecture cora-

---

60 Ces mesures auraient fait perdre progressivement toute autorité à celui qui se trouvait à la tête de l'État au bénéfice de la *vox populi*.
61 La cité de Marrakech fut fondée en 1062 par la dynastie berbère des Almoravides.

nique par l'Islam, que ces temps sont à jamais révolus. Si certains avaient la candeur d'y croire, il faudrait qu'ils se remémorent que les intégristes islamiques égorgèrent, après les avoir kidnappés du monastère de **Tibérine**, sept moines trappistes, et qu'ils s'acharnèrent à persécuter les chrétiens d'Orient pour les obliger à l'exil.

Telle est la maladie de l'Islam. Cette infirmité qu'elle exhiba à travers l'Histoire existe encore de nos jours. Elle est identifiable à travers actes, gestes et paroles des intégristes.

Si Averroès (**Ibn Rush** – 1126 – 1198) et Maïmonide (1138 – 1204) recherchèrent la vérité à travers la philosophie aristotélicienne, c'est qu'ils avaient un point commun, leur judéité, et une sensibilité de persécutés, bien que Cadi, Averroès (**Ibn Rush**) fût souvent accusé par ses détracteurs de judaïser en secret. Son père ou grand-père s'était converti à l'Islam sous la dynastie tolérante des Almoravides. Cette conversion était la condition obligatoire pour tout juif ou chrétien pour sortir de la condition de dhimmi, c'est-à-dire d'esclave libre au sein de sa communauté, et ainsi participer pleinement à la société civile musulmane à la place à laquelle lui donnait droit sa formation intellectuelle.

Le père de Maïmonide fuit Cordoue avec sa famille pour échapper à la conversion forcée à l'Islam des juifs, comme des chrétiens, imposée par les intégristes almohades qui s'étaient emparés du pouvoir au Maghreb et en Andalousie en liquidant la dynastie Almoravide.

Pour Averroès, « **le vrai ne peut contredire le vrai** », autrement dit, la Vérité est immuable. Il chercha à concilier le rationnel (**mutazilite**) et le traditionnel (**sunnite**) en vain.

Maïmonide, lui, voulut privilégier la science pour sortir l'humanité de l'obscurantisme par le savoir en enseignant :

« **Toutes interprétations conformes à la raison ne pouvaient qu'être justes.** »

L'un et l'autre échouèrent dans leur quête, ils ne rencontrèrent qu'incompréhension et méfiance des orthodoxies religieuses.

Alors qu'Avicenne « **Ibn Sînâ** » n'osa pas dans son analyse aller jusqu'à identifier Dieu au premier, tout comme Maïmonide « **Rambam** ». Averroès « **Ibn Rush** »,lui, n'hésita pas à sauter le pas et affirmer que s'il y a Un Dieu, celui-ci devrait avoir une fonction générale de l'univers, c'est-à-dire mettre en marche le moteur, autrement dit appuyer sur le démarreur.

L'Islam s'est enfermé depuis plus de sept siècles dans une cité fortifiée où un conditionnement des populations de plusieurs siècles a annihilé tout regard vers l'extérieur. Seul un retour aux sources des prédications de La Mecque, faites par le Prophète d'Allah, pourrait briser le carcan où il s'est lui-même enfermé pour le bénéfice des pouvoirs.

Aujourd'hui, pour que l'Islam retrouve l'averroïsme, il faudrait à tout pouvoir musulman mettre à l'écart les sectaires fondamentalistes, supprimer de la constitution de leur état la référence islamique et y insérer celle de la laïcité, alors la voie serait libre pour que se lève enfin, après plus de huit siècles, une foule d'Averroès. Cet idéal d'un musulman bon vivant, zélé pour l'étude, son aisance en toute compagnie, bon orateur, juge sévère. Ibn Rush « **Averroès** » accusé par ses ennemis d'avoir une ascendance juive, évitait tout contact avec cette communauté.

L'œuvre du penseur cordouan n'a eu d'audience que dans le judaïsme de Catalogne-Occitanie et dans les universités chrétiennes d'Europe. Ils ont vu dans son œuvre la synthèse possible des trois monothéismes. C'est son rationalisme qui a internationalisé Averroès, lequel ne manifeste pas dans ses écrits une connaissance particulière des autres religions, et encore moins de la sympathie pour elles. Si on doit admirer Averroès pour ce qu'il a réalisé, il fut et reste, lui et son œuvre, un homme du XIIe siècle, dont les recettes ne sont pas transposables dans le temps présent, c'est-à-dire le sien.

J'allais l'oublier, ses ennemis, pour disqualifier **Averroès** envers le pouvoir intégriste et intolérant des Almohades, insinuèrent qu'il avait des ancêtres juifs. Comme si l'appartenance à ce peuple était une tare, alors que le Coran tout entier retentit des versets hébraïques. Il est vrai que la haine que les ignorants éprouvent envers le sage est plus féroce que l'aversion envers l'hérésie.

Ruzbehan Baqli, Perse – 1126-1209

Ruzbehan Baqli, mystique perse caractéristique de cette esthétique chirazienne où la poésie fait partie intégrante du processus de pensée. Son commentaire mystique du Coran est son œuvre la plus connue. Si la philosophie dans le monde islamique n'a pas su s'affranchir de ses modèles hellénistiques, les mystiques en revanche, qui ont ancré leurs méthodes et leurs langages dans la méditation du Coran, sont parvenus à conduire une réflexion exigeante et complexe en suivant les codes de la foi.

Ce mystique est considéré par certains comme le représentant par excellence de la métaphysique de l'amour, bien que cette qualité n'occupe pas une place centrale dans son œuvre. La création apparaît chez ce mystique comme le lieu où Dieu se saisit lui-même dans son unicité. La créature est le témoin de la divinité dans la mesure où elle est le lieu de manifestation de la beauté par laquelle Dieu se révèle en elle. La multiplicité de la création devient dès lors non pas une atteinte scandaleuse à l'unicité de Dieu, mais au contraire la condition même de l'affirmation de l'unicité divine. Ce qui revient à dire que le mal vient de l'incapacité de l'homme à saisir la dimension énigmatique ou équivoque de la création. C'est son incapacité de prendre conscience que son physique n'est qu'un voile dont l'envers est l'esprit, et que **toute réalité nécessite toujours de ne pas être prise au pied de la lettre** pour pouvoir entrer dans le dévoilement qui est un processus. Autrement dit :

« Dieu aime l'unité profonde dans la diversité : la flore, la faune et l'homme en sont les témoins permanents. »[62]

C'est pourquoi le discours mystique ne peut être que le paradoxe extatique, cet exposé dans lequel la théophanie déborde tant qu'elle subvertit la rationalité et pulvérise les codes usuels de l'organisation de la société tout en les fondant. Le type même du paradoxe est pour ce penseur le Coran, texte qui se veut à la fois fondateur d'un ordre social et scandale permanent pour ce même ordre, puisqu'il impose aux adeptes auxquels il s'adresse d'exterminer tous ceux qui ne partagent pas la même foi. Cette conception fanatique est contraire à la volonté de l'unité de Dieu qui est le pendant de l'unité humaine. La société islamique sur les bases coraniques ne peut fonctionner qu'en se ressourçant dans les marges qui échappent à sa rationalité. Cette double dimension, le mystique Ruzbehan la manifeste dans sa vie même, maître prêcheur respecté à la grande Mosquée de Chiraz, il tombe éperdument amoureux d'une prostituée lors de son pèlerinage à La Mecque.

Fakhr al-Din al-Razi, Perse – 1149-1209

Fakhr al-Din al-Razi vivait en plein Moyen-âge dans un univers politique, social et culturel bien différent du nôtre. Il se trouve dans un monde islamique déchiré entre les diverses écoles théologiques — asharite et mutazilite en particulier — et, politiquement, entre les pays d'Orient qui glissent vers le chiisme et les pays restés « **orthodoxes** », c'est-à-dire sunnites. Son œuvre est une tentative de réconciliation qui ne peut se réaliser, selon lui, que dans une lecture commune du Coran.

Pour conduire cette réconciliation il produit :

« Fatir al-ghayb » Les clés de l'invisible. »

---

[62] C'est ce que confirme aujourd'hui la biologie en déchiffrant le génome.

Contrairement à ce qu'affirme le Coran, le penseur Fakhr al-Din al-Razi n'hésite pas à prétendre que nombreux sont les versets parfaitement imitables et que le mystère du Coran réside dans l'importance et la richesse des idées (**al-maani**) qu'il révèle et non dans son exclusivisme. Bien que le Coran soit parole même de Dieu, la recherche humaine de la signification des versets est légitime, d'où le titre : *Les clés de l'invisible*. Ce penseur souhaitait instaurer une critique objective et rationnelle de la lecture coranique mutazilite.

Le caractère le plus original du « **commentaire** » reste néanmoins sa conception de la structure du Coran. Al-Razi démontre qu'il y a un lien entre les uns et les autres.

Cette conception d'une organisation interne ne peut manquer d'avoir une influence sur la recherche actuelle d'une nouvelle lecture du Coran. Si jamais une telle lecture a lieu.

Il souligne les circonstances de la révélation (**asbah al-nuzul**), et le rapport à telle ou telle situation historique de la vie du prophète ou de sa communauté avec les différentes révélations qui se sont produites au cours du temps — dix années. **Aïcha la jeune et belle épouse du Prophète**, fille d'Abû Bakr, oncle et beau-père, raillait souvent son époux à ce titre en lui lançant, ironique :

« **Les révélations que tu reçois opportunément de ton Dieu arrangent bien tes affaires !** »

Shihab al-Din Yahya al-Suhrawardi, Perse – 1155-1191

Sohrawardi est le lieu de naissance de ce penseur, son identité exacte **Shihab al-Din Yahya al-Suhrawardi**. Dans l'histoire de la philosophie musulmane, Sohrawardi occupe une place spéciale. Il prolonge la tradition d'Avicenne, mais il la modifie en profondeur, par la grâce d'une expérience spirituelle originale, et lègue ainsi aux philosophes sunnites ou chiites ultérieurs un ensemble de thèmes et de schèmes de pensées qui fructifièrent jusqu'au XVIIe siècle dans l'Orient musulman.

Pour lui, la vie intellectuelle ne se sépare pas, à ses yeux, d'une vie morale et d'une quête de la vision mystique, dont la première condition est une ascèse rigoureuse. Il a une existence itinérante qui le conduit dans divers centres urbains.

En peu d'années, Sohrawardi rédige une œuvre de grande ampleur. Son œuvre qui reflète le mieux sa pensée profonde et qui lui valut la renommée fut :

« **Le Livre de la sagesse orientale.** »

Au cœur de cette œuvre, la conviction que le pouvoir prophétique et celui des sages inspirés par Dieu sont semblables en un point : ils permettent la pénétration dans l'âme des réalités cachées, métaphysiques, et suscitent une connaissance immédiate par la présence même du mystère dont s'entourent ces réalités divines. Les prophètes et ceux que Dieu inspire à la perfection ont aisément accès à la connaissance des réalités cachées, parce que leurs âmes sont fortes, dans leur nature, ou qu'ils ont acquis cette force par les voies qui leur sont propres et par les connaissances qui sont les leurs, de sorte qu'ils reçoivent l'empreinte des choses cachées.

Sohrawardi veut réconcilier la sagesse de l'ancienne Perse et la spiritualité de l'Islam. Si le monde réel est celui de la Lumière, il émane depuis Dieu, « **Lumière des lumières** » jusqu'aux lumières singulières des âmes célestes ou humaines, par le savant réseau des lumières intelligibles, dites « **archangéliques** ».

Sohrawardi conçoit la matière comme un mode paradoxal d'êtres, faits de ténèbres, de « **substances porteuses de nuit et de mort** ». Sa conception des deux polarités, lumières et ténèbres, se confond avec le dualisme mazdéen, teinté d'influences manichéistes.

Le salut pour Sohrawardi est de discipliner la « **forteresse du corps** », puis s'en évader par la double connaissance spirituelle et philosophique. Il a ainsi contribué à transfigurer une religion de la Loi en une religion de la vision et du retour à Dieu. Le pouvoir abbasside ne lui pardonna pas cette transfiguration, il fut condamné à mort et exécuté le 29 juillet 1191 à l'âge de 36 ans.

31ᵉ chapitre

3ᵉ compilation du Coran et rajouts du Hadith et la Sîra

Mais malgré cette volonté d'uniformisation, le Coran « **Incréé** » n'atteindra sa forme actuelle que trois siècles après la compilation othmânienne. Elle fut l'œuvre d'**Ibn el-Mijâhid (859-936)**, chef des lecteurs à Bagdad, qui imposa l'autorité exclusive d'une lecture coranique, due à sept lecteurs, c'est-à-dire les lecteurs des principales cités musulmanes auxquels viendront se rallier d'autres lecteurs. À cette dernière, viendra s'ajouter le Hadith et la Sîra Cette nouvelle recension était nécessaire à s'assurer la mainmise sur la diversité de la mosaïque des peuples soumis, pour faire bonne mesure l'arabe écrit et parlé fut imposé comme langue administrative et religieuse. Par cette manœuvre dénationalisante, l'Islam s'assura une domination irréversible sur les peuples conquis.

Ce fut probablement au cours de cette dernière recension coranique, qui coïncida avec les Croisades, que furent prescrits les ayats (**versets**) antijuifs et antichrétiens accusant l'un et l'autre d'être des associateurs, mais dans le même mouvement les Fuqahâ (**jurisconsultes spécialistes du droit islamique**) remisèrent le Coran dans une niche métaphysique, en prétendant que celui-ci était « **Incréé** ».

Il est vrai que les califes qui se succédèrent à la tête de l'empire islamique et leurs théologiens ne faisaient qu'imiter le Messager d'Allah pour résoudre les difficultés qui se posaient à lui. Pendant les dix années où il exerça le pouvoir à Yathrib, le prophète de l'Islam évoquait une révélation nouvelle opportunément adaptée au problème qu'il avait à solutionner, qu'il soit social, militaire, politique ou même matrimonial.

Les Mongols

Les peuples mongols surgirent d'Asie, leur chef **Gengis Khan** envoya un ambassadeur à l'émir musulman qui gouvernait la perse. Ce dernier, arrogant et mal conseillé, renvoya la tête de son ambassadeur au chef mongol. Ce comportement mit en fureur ce conquérant, pour laver son honneur de l'affront infligé, Gengis Khan détruisit la région située entre la perse et la mésopotamie. Pour supprimer toute vilité de résistance des garnisons et des populations, il massacrait systématiquement les habitants des cités qui résistaient à son armée. Ensuite, à titre d'exemple, il faisait dresser avec leur tête d'énormes pyramides. Les populations des autres villes prises de panique faisaient allégeance aux mongols sans livrer bataille.

Les héritiers de Gengis Khan, après la mort de ce génial chef de guerre et l'éclatement de la **Horde d'or**, pour se reconstituer un trésor de guerre se jetèrent à tour de rôle sur la Mésopotamie, brûlèrent Bagdad et Damas, leurs bibliothèques et leurs mosquées, réduisant ainsi à néant la civilisation arabo-islamique. Il est vrai que l'un des petits-fils de Gengis Khan anéantit la secte des assassins, créée par le fanatique et intolérant **es-Sabbah**, en détruisant leur inexpugnable repaire du mont **el-Alamut** en Syrie.

Un autre **Tamerlan** construisit la cité de **Samarkand** ayant eu des problèmes financiers pour compléter l'aménagement de sa ville, il organisa une expédition pour pilier la cité florissante de Damas. Il la dépouilla de toutes ses richesses, et, il fit mettre le feu à ses palais, mosquées et bibliothèques. Après quoi, il invita le célèbre historien **el-Khaldoun** à venir contempler avec lui le brasier sur une des collines. Au cours de cette rencontre, il promis à son invité de revenir l'année prochaine pour achever son œuvre. Il ne put tenir sa menace ou sa promesse, il fut tué lors d'une nouvelle razzia.

Un autre petit-fils de Gengis Khan se tailla un royaume aux Indes où pour l'amour de sa dulcinée, il fit construire le **Taj Mahal** un somptueux palais.

Les Mongols, parce qu'ils étaient islamisés ne furent jamais critiqués ni mis en accusation pour s'être livrés à des actes de barbarie ignominieux autrement plus destructeurs à l'encontre de la civilisation arabo-islamique, que ceux auxquels se livrèrent certains Croisés. Les envahisseurs venus de l'Est détruisirent systématiquement la civilisation arabo-islamique lors de leurs invasions répétitives, violant femmes et enfants, massacrant les habitants, réduisant à l'esclavage les survivants. Les Mongols incendièrent villes et villages, les cités prestigieuses de Bagdad et de Damas ne furent pas épargnées. Historiquement, en terre d'Islam, un voile pudique recouvre ces agissements inhumains. Il est vrai que les Mongols d'origine asiatique et les Turcs Seldjoukides et ottomans qui sont des Mongols blancs furent convertis à l'islam avant de se livrer à de telles exactions ! À partir de cet instant historique, le monde arabo-islamique fut entraîné irrésistiblement dans le gouffre de la décadence. Jamais plus les Arabes ne purent revenir dans le cours de l'Histoire au niveau où ils l'avaient quittée.

Rajout à la Sîra – Biographie du Messager d'Allah, à la 3e compilation du Coran

Lorsqu'on prend connaissance de la biographie (**Sîra**) de Mohamed, on est révolté de tant d'ingratitude et de cynisme, par le sort qu'il réserva aux trois tribus juives de Yathrib, qui avaient sauvé sa Révélation de la disparition, ses adeptes et lui-même des persécutions mecquoises, en particulier de celles du clan Omeyyade et en général de celles de la tribu Quraychite. Ils accueillirent ses adeptes et lui-même dans leur oasis à Yathrib, signèrent avec lui une constitution créant l'ümma. Mohamed adopta, dès qu'il fut en position de force, une politique d'épuration ethnique envers les trois tribus juives qui furent forcées de faire place nette : la première quitta sa terre avec son outillage et ses matières premières, la seconde eut sa terre spoliée et laissa son outillage sur les lieux, quant à la dernière tribu juive, les hommes perdirent la vie et les femmes et les enfants furent vendus comme esclaves. La constitution de Yathrib, dans laquelle les juifs font partie de l'ümma, n'eut pas plus de valeur aux yeux du Messager d'Allah que le parchemin sur lequel elle fut rédigée. Tandis que les idolâtres qui le persécutèrent à La Mecque conservèrent non seulement leurs richesses et leur pouvoir mais s'emparèrent de la Révélation coranique et liquidèrent physiquement après sa mort ses adeptes, son gendre et ses deux petits-enfants. Apparemment, Allah n'avait pas prévenu le prophète de l'Islam qu'il œuvrait pour le compte des héritiers de ses persécuteurs, ceux du clan Omeyyade dominé par Abû Sûfyân et ceux du clan Hachémite présidé par Abû-el-abbas, qui l'ont combattu jusqu'à son pèlerinage d'adieu à La Mecque. Y a-t-il une justice divine ? Par la suite, du fait d'un comportement inamical, sectaire et méprisant des tenants de l'Islam officiel envers le judaïsme, une fois installés au pouvoir en Arabie et dans une partie des empires romain et perse. ils passèrent sous silence que la Révélation coranique magnifie, dans pratiquement chacune de ses sourates, l'Israël antique : Abraham, Ismaël, Isaac, Jacob, Joseph, Moïse, Jonas et tant d'autres. Plus grave encore, les dynasties passèrent à la trappe la Constitution de Médine, acte fondateur de l'ümma, où les juifs avaient les mêmes droits et devoirs que les Expatriés (les premiers convertis à l'Islam de La Mecque). On découvre avec stupéfaction que musulmans et chrétiens ont adopté la même attitude schizophrène contre les enfants d'Israël sur lesquels pourtant ils adossent leur foi et leurs Écritures saintes. On est stupéfait de la méconnaissance des chrétiens et des musulmans des tenants et des aboutissements de leur foi. Les adeptes de ces deux religions monothéistes se laissent abuser par des discours (sermons – homélies) intégristes et haineux contre les juifs, faits par des hypocrites qui se servent de Dieu au lieu de le servir, parce qu'ils sont ignorants.

Rajout au Hadith – dires, faits et actions de l'Avertisseur, à la 3ᵉ compilation du Coran

Le Hadith fut recueilli durant deux à trois siècles auprès des descendants de ces hommes, ces « **pieux ancêtres** », qu'on appelait les gens du banc (**Ahl el-Soffa**), censés connaître les particularités de la personnalité de Mohamed.

La foi musulmane fut effrayée de la multitude des documents ainsi obtenus : six sources légitimes furent seulement reconnues à la tradition, et l'infatigable **Bokhari** avoue que, sur les deux cent mille hadiths qu'il a recueillis, sept mille deux cent vingt-cinq seulement lui paraissent d'une authenticité acceptable. Même si les critiques rationalistes pourraient procéder à une élimination beaucoup plus sévère.

Le Hadith et la Sunna, il n'est pas fréquent de constater une telle différence entre le sens linguistique et le sens technique. À la suite de leur évolution de sens, ces deux mots furent confondus dans la même réalité. On les utilise indifféremment pour indiquer les paroles, les actes et les comportements de l'Avertisseur. Le Hadith fut codifié sous forme de recueils agréés par les sunnites au Xe siècle.

L'utilisation de ce média est vraiment étonnante : il a conservé ce que le Messager avait précisément interdit de consigner, en demandant de ne mettre par écrit que le Coran, ce qui lui enlève toute légitimité. Il aurait voulu qu'après sa mort, seul le Coran guide les musulmans durant leur vie. Mais les musulmans sunnites, pour ne pas être en reste vis-à-vis des chi'ites, en décidèrent autrement. On attribue la violation de ce principe au calife **Omar b. Abd al-Aziz** au début du IIe siècle de l'Hégire. Selon les sunnites, ce fut **al-Zuhri** qui se chargea à l'origine de cette codification, ouvrant ainsi la porte par où se glissèrent à la fois quelques transmetteurs dignes de foi et de multiples faussaires.

Les règles d'authenticité n'étaient pas encore établies, à l'époque de la compilation, les collecteurs procédaient à tâtons, sans aucune règle précise. Ils jugèrent devoir se concentrer sur la chaîne de garants et non sur le texte même, pour s'assurer de l'authenticité de cette masse énorme de hadiths qu'ils avaient rassemblés au prix d'efforts et de voyages épuisants, ou qui leur étaient relatés par différentes voies. En fin de compte, le but visé par ces classifications était de donner l'avantage aux traditions transmises par l'école de pensée à laquelle on appartenait.

La collecte et la compilation témoignent de ce que l'intérêt porté aux aspects formels dissimule en réalité les désaccords et les contradictions qui affectent le Hadith, ses donnés irrationnelles et opposées aux enseignements coraniques, la pauvreté et le caractère bizarre de son expression. Tout cela montre qu'il a été en proie à l'invention, qu'il n'est crédible qu'au prix d'une interprétation arbitraire.

Tous les rapporteurs n'étaient pas des Arabes « **purs** », puisque l'empire, un siècle après le décès de l'Avertisseur, était encore peuplé de juifs, chrétiens et de zoroastriens. Comment ajouter foi à des hadiths qui se multipliaient de jour en jour et dans lesquels l'invention et la tromperie étaient évidentes. Mais, a contrario, le succès populaire de cette collecte exponentielle assura sa pérennité. Les hadiths acquirent un degré de sacralité proche de celui du texte coranique. Les chi'ites constituèrent au XIe siècle des recueils autrement plus prolifiques ; pour eux, la seule filière légitime est celle des imams.[63]

Le Hadith est mis sur le même plan que le Coran : on s'attache à sa lettre,

---

63 Ces deux dates, ou plutôt ces deux califes, font changer de sens à l'Islam. Alors que le premier calife, al-Ma'mum, conduit l'Islam vers le sentier où resplendit la Lumière, le second, al-Mutawakkil, son petit-fils, plongea l'Islam dans l'abîme des ténèbres de la superstition, de l'ignorance et du fatalisme.

Peu sûrs, les hadiths, autrement dit dires, faits et comportements du prophète de l'Islam, ont commencé à être récoltés sous la dynastie abbasside (750-1258) c'est-à-dire plus de 120 ans après la disparition de Mohamed. Ils n'ont été couchés par écrit que deux ou trois siècles après la mort de Mohamed. La Sunna (Tradition) est aujourd'hui encore la citadelle du conformisme musulman. Les rédacteurs de cette époque s'appuyaient déjà sur des sources écrites, dont les auteurs eux-mêmes remontaient, en citant la chaîne des personnages, jusqu'aux compagnons du Prophète. C'est-à-dire aux hommes que l'on appelait les gens du banc, parce qu'ils prenaient place sur un banc qui se trouvait à proximité de la mosquée attenante à la maison de Mohamed. Ces S.D.F de l'époque vivaient de la générosité du Prophète, qui parfois partageait leur repas. Ces personnes, que l'on appelait les gens du banc (ahl el-soffa) étaient censées connaître beaucoup de ses particularités. C'est leurs souvenirs qui sont à l'origine d'innombrables hadiths ou dires. Les musulmans furent effrayés par cette pléthorique production. Le théologien Bokhari avouait que, sur les deux cent mille hadiths qu'il avait recueillis, sept mille deux cent vingt-cinq seulement seraient vraisemblablement d'une authenticité indiscutable.

Le Hadith avait acquis dès le début une telle autorité que les esprits les plus honnêtes jugèrent bon d'en inventer de faux, pour justifier les principes nouveaux issus de l'explication de la Loi ou du dogme primitif. (Dominique Sourdel).

on l'apprend par cœur, on le lit sans discernement, on célèbre l'achèvement de son étude, dans le cadre de la jurisprudence (**fiqh**) on lui consacre les mêmes recherches que pour le Coran. On y traite les questions d'abrogation, du général et du particulier, de l'implicite et de l'explicite, de l'absolu et du restrictif, et autres, sans observer la prudence qui est de mise lorsqu'on connaît le contexte où s'est effectuée sa codification.

Car celle-ci était la position de l'orientation générale qui s'appuyait sur les schémas mentaux, qui hypertrophiait le rôle et la personne du Messager, aux dépens de son message. Quant à la minorité qui s'opposait à cette entreprise, elle fut balayée de l'Histoire, seul **al-Châfi'i**[64] relate son existence dans son ouvrage *al-Umm* au chapitre **Jimâ'al-'ilm** : cet opposant, « **savant réputé dans son école de pensée** », critiquait le consensus car celui-ci admettait nombre de contradictions que révèle le Hadith. Et l'objecteur d'ajouter :

« Si vous persistez à admettre leurs traditions alors qu'elles sont telles que vous les avez décrites, quel est votre argument pour répliquer à ceux qui les refusent ? Je n'en accepte rien, poursuit-il, s'ils peuvent trouver la moindre erreur ; je n'accepte que ce dont je suis témoin devant Dieu, comme l'atteste la véracité de son Livre, dont personne ne peut mettre en doute le moindre mot, ni prétendre à une connaissance exhaustive qu'il n'a pas. »

C'est ainsi que tous ceux qui désiraient imposer un principe nouveau forgeaient un ou des hadiths destinés à l'appuyer. Ils mirent dans la bouche du Prophète tout ce qu'il aurait pu dire mais aussi tout ce qui n'aurait jamais dit.
Le hadith fut donc introduit dans la croyance islamique par pur opportunisme et surtout pour dominer et opprimer une population ignorante, parce qu'analphabète, de la véritable croyance musulmane. Il permit au pouvoir tyrannique de redimensionner la théologie islamique à son gré face à la montée du mécontentement populaire. Le pouvoir de la dynastie abbasside fut confronté aux désillusions de sa population, qui se rendit compte que plus d'un siècle après les prédications généreuses du Messager de l'Islam, celles-ci n'avaient servi que la caste des nantis.

64 Al-Châfi'i ne connaissait pas le hadith, lorsqu'il déclarait : « Ma communauté ne se mettra jamais d'accord sur une erreur. » On n'imagine pas qu'il ait pu ignorer le hadith. S'il avait été connu à son époque, cela établit que le hadith fut forgé au Xe siècle de notre ère pour conforter la Sunna.

Par sa repartie al-Châfi'i informa l'objecteur :
« Refuser toute tradition, alors que le Livre de Dieu est clair, est une opinion qui entraîne de très graves conséquences. »

L'objecteur répliqua :

« Il ne saurait y avoir obligation pour quiconque, là où le Livre de Dieu n'a pas statué. »

Les experts du Hadith sont à la remorque des puissants, ils sont esclaves du plus fort. Ils transmettent en faveur des dirigeants en place dans leur région et le pouvoir de ces derniers vient-il à disparaître, ils les abandonnent.[65]

---

[65] Al-Râzi, al-Massûl, Beyrouth, Mu'assasat al-Risala. Dans le même ouvrage il critique la transmission du hadith, affirmant en particulier que la longue période qui sépare la parole de l'Avertisseur et sa transmission « frappe de discrédit ces traditions ».

32ᵉ chapitre

L'âge d'or en Andalousie ou le califat omeyyade

L'âge d'or en Andalousie ne le fut que pour l'Islam. Entre le milieu du VIIIᵉ siècle (**756**) et le début du XIIᵉ siècle, cette période, que les Européens surnommèrent l'âge d'or, fut possible grâce à la division de l'empire arabo-islamique en deux branches antagonistes. Au milieu du VIIIᵉ siècle, un rescapé de la famille omeyyade de Damas, **Abd al-Rahman 1ᵉʳ**, fonda l'émirat de Cordoue, érigé par la suite en califat rival à celui des Abbassides de Bagdad.

Cette scission obligeait l'émirat de Cordoue à rechercher les appuis nécessaires à la pérennité de son royaume auprès de dhimmis juifs et chrétiens. Coincé entre deux menaces, celle des chrétiens au Nord et celle au Sud des musulmans fidèles au califat de Bagdad, il n'avait pas d'autre choix que celui de créer un front uni dans son royaume. La dynastie Omeyyade de Cordoue ne pouvait, en sus de ses ennemis qui campaient à ses frontières au Nord, ajouter un front intérieur.

La prospérité et la tolérance du royaume de Cordoue tiennent au fait que l'émirat de Cordoue, constitué en 756, fut un adversaire et un concurrent de celui du Califat de Bagdad, et par là même fut obligé de mettre de l'eau dans son café pour ne pas avoir à combattre sur trois fronts. Sur le front intérieur, les musulmans étaient minoritaires dans la péninsule ibérique où juifs et chrétiens constituaient la majorité, auxquels s'additionnaient les partisans du calife de Bagdad. Il craignait avec juste raison d'être pris en sandwich entre une agression du Sud et une du Nord.

L'émir de Cordoue, **Abd el-Rahman,** conscient de la précarité de sa situation, réunit en **l'an 832** une assemblée d'oulémas à Cordoue, pour proclamer la neutralité religieuse et la tolérance entre les trois monothéismes. Cette proclamation donna lieu en matière religieuse à une grande liberté de culte.

Cette liberté de culte suspendait provisoirement l'application du statut de dhimmi appliqué aux juifs et aux chrétiens, et fut considérée comme l'âge d'or de l'Andalousie où les arts, la philosophie et la prospérité économique se conjuguèrent pour créer ce mythe de l'âge d'or en terre d'islam, qui se perpétue encore aujourd'hui particulièrement dans l'âme juive. En **l'an 929** à Cordoue, le **prince Abd el-Rahman III** à la tête de l'émirat depuis **l'an 912** instaura un califat autonome, provocation ultime envers le tout puissant calife de Bagdad. Il est vrai que ce dernier avait d'autres chats à fouetter. Hérésies en cascade, instauration d'un califat Chi'ite en Sicile en **l'an 827** et puis en **l'an 973**, en Égypte, le gouverneur perse défit le pouvoir califal et l'**émir Seldjoukide**, mongol blanc, du XIe au XIIIe siècle, de son côté, imposa son autorité à un empire qui s'étendait de la Syrie à l'Arménie en passant par l'Iran.

De tous temps, les juifs apparaissaient, face aux disparités sociales, aux persécutions perpétrées par la tyrannie religieuse et fiscale des seigneurs chrétiens ou musulmans, comme les gardiens d'une certaine élévation morale ; leurs connaissances spirituelles faisaient d'eux des témoins incontournables de la révélation du Divin et de l'unicité de Dieu face à l'unité de l'humanité.

Malheureusement, cette fraternité abrahamique fut éphémère. En **l'an 1031**, le califat de Cordoue fut détruit. Lorsque la pression chrétienne devint trop forte au Nord, le calife de Cordoue fit appel aux **Almoravides**, confrérie de moines guerriers originaires du **Ghana** et du **Maroc**, qui régnaient sur le Maghreb. Après le débarquement de leur cavalerie sur le sol Andalou, la première action militaire qu'ils entreprirent fut de supprimer la dynastie Omeyyade d'Espagne (**1061-1147**). Les Almoravides furent à leur tour éliminés par les adeptes du mouvement réformiste lancé par **Muhammad ibn Timart** ; celui-ci fonda la dynastie **Almohade** qui domina l'Andalousie et l'Afrique du Nord (**1147-1269**).

La dynastie sectaire et intolérante des Almohades obligea juifs et chrétiens à se convertir à l'Islam ou fuir l'Andalousie et le Maghreb qu'elle contrôlait.

Certains juifs fuyant les persécutions se réfugièrent en Catalogne ou en Provence, d'autres comme **Maïmonide**, émigrèrent en Égypte où s'était instauré un califat chi'ite ismaélien « **Fatimides** » plus tolérant. C'est dans ce terreau de souffrances, où la logique rationnelle avait fait place à l'irrationnel, où l'intolérance et le fanatisme se disputaient la place de lauréat, que naîtra en Catalogne, où un certain **rabbin Moïse de Léone** écrivit le mystique manuscrit du **Zohar**, le premier livre fondateur de la kabbale zoharique. Il attribua son manuscrit, pour lui donner force et authenticité, au prestigieux Tanam du IIe siècle, **Simhone bar Yochaï**, fondateur de l'Académie (**Ieschiva**) de **Téqoa** (**en Palestine**). Dans cette littérature, le fantastique, l'extraordinaire et le merveilleux, le lyrisme du zohar, fascinaient les persécutés et fortifiaient l'espérance juive dans une prochaine revanche spirituelle sur les événements odieux qu'ils subissaient de la part d'adeptes qui se prétendaient issus d'une religion sœur originaire de leur propre foi, et qui de plus se réclamaient de l'affiliation abrahamique.

Au XIIe siècle, le Livre du Coran est rangé dans une niche métaphysique

Le Coran « Incréé » ou l'idée funeste du sunnisme

Le Livre sacré de l'Islam contient 114 sourates, 6616 ayats (**versets**) « **signe ou miracle** » et 323671 lettres. Il y a des versions plus courtes, comprenant seulement 6211, 6226, 6236 ayats, selon les coupures introduites à tel ou tel moment du texte par les diverses écoles interprétatives.

Les contemplateurs du Livre saint du Coran « **Incréé** » sont un milliard deux cents millions. Personne ne s'imagine qu'ils sont tous des terroristes, sauf les imbéciles et les racistes. Malheureusement, une minorité agissante, influencée par des prêches haineux, se transforme en outil de meurtre et de terreur. Malheureusement, la majorité silencieuse, lorsqu'elle prend son courage à deux mains et intervient, est immédiatement dénoncée comme impie ou éliminée physiquement par des fatwas édictées par de fanatiques oulémas ou imams à la solde de pouvoirs tyranniques ou d'organisations intégristes.

Attention, le Coran « **Incréé** », n'est pas l'Islam. L'Islam sunnite s'adosse sur un corpus complexe qui a comme finalité le consensus entre les oulémas (**théologiens**). C'est la Sunna, autrement dit, la tradition.

Le Coran « **Incréé** » est incompréhensible si l'on ne prend pas en compte que sa mémoire est la Bible hébraïque. Cette influence ne se discute pas, tellement elle est explicite et manifeste.

C'est ce que reconnaît la tradition exégétique. Elle inventa la science des Israélites, « Isrâ'ilyât », pour légitimer la référence aux Écritures hébraïques et expliciter dans le détail du récit biblique ou celui du Talmud, les affirmations péremptoires inscrites dans le Coran.

D'après les propres Écritures saintes islamiques, la révélation reçue par Mohamed était destinée exclusivement aux Arabes d'Arabie !

Mais, fait d'importance, les prédications du Messager de l'Islam relatées dans le Livre saint, le Coran, ont pour origine deux sources qui ont été habilement mélangées lors de la transcription dans les sourates, pour être difficiles à débrouiller, comprises et identifiées par un profane, qui plus est s'il est chrétien et occidental. La première source concerne les prédications faites à La Mecque, dans le cadre de la révélation monothéiste, à savoir : la résurrection, la rétribution et les missions prophétiques. Accomplir la prière, s'acquitter de l'aumône, accomplir les bonnes actions, s'encourager mutuellement à la vérité, à la patience et à la miséricorde, à la bienfaisance et à la droiture, être pieux et reconnaissant, être loyal et tenir ses promesses, être chaste, libérer les esclaves, nourrir l'orphelin, le pauvre et le prisonnier, donner leur dû aux proches et aux voyageurs. Parallèlement elle interdit le meurtre, l'injustice, l'attitude agressive, l'oppression et l'orgueil, l'indécence, la fornication, l'adultère, le mensonge, la calomnie, la prodigalité, l'avarice, l'amour des richesses, la lésinerie, la flatterie, les critiques acerbes, tout comme il est interdit d'éconduire le quémandeur, d'opprimer l'orphelin, etc. Toutes ces prédications ont été puisées dans la section prophétique de la Bible hébraïque. Pour être complet, il aurait fallu ajouter :

« **Aimer son prochain comme soi-même** »,
et pour lever toute ambiguïté y ajouter :

« Et aussi l'idolâtre, car vous avez été des idolâtres dans le pays d'Égypte. » (Lv. 19, V. 18 et 34).

Ou encore dans le rouleau des Lamentations, on relève cette phrase qui transcende toute bestialité :

« **Si on te donne une gifle sur une joue, tend l'autre joue !** » (Lam. III, 30)

Ces prédications ont une valeur humaniste certaine, sociale et progressiste. Cette vision de l'Islam ne fut jamais appliquée, même pas par le Messager d'Allah lui-même. Même le rituel et la forme de la prière ont été copiés : l'ablution, la prière faite debout, le prosternement ou l'inclination, la mise en avant des bras, toutes choses pratiquées par les juifs sous des formes plus ou moins proches.

L'Islam orthodoxe se compose aujourd'hui de sept tendances principales :

Hanbalite, malikite, hanafite, shafite, zâhirite et **mutazilite.**
L'Islam chi'ite se divise en trois sensibilités principales : **imaamite, zaydite** et **ismaélienne.**

Auxquelles il faut ajouter la tendance mystique : le soufisme et le maraboutisme à partir du XIIIe siècle.

Monseigneur Carey soulignait avec justesse l'insulte outrageante faite au Christ lors de la rédaction du Coran :

« Le Coran change le nom de Jésus, récuse explicitement la crucifixion. Il n'y pas un seul fait fondamental qui concerne la vie, la personne et les actes du Seigneur Jésus-Christ qui n'ait pas été démenti, perverti, travesti ou tout simplement ignoré par la théologie musulmane. L'Islam, dans ce sens, est la seule religion antichrétienne, de plus, elle accuse le christianisme d'associer Dieu à dieux ».

Compte tenu des accusations mutuelles de polythéisme que se jettent à la face chrétiens et musulmans, il résulte que le seul monothéisme incontesté et véritable est judaïque. Révélation reconnue par les deux protagonistes puisqu'ils adossent leur foi sur la Bible hébraïque.

Le Coran « **Incréé** » annonce le combat de **Gog** et **Magog** et l'anéantissement des infidèles (**Cn. Les prophètes, XXI. 95-99**). Ce que l'Apocalypse de Jean, l'Apôtre de la fin des temps, décrit avec force détails et conclut que nul ne peut pénétrer, par l'une des quatre portes, dans la Jérusalem céleste sans être agréé au préalable par les trois des enfants d'Israël.

Certains biographes, tel **Maxime Rodinson** n'hésitent pas à affirmer que :

« **Si Mohamed fut prophète, il a été seulement le prophète national de l'Arabie du désert.** » C'est-à-dire celui de l'Arabie du Nord.

Ce que confirme l'histoire, c'est seulement après la mort du prophète de l'Islam, Abû Bakr, revêtu de l'habit de calife, se lança, à l'instigation d'Omar el-Khattab, à la conquête de l'Arabie du Sud (**Yémen**).

L'accusation d'idolâtrie, décrite plus haut, envers le judaïsme se trouve au verset 30 de la sourate IX, elle est tellement incongrue qu'on se demande pour quelles raisons les compilateurs islamiques ont pu laisser écrire une telle contre vérité. Il n'y a aucune trace scripturaire de telles affirmations. Chacun peut le vérifier aisément par lui-même en lisant le Premier Testament et aussi le Second Testament.

Quant à l'accusation de la falsification des Écritures saintes hébraïques, pour nier soi-disant la venue d'un prophète chez le peuple arabe, en l'occurrence Mohamed, comment peut-on s'imaginer qu'un peuple qui conserva le message divin à travers les pires vicissitudes de la Diaspora, qui résista avec fermeté et une abnégation souvent héroïque aux plus effroyables persécutions, y compris celles de l'Islam, aurait pu modifier une seule lettre de ses Saintes Écritures. Cela est invraisemblable.

Dans le rouleau du Deutéronome, au chapitre XVIII, versets 13 à 22, avant que Moïse prononce son cantique, à la question que lui posent les Hébreux, avant son émouvant discours qui annonce sa propre mort :

« **Comment identifier un vrai d'un faux prophète.** »

Moïse leur répond :

« **YHWH ton Dieu suscitera pour toi, au milieu de toi, parmi tes frères, un prophète comme moi, que vous écouterez, etc.** »

À moins que l'accusation de « **Sabéen (= juif)** » à l'encontre de Mohamed, proférée par Omar el-Khattab lorsque ce dernier se fut lancé à la recherche de l'Avertisseur pour le trucider, soit véridique, alors, à ce titre, les enfants d'Israël pourraient considérer le Messager d'Allah comme un prophète. Mais c'est toute la relation de la révélation coranique qui est ainsi remise en cause. Cette hypothèse éclaire le côté obscur de la Sîra, elle n'explique pas l'absence de progéniture des onze femmes que le Messager d'Allah épousa après le décès de Khadîdja, tout comme la stérélité de ses filles Zeynab, Rouqayya ; elle révèle le moyen de pression dont le clan Sûfyân disposait pour contraindre Ali au silence sur son adoubement à Khumm, à l'acceptation contre toute logique de l'« **arbitrage d'Odroh** », et à se dépouiller de son habit de calife.

Chacun sait, juifs, chrétiens et musulmans, que lorsqu'une seule lettre de l'alphabet hébraïque est légèrement effacée dans le texte biblique celui-ci est rendu inutilisable à toute lecture. L'accusation de falsification est d'autant plus surprenante que la tradition islamique rapporte que les deux secrétaires du Messager d'Allah, **Saïd Thâbit** qui présidait les deux commissions constitutives à la recension des textes coraniques, et **Abd-Allah ibn-Ubayy**, qui fut l'un des tenants d'une collecte concurrente, étaient d'anciens élèves d'une des Ieschivots de Yathrib. Ils ne pouvaient ignorer le sérieux et la probité des massorètes, ces scribes ancêtres des actuels « **Sopher** ». À l'évidence, il y eut plusieurs rajouts après les deux recensions, ces rajouts permirent aux califes Omeyyades et abbassides de tenir le peuple juif à l'écart de l'ümma et de surplus lui appliquer la condition de dhimmi comme aux chrétiens.

Mohamed se considérait comme un héritier des Patriarches (**Cn. 2, V. 130**) et des prophètes antérieurs à lui, y compris de « **Issa** ». Le Coran « **Incréé** », à l'instar de l'enseignement de Moïse manquait de mysticité et avait un caractère encore plus légaliste que celui l'Ancien Testament. L'Islam est avant tout la religion de la soumission à la volonté divine, comme c'est le cas pour le judaïsme.

La Bible présente trois différences avec le Livre saint de l'Islam. D'abord, elle ne fut pas directement dictée par Dieu, mais écrite par des hommes inspirés par Dieu. La Bible est une véritable bibliothèque, elle contient en elle-même la notion d'évolution comme celle de l'interprétation, autrement dit, une capacité à dépasser la lettre. Que le texte comporte des scènes de massacre collectif conforme au champ historique, ce peut être choquant à l'aune de l'universalisme contemporain. La Bible privilégie la morale et l'amour du prochain, même s'il est idolâtre, elle ne suscite pas la haine entre les hommes quelle que soit leur couleur ou leur croyance. Alors que le Coran « **Incréé** », dans certains versets, exhorte à la haine envers juifs, chrétiens et les autres, à destination des siècles à venir. Le Livre saint de l'Islam se récite, ce qui n'implique pas pour ses adeptes de le comprendre ni de le commenter.

33ᵉ chapitre

La Tradition remplace le savoir

Ibn Khaldoum, déjà au XIVᵉ siècle de notre ère, par ses écrits, remettait en cause la Shari'a (**loi religieuse islamique**) issue de la tradition (**sunnisme**) telle qu'elle fut confectionnée sur mesure pour servir le pouvoir en place.

De telles déviations sont monnaie courante, car il est bien difficile à quiconque de s'opposer à ceux qui prétendent parler au nom de Dieu et forment une classe solidaire pour défendre leurs intérêts, en l'absence de contre-pouvoirs efficaces, ce qu'en Occident on appelle démocratie et droit à la critique.

Le fait de sacraliser les rapports profanes, dans un contexte historique donné, contribua fortement à annihiler le développement des sociétés musulmanes lorsque le contexte historique changea, réclamant de nouvelles bases juridiques, dans un monde où l'information réduit notre planète à la taille d'un village.

Ces réserves ne sont pas l'exclusivité du seul Islam, mais elles concernent toute religion, qu'elle soit monothéiste ou autre. Mais la plupart des états musulmans sont des théocraties, ils gouvernent leur peuple en appliquant la Shari'a (**loi religieuse**).

Ibn Khaldoun écrit que le mensonge affecte les récits historiques de plusieurs manières. Ce sont :

– L'attachement à certaines opinions et à certaines doctrines. L'esprit humain garde son impartialité, il examine le récit étudié, et le considère en fonction de la fausseté ou de la véracité du renseignement. Il adhère sans hésitation aux renseignements qu'il recueille en fonction de son accord avec lui. Cet attachement à son conditionne-

ment affecte son jugement, obscurcissant ainsi son intelligence et l'empêchant de scruter les éléments et de les examiner avec impartialité.
- La confiance dans les transmetteurs
- L'ignorance du but que les acteurs avaient comme objectif.
- Se croire seul à détenir la vérité. Ce comportement est fréquent, il dénote, en général, un excès de confiance dans les personnes qui ont transmis les renseignements.
- L'ignorance des rapports qui existent entre les événements et les circonstances qui les provoquent, à cause des remaniements et des altérations subis.
- Le penchant des hommes à gagner la faveur des puissants. Ils y emploient louanges et éloges, ils embellissent les faits et les propagent. Ces récits entachés de fausseté font l'objet d'une grande publicité.
- Une cause prime celles décrites ci-dessus, c'est l'ignorance de la nature des choses qui naissent de la civilisation. Tout ce qui arrive, soit spontanément, soit consécutivement à des influences extérieures, a un caractère qui lui est propre, tant dans son essence que dans les circonstances qu'il génère.

Les renseignements qui se rattachent à la Shari'a (**loi musulmane**), consistent pour la plupart, en prescriptions arbitraires, auxquelles le législateur veut qu'on obéisse, et que l'on doit accepter comme authentiques. Or, pour atteindre ce degré de crédulité, il faut avoir une haute considération des personnes qui les énoncent.

S'il en est ainsi, le moment est venu de franchir le barrage édifié par les savants du XIIIe siècle de l'Hégire à se détourner de la vérité, puisque Ibn Khaldoun **décrit les prescriptions de la Shari'a comme étant pour la plupart, des prescriptions mensongères.** Car compte tenu de la qualité de la filière des transmetteurs, on ne peut séparer l'arbitraire de la tradition authentique. Le témoin direct ou indirect ne peut s'empêcher de transformer et de modifier selon son psychisme personnel les informations qui lui parviennent avant de les stocker dans sa mémoire. Nos souvenirs ne sont pas de simples copies de nos perceptions. En général, l'individu retient l'information sous forme d'un schéma historique qui lui est personnel, auquel il ajoute des éléments qu'il invente spontanément.

Sous cet angle-là, les événements du Ier siècle de l'Hégire exigent la révision de plus d'un postulat, surtout quand il s'agit d'évaluer la fidélité des témoignages des premières générations musulmanes aux principes du message, car ce sont elles qui furent appelées à leur donner le sceau islamique.

Après le décès de l'Avertisseur, les califes successifs assumèrent eux-mêmes cet arbitrage au sein de l'empire et, dans les pays conquis, confièrent ce rôle à des cadis. Ceux-ci tiraient leur autorité du pouvoir politique qui les désignait à cette fonction et non de l'agrément des parties en conflits.

À l'origine, le cadi n'était astreint à aucune formation, il ne se référait pas à un code de lois à l'instar de celui qui était en vigueur dans l'empire romain. Les affaires qu'il avait à juger concernaient des problèmes sociaux et économiques n'ayant aucun rapport avec ceux de l'époque de la prophétie ; elles concernaient également des individus dont les mœurs, les us et coutumes ainsi que les modes de vie, différaient de ceux qui prévalaient chez les Arabes du Hedjaz en particulier et de la péninsule en général. Les habitants chrétiens de l'Irak, de la Syrie, de l'Égypte et du Maghreb étaient les héritiers de civilisations et d'institutions largement supérieures, ayant une l'économie agricole autrement plus prospère que celle des zones arides du désert d'Arabie.

Les cadis acquirent ainsi sur le tas une connaissance des lois régissant les Byzantins chrétiens, les juifs et les Perses zoroastriens. Ce contexte à géométrie variable, explique, à côté d'autres facteurs, les décisions variables prises par les cadis d'une région à une autre en fonction des personnes et des circonstances, mais aussi des crimes de sang et des crimes d'honneur.

Ibn Khaldoun a noté, en sa qualité d'historien, qu'**Ibn Handal** écrivait à propos du Musnad :

« **Dans ce livre, j'ai fait un choix parmi sept cent cinquante mille hadiths, cette simple constatation est grave dans sa signification, car elle met en cause la valeur de la Sunna et du Hadith.** »

Cette monstrueuse **prolifération** du hadith, soi-disant authentique, s'est enracinée dans la mentalité islamique. Entre la fin du VIIIe siècle et la fin du siècle suivant, la quantité du hadith s'amplifia de dix-sept mille à quarante mille hadiths. L'invention prit une telle proportion que le travail de sélection entrepris par **al-Bukhâri**, **Muslim** et les autres auteurs au Xe siècle ne servit à rien. Le recours au hadith était devenu une nécessité sans laquelle l'activité des fuqahâ, jurisconsultes, n'aurait pu se conclure ; la ferveur populaire inconsciente qu'il suscitait permit de sceller la Sunna (**Tradition**). La négation de l'autorité de la Sunna n'avait donc aucune chance de se développer,

Malheureusement, comme la mort, le sunnisme ne fut expérimenté qu'une seule fois. Cette rupture définitive avec le rationalisme fut pour l'Islam une véritable catastrophe civilisationnelle.

Parmi les causes multiples du déclin de l'Islam, pour en découvrir la principale, il faut remonter à la fermeture de l'itihad et à cette célèbre profession de foi faite au XIe siècle par le calife **al-Qadir**. Elle fixait définitivement ce qu'on appelle l'orthodoxie, en définissant les dogmes de ce que doit croire le « **bon musulman** ». En interdisant l'exercice de l'esprit critique, ce calife rétrograde figea jusqu'au temps présent l'Islam tel qu'il se pratiquait en Ve siècle de l'Hégire, c'est-à-dire au XIe siècle de notre ère.

Ce calife interdit tout espace de liberté et de discussion (**Itihad**). Ce triomphe des traditionalistes entraîna l'Islam dans la stagnation et l'obscurantisme. Les oulémas et imams allèrent encore plus loin, ils interdirent aux musulmans de se moderniser sous prétexte que le progrès scientifique et médical avait pour origine l'Occident chrétien.

La croyance dans un Coran « **Incréé** » revenait à imposer à Dieu un compagnon, autrement dit, deux êtres éternels. Étrange et surprenant retournement de la religion monothéiste qui se veut la plus intransigeante. Le Coran taxe les chrétiens de polythéistes, c'est-à-dire ceux qui associent Dieu à dieux, autrement dit, Dieu à des êtres créés. (**Cn, Se IX, 30-33**). C'est l'histoire de l'arroseur arrosé, puisqu'en décrétant que le Coran est Incréé, l'Islam associe également Dieu à dieux.

Compte tenu des accusations mutuelles de polythéisme que se jettent à la face chrétiens et musulmans, il résulte que le seul monothéisme incontesté et véritable est le judaïsme.

Pour faire bonne mesure, l'Islam après avoir récupéré la ligature d'Isaac en la faisant glisser sur Ismaël, jeta son dévolu sur l'**Achoura** : fête juive à l'origine, elle **symbolisait l'accostage de l'Arche de Noé**. Cette fête joyeuse à l'intention des enfants est aujourd'hui pratiquée dans de nombreux pays musulmans. Pendant deux jours, les enfants sont mis à l'honneur et reçoivent gâteaux et friandises. Les rabbins des communautés juives, pour éviter toute confusion avec les pratiques musulmanes, car ils craignaient un syncrétisme judéo-islamique, se rabattirent sur la **reine Esther** et la fête de **Pourim**.

Il est très difficile dans le monde musulman actuel d'accepter une étude critique du Coran « **Incréé** ». Cela est la conséquence du poids des institutions universitaires islamiques de contrôle et de censure ; du fait que, pour les musulmans, le Livre saint est unique et exclusif, son texte est en version unique, en une langue unique qui fut celle-là même utilisée par Allah. Remisé une fois pour toutes dans une niche métaphysique au XIe siècle, le Coran devenu Incréé par la volonté de quelques-uns interdit l'Itjiad. Ce qui malheureusement rend aujourd'hui impossible dans les pays musulmans toute critique historique, appliquée au Coran, au sens moderne du terme. Aussi, tout intellectuel musulman qui ose s'aventurer dans cette voie et aborder ces problèmes comme le ferait un philologue ou sous l'angle historico-critique, devient ipso facto un marginal, immédiatement neutralisé par les persécutions, la censure, l'exil forcé et ses œuvres brûlées dans des autodafés publics. Les oulémas ou les imams délivrent, encore aujourd'hui, contre ces « **renégats** » des fatwas (**condamnation religieuse**) autorisant tout islamiste à assassiner l'impie.

Suite de la révélation coranique « Coran Incréé »

Contrairement à la Bible ou aux Évangiles, le Coran « **Incréé** » ne relate pas cette révélation d'une manière historique mais sous forme d'allusion comparative, de modèle ou de principe. Le problème que le texte soulève est de plusieurs sortes.

À chaque fois que le Coran « **Incréé** » emploie le terme Livre ou Écritures, c'est à la Bible hébraïque qu'il fait référence et quelquefois au Nouveau Testament. Car il faut se rappeler que le Coran est un récitatif.

Les théologiens théorisent l'Islam

Face aux peuples soumis, aux traditions et aux croyances composites, les dispositions prises par de **Précédents vénérés** n'étaient pas, à l'origine, indépendantes les unes des autres : l'exégèse coranique n'était pas une science autonome, le Hadith et le Fiqh n'avaient pas encore étaient fixés, le champ d'exploration de la science théologique n'avait point de contours précis. Les préoccupations religieuses répondaient à des besoins ponctuels et pratiques du pouvoir séculier au lieu d'être simplement le résultat de travaux spécialisés de théologiens. C'est la multiplicité des problèmes auxquels furent confrontées les premières générations de musulmans qui incita ces derniers à inventer des solutions instantanées destinées à singulariser la communauté islamique, minoritaire au sein de l'empire qu'elles avaient conquis, et à faciliter la cohésion de l'ümma en imposant des conditions humiliantes aux gens du Livre (**juifs et chrétiens**). Certes, les facteurs de division étaient nombreux, entre les Expatriés et les Ançars, entre le clan Sûfyân soutenu par Omar el-Khattab et Othmân ben Affane face aux légitimistes représentés par Ali et ses partisans, surtout entre l'appartenance ethnique, le rang social, le langage, le dialecte, le patrimoine culturel et cultuel, les institutions administratives et économiques et, de façon générale, les intérêts divergents des différents peuples et régions du nouvel empire islamique.

Le message coranique avait été conçu à l'origine pour le seul peuple d'Arabie du Nord, encore idolâtre dans la région. Il n'avait explicitement envisagé qu'un petit nombre de problèmes et que les textes étaient limités alors que les faits, découlant de la conquête, étaient sans limites. Il était indispensable de mettre sur pied un ensemble cohérent de lois, étayé non pas sur le droit mais sur la religion, revêtue de l'habit neuf de la révélation coranique.

Les califes cherchaient à réduire, dans l'instant, les manifestations de désaccord entre les peuples d'origines et de religions différentes, tout en s'efforçant, dans la mesure du possible, d'unifier les comportements et les sentiments. Cette attitude était une chose primordiale dans les circonstances de bouleversements créées à la suite de la conquête islamique des peuples porteurs de civilisations plus évoluées et de croyances différentes, en procédant par une interprétation extensive où les tenants de l'Islam, après avoir remisé le Coran « **Incréé** » dans une niche métaphysique, s'attelèrent, pour donner un caractère juridique à la révélation, par la rédaction de la Shari'a (**Lois**), sorte de code d'un droit révélé religieux et social. Au fil des siècles les **fuqahâ**, jurisconsultes spécialistes, adaptèrent à l'évolution militaro-politique l'exégèse coranique en la construisant par association, dans leurs réflexions, au **Hadith** (**dires, faits et actions de l'Avertisseur**) collecté entre un à trois siècles après le décès de Mohamed, à la **Sîra** (**biographie**), au **Fiqh** (**jurisprudence du droit islamique**) ainsi qu'au **Consensus** et au **Qiyas** (**analogie**). Seuls des oulémas ou des imams autoproclamés, rétribués et soumis au pouvoir, étaient autorisés à en proclamer la conformité. Ces cinq composantes s'imbriquent comme le sont les poupées russes, étant acquis qu'il n'y a pas de foi là où il n'y a pas de soumission.

En terre d'Islam, encore aujourd'hui, les contestataires règlent leurs conflits avec le pouvoir par l'assassinat de califes, de présidents, par des

coups d'État sanglants, etc. Ils plongent les nations musulmanes dans une instabilité quasi permanente. Cette vulnérabilité conduit ceux qui se hissent au pouvoir à rechercher l'appui de la Mosquée pour prolonger leur dictature sur un peuple soumis aux oulémas. Ces derniers auxiliaires de tous les pouvoirs inculquent au peuple la soumission envers le tyran. Ils conditionnent le peuple à se soumettre à son destin, celui de chacun est écrit (méktoub) dès sa naissance par Allah, seuls les impies rejettent leur condition sociale. Allah punit les mécréants !

La théorisation déployée par les fuqahâ dans les divers domaines de la pensée islamique phagocyta cette croyance dans un corset rigide. Toutes ces interprétations se complétaient mutuellement, elles répondaient à des besoins ponctuels et pratiques face aux problèmes rencontrés pour l'administration. C'est la multiplicité des problèmes, face à l'expansionnisme territorial, à laquelle furent confrontées les premières générations de musulmans, qui incitèrent les jurisconsultes à inventer des solutions instantanées destinées à singulariser la communauté islamique en terre de conquête et à faciliter la cohésion de ses membres.

L'Islam, à partir de ce moment-là, s'est enfermé dans un dogme rigide, s'est écarté de la tentation, c'est-à-dire de la tentation du savoir, de la philosophie, de la science, de l'expérimentation. Alors, pour l'Islam du Xe siècle à nos jours, c'est la sagesse qui sait tout sans l'éprouver qui règne sur les esprits.

En rappelant ces vérités, l'historien désire dénoncer une légende, entretenue par des théologiens islamiques peu scrupuleux, selon laquelle il y eut une identité et une harmonie parfaites entre les œuvres des oulémas au temps de la codification et les solutions adoptées par les Anciens. Cette mystification est due surtout à la continuité que suggèrent les prétendues chaînes de transmetteurs de hadiths, et à l'utilisation qui est faite des traditions comme arguments pour défendre l'adoption de positions erronées. Comme si les traditions étaient exemptes de supercheries, de falsifications, de déformations, d'oublis, de négligences ou de tout autre élément humain. Les pieux Anciens, notamment ceux de la première génération à l'époque de la « **candeur de la nouvelle religion** », selon l'expression de l'historien **Ibn Khaldoum**, s'intéressaient avant tout aux solutions pratiques, qui variaient selon les circonstances, les personnes et les enjeux engagés en chaque occasion. Ils n'avaient jamais pensé qu'elles devaient êtres uniformes, coulées dans le marbre, ou qu'il fut nécessaire, pour les rendre acceptables et applicables, de leur donner une garantie religieuse. Ce prestigieux historien, dans son œuvre *Les prolégomènes* (**muqaddima**) précise ce que devrait être le travail de tout historien sérieux. Je résume en quelques phrases sa pensée, que j'espère ne pas avoir altérée :

Les textes du passé ne peuvent avoir que le sens que leurs auteurs leur donnaient au moment même dans leur contexte historique. On ne peut juger l'Histoire avec sa sensibilité moderne. Son interprétation, forcément fausse, déforme notre jugement et nous apprend peu de choses. Le moindre récit, roman, tableau, monument de l'époque considérée est d'un enseignement autrement plus exact.

De plus, cet historien prestigieux dénonçait les auteurs flagorneurs qui, pour plaire aux puissants, travestissaient la vérité en mensonge, en ces termes :

« Les renseignements qui se rattachent à la Shari'a consistent, pour la plupart, en prescriptions arbitraires auxquelles le législateur veut qu'on se conforme, et que tout individu ignorant doit accepter, convaincu de leur authenticité. Pour qu'il en soit parfaitement persuadé, toute mystification doit être édictée par une haute personnalité revêtue de l'habit de la foi. »

Le Coran et les autres

Le Livre saint de l'Islam, dans sa seconde source, celle de Yathrib (Médine), est vindicatif, guerrier, sectaire et intolérant. La révélation coranique place la solidarité religieuse au-dessus du clan et de la tribu, ce qui permit de fédérer les turbulentes tribus d'Arabie sous le commandement de la puissante famille Abû Sûfyân. Celle-ci, à l'origine, combattait les idées généreuses du Messager de l'Islam. Démagogique pour son époque, il fut réfractaire aux prédications clamées à La Mecque. Les héritiers du clan Omeyyade et leurs alliés récupérèrent ce nouveau fait religieux pour en faire un outil de pouvoir à leur seul profit, en éliminant tout le côté charitable, généreux et solidaire envers les déshérités.

Le Coran « Incréé » est le seul document religieux au monde qui incite à la violence, autorise la dissimulation, la discrimination, l'extermination de toute personne idolâtre ou des gens du Livre qui refuseraient de se soumettre au joug des musulmans, c'est-à-dire à la dhimma.

Au moins **trente-trois versets du Livre saint du Coran,** concentrés pour la plupart dans les sourates II et IV s'en prennent aux juifs et aux chrétiens. Ce sont ces trente-trois versets sur 6616 ayats (**versets**) « **signe ou miracle** » [66] qu'énoncent dans leurs prêches les oulémas et imams intégristes, plus préoccupés par la poursuite d'un pouvoir immédiat que du bonheur de leurs ouailles, qui déterminent l'attitude des masses musulmanes à l'égard des juifs et des chrétiens.

La nature éclectique du contenu coranique est connue, Mohamed n'a pas découvert de nouvelles règles éthiques, il s'est contenté de puiser dans le milieu culturel ambiant. La relation contenue dans le Coran confirme les Écritures saintes qui existaient depuis des millénaires dans la région, qu'elles soient monothéistes ou idolâtres.[67]

---

66 Il y a des versions plus courtes comprenant seulement 6211, 6226, 6236 ayats.
67 En décrétant que le Coran est « Incréé », au XIe siècle pour en interdire toute analyse critique, le sunnisme donna un compagnon à Allah, transformant ainsi une foi monothéiste

Les musulmans croient, et c'est leur droit, que le Coran vient directement du ciel, que Dieu Lui-même, par l'intermédiaire de l'ange Gabriel, l'a donné à Mohamed, c'est ce que mentionne la sourate « **La Table gardée** » (**Cn. LXXXV, 21 ; VI, 19 ; XCVII**). Affirmer le contraire, pour tout musulman est, bien sûr, blasphématoire. Sans doute les musulmans craignent-ils que si on remontait les enseignements du Coran à une source purement humaine, l'édifice tout entier de l'Islam ne s'écroule. C'est pourquoi, les tenants de l'Islam, toutes sectes confondues, Oulémas, imams et théologiens refusent, sous peine de mort, toute étude scripturaire critique du Coran et des hadiths, comme cela se fait pour la Bible (**Ancien Testament et NouveauTestament**).

Si dans les versets révélés à La Mecque, on trouve une foi faite de piété lumineuse, certains de ceux révélés à Yathrib sont des imprécations meurtrières à l'égard des idolâtres, des juifs et des chrétiens.

---

qui se voulait plus intransigeante que le judaïsme, en une croyance dualiste associant Dieu à dieux.

34ᵉ chapitre

Le soufisme (mysticisme)

Le soufisme est une quête spirituelle, celle du grand djihad (guerre sainte), guerre contre ses propres démons. Il s'agit, dans la logique soufie, de pacifier son territoire, son corps, son âme, son esprit, de faire la paix en nous pour supprimer toutes les petites guerres intérieures qui nous tourmentent.

C'est l'accomplissement d'un seul et même destin, jusqu'à la plus périlleuse des batailles qui permet d'accéder à la Lumière, de redevenir un être primordial, de retrouver l'unité divine par acte d'amoureux, d'atteindre l'extase dans l'union parfaite des corps. C'est cette alchimie de la conjonction que recherche tout mystique. Là où l'homme se dépouille de sa peau pour n'être plus qu'une âme vouée à l'amour de son Créateur, là où seul le Nom est présent, là où seul l'Unique compte. Là où l'amour de « **Ce Qui Est** » remplace toutes les théologies intolérantes ou fanatiques.

Cette quête pathétique, tout à la fois érotique et mystique (**le Cantique des cantiques**), conduit le mystique pas à pas vers le renoncement. Cet enseignement dispensé dans des grottes inaccessibles, des temples en ruines, des palais illuminés ou des clairières odorantes à ciel ouvert, éveille à la déraison tous ceux qui veulent aller au devant de l'autre sans a priori comme sans exclusive. Il recueille et dispense toutes les sagesses pour apaiser les tempêtes de l'âme, en quête de cette science du bonheur à travers le prisme de l'irréel, de surnaturel, de l'inconnu. Il s'agit ici d'utiliser l'inconscient collectif pour saisir la vie, traquer la vérité par allégorie.

Le Soufie n'escompte pas un ébranlement, mais un bouleversement complet des fondements métaphysiques sur lesquels l'homme, imprudemment, appuie sa frêle existence, son identité sociale et sexuelle. Dans une lucidité qui va jusqu'au délire, qui affecte l'âme dans sa réalité la plus profonde, où l'âme humaine, surhumaine, à la fois dérisoire et pathétique s'imagine côtoyer l'Éternel Présent.

Le soufisme repose sur la pensée du cœur, et son exigence est la même dans l'Islam que dans les autres traditions religieuses d'Orient ou d'Occident, anciennes ou récentes. Le soufisme s'occupe de la vie intérieure et sonde les profondeurs de l'âme, quitte à ce qu'il reconnaisse, au moins de façon formelle, l'utilité des formes externes de la religion et la nécessité de les respecter. La dimension spirituelle est fondamentale dans le soufisme, qui s'efforce de pénétrer les profondeurs du message coranique, ou plutôt des messages prophétiques, en franchissant les limites de temps et de lieu, en se fiant au goût plutôt qu'à la raison, en s'affranchissant des pressions et des lourdes chaînes de ceux qui s'érigent en « **gardiens du sanctuaire** ».

Le soufisme fut le produit de la civilisation florissante que connut l'époque abbasside, avec son luxe raffiné, ses mets délicats, l'élégance du vêtement et des maisons, l'ampleur prise, dans certains milieux, par l'immoralité et la débauche. Certains, choqués dans leur sensibilité, loin d'en être éblouis, éprouvèrent pour eux et pour les valeurs qu'ils secrétaient une aversion ou pour toute autre raison furent incapables de s'adapter à la nouvelle donne. Le soufisme fut une réaction pour le réel vécu et non l'approfondissement d'une préliminaire orientation.

Le soufisme se constitua contre le monopole des fuqahâ qui s'efforçaient de garantir à tout prix l'uniformité au sein de la collectivité. Si cette forme de religiosité suffisait habituellement aux masses immergées dans les tracas matériels de la vie quotidienne, elle ne satisfaisait pas les personnes qui avaient besoin d'une nourriture spirituelle et qui ressentaient le besoin de s'engager dans les actes du culte et des rapports sociaux. Les soufis étaient des âmes inquiètes et passionnées, ils cherchaient à pénétrer les secrets de l'existence et à sonder les mystères. Ils voulaient se libérer des entraves de la chair et atteindre les degrés les plus élevés de l'intimité avec Dieu. L'enseignement des fuqahâ était en contradiction avec l'objectif du soufisme qui affirmait que le divin résidait au plus profond de l'âme du croyant et que ce dernier pouvait s'unir à Dieu. Il en résulta un violent affrontement avec les jurisconsultes, ce qui obligea ces derniers à solliciter l'aide du pouvoir politique pour lutter contre ce courant qui supprimait tout intermédiaire entre l'homme et Dieu (**ce qui risquait de les réduire au chômage !**).

Le procès en crucifixion d'**al-Hallâj**, en l'an 941 de notre ère, en fut le point d'orgue. À partir de ce martyr, on vit se rallier à la bannière du soufisme les élites en nombre toujours plus important. Devenus plus influents dans les sphères du pouvoir politique, ses membres obtinrent la neutralité des jurisconsultes à qui ils reconnurent, néanmoins, le droit de s'attacher à ce que les soufis considéraient comme un simple vernis de dévotion. Cette retraite tactique consomma en réalité la rupture entre le sentiment religieux et son expression rituelle. L'opposition entre oulémas et soufis resta violente, comme en témoigne l'assassinat, en l'an 1219 de notre ère, du soufi **Chihâb al-Dîn al-Suhrawardi**. En dépit de cette opposition, le soufisme occupa une place éminente dans la vie des musulmans. Le ralliement d'**al-Ghazâli**, après bien des controverses, l'a implanté dans le monde sunnite, et aussi parmi de grandes figures comme celle du Cordouan : « **du cheikh al-Akbar** » **Muhyi I-Din Ibn al-'Arabi** » (décédés en l'an 1264 de notre ère)

Le soufisme se vivait comme une franc-maçonnerie avant l'heure, il avait une structure pyramidale qui place « **aspirant** » et « **cheminant** » sous l'autorité de leur cheikh, en les faisant renoncer à leur volonté et se soumettre de leur propre gré à tous ses ordres. Le rassemblement dans des couvents, afin d'y accomplir des rites périodiques et des exercices communs, fut là l'une des principales raisons de la formation des liens mutuels de solidarité entre ses membres qui caractérisent leur mode de vie.

Malheureusement, comme toute organisation à laquelle font défaut des règles démocratiques de fonctionnement, le soufisme se sclérosa progressivement et vit son évolution vers la « **confrérie** », avec toutes ses conséquences positives et négatives. Il a fourni aux classes populaires l'encadrement efficace lorsque le pouvoir politique se disloquait et que le rayonnement des oulémas se limitait aux métropoles. Nombre de ses dirigeants jouèrent un rôle efficace, jusqu'à l'époque moderne, dans la défense des faibles et la résistance à la conquête étrangère. Les aspects négatifs du « **confrérisme** » l'ont disposé à être parmi les ennemis les plus acharnés du mouvement réformiste du XIXᵉ siècle. Il fut jugé responsable d'avoir favorisé l'esprit servile, le fatalisme, la croyance aux prodiges et aux miracles attribués aux « **saints** ». Au temps de sa suprématie, il s'imprégna de piété populaire et consentit à des croyances païennes sans rapport avec l'Islam. Certaines pratiques d'exploitation, d'ignorance, de superstition et de corruption se répandirent dans les rangs de ses cheikhs. Le soufisme, comme la kabbale, se présente comme un phénomène à deux visages. S'il procura à ses adeptes une riche spiritualité qui les a portés aux degrés supérieurs de l'extase pure, comme en témoignent leurs écrits, il est encore aujourd'hui source d'inspiration et objet d'admiration pour des musulmans et des non-musulmans. Mais il a représenté une régression par sa fuite devant la réalité et par son refus de se donner les moyens de s'améliorer. Il a contribué dans sa phase ultime à la dégradation de cette réalité. Ces régressions furent également celles de la Kabbale et aujourd'hui celles de la franc-maçonnerie où les opportunistes de tout poil envahissent ses temples pour en tirer certains avantages.

Muhyi al-Din Ibn Arabi, Andalousie – 1165-1241

Le soufi **Muhyi al-Din Ibn Arabi** est né dans le sud-est de l'Espagne, plus précisément à **Murcie**, qui fut un centre important de la culture islamique en Andalousie. C'est là qu'il passa les trente premières années de sa vie à approfondir les sciences islamiques traditionnelles. Attiré par l'ésotérisme, il fit plusieurs voyages en Espagne et au Maghreb. De retour à Murcie en 1198, il eut une vision où il lui fut demandé de se mettre en route vers l'Orient. Il ne reviendra plus jamais en Andalousie, sa terre natale.

Comme tout musulman il se rend à La Mecque en pèlerinage, où il reçoit le « **commandement divin** » de commencer son œuvre majeure, *Al-Futuhat al-Makkiyya* (*Les révélations de La Mecque*). Cette encyclopédie constituée de cinq cent soixante chapitres couvre toutes les sciences ésotériques en

Islam, qu'il a étudié et expérimenté, et apporte des informations de grande valeur sur son cheminement intérieur.

Comme tous les mystiques, son expression panthéiste audacieuse attire sur lui la colère des musulmans orthodoxes (**sunnites**). La lecture de ses écrits est interdite par certains, alors que d'autres l'élèvent au rang de prophète, de saint !

Son long pèlerinage prend fin à Damas en 1223, sa renommée s'est répandue dans tout le monde islamique. C'est pendant son séjour dans cette cité qu'il rédige une des œuvres les plus importantes de la philosophie mystique de l'Islam, ***Fusus al-Hikam*** (***Les perles de sagesse***).

Pour ce mystique, le trône de Dieu en l'homme est prêt à concevoir toutes les formes de foi et de croyances, lesquelles finissent en réalité par ne faire qu'une.

La culture de l'étude de l'Histoire, des méthodes, et des principes des sciences, présuppose un certain cadre ontologique (**divin**) qui ne fait pas de distinction réelle entre la vérité divine et l'univers, encore moins entre la cosmologie et l'anthropologie. Ce qui revient à dire que si Dieu reflète partiellement sa propre image dans différents miroirs, en la révélant à travers des degrés divers et progressifs de manifestation, c'est dans l'homme, le parfait miroir, qu'il peut être connu tout entier. La mission essentielle de l'homme est de connaître Dieu en se connaissant lui-même.

Il est très vraisemblable qu'Ibn Arabi considérait chaque religion comme l'expression particulière d'une seule et unique croyance. Ce grand mystique, tout comme les Sages parmi les sages du judaïsme, considérait, en conséquence, que les Écritures représentent un savoir divin exprimé en multiples niveaux sémantiques : le niveau littéral (**Pschatt**), qui convient aux masses, le niveau juridique (**Rémezt**) accessible aux juristes, le niveau argumentaire (**Drach**) réservé aux théologiens, enfin le niveau poétique (**ésotérique ou Shod**), expression de la vérité dans sa globalité.

Il est probable que le dessein d'Ibn Arabi était de faire de l'Islam un projet sans fin, de réconcilier, en les intégrant à son interprétation toute personnelle du Coran « **Incréé** », le judaïsme, le christianisme, toutes les autres religions y compris celle des idolâtres et tous les savoirs de son temps[68].

Muhyi al-Din Ibn Arabi alla chercher son inspiration mystique dans la Bible hébraïque et plus particulièrement dans le rouleau de la Genèse, celui du Lévitique, chapitre XIX versets 19 et 34 et d'autres dans celui du rouleau 1Roi. Ces versets hébraïques nous rappellent qu'il faut aimer son prochain comme soi-même, mais aussi l'étranger (**l'idolâtre**), autrement dit, le croyant, quelle que soit sa foi rencontre le Créateur du Ciel et la Terre et de tout ce qui se trouve entre eux, où qu'il se trouve et dans n'importe quel lieu de prière.

Pour mieux saisir la personnalité de ce mystico-philosophe **d'exception** que fut **Muhyi Ad-Din-Ibn'Arabi**, j'aimerais citer la profession de foi de cet illustre et fécond écrivain andalou, maître incontesté du süfisme. Il disait en commentaire à une sourate du Coran (**XXIX, 44-45**) :

« **Je ne suis ni chrétien, ni juif, ni musulman** ».

La voie soufie le conduisait à admettre que la modalité confessionnelle est indifférente par rapport à la sainte vérité vers laquelle il faut tendre.

« **Il fut un temps où je blâmais mon prochain si sa religion n'était pas proche de la mienne.**

Mais maintenant mon cœur accueille toute forme.

C'est la prairie pour les gazelles, un cloître pour les moines.

Un temple pour les idoles, et une Ka'aba pour le pèlerin, les tables de la Thora et le Livre saint du Coran.

---

68 Son œuvre *Al-Hayawân, Le cadi et la mouche*, Paris, Sindbad, 1988, p.69.

L'amour seul est ma religion, et quelque direction que prenne ma monture, là est ma religion et ma foi. »

Tout est dit sur la tolérance, dans ces quelques phrases formulées diplomatiquement. Ces quelques mots révèlent l'universalité du monothéisme biblique. Il s'adresse à l'humanité, quelles que soient ses croyances ou son athéisme et souligne l'essentiel de la condition humaine, son besoin d'aimer et d'être aimée. Il est dommage qu'elle se soit éloignée de son enseignement.

Les difficultés attachées au Coran.

Les difficultés au déchiffrement du Coran « **Incréé** » :

Il n'est pas chronologique.
Il procède par affirmations et menaces.
Il modifie le sens des prédictions à chaque fois que le prophète ne les trouvait plus à sa convenance.
Il donne l'impression de s'adapter aux événements et de ne pas imposer son message à ceux à qui il s'adressait.
Il ne raconte pas l'histoire de la révélation islamique ni le vécu du prophète de l'Islam.
Il est un patchwork de la Bible hébraïque et des prophéties bibliques.
Il était lié aux enjeux politiques de son époque jusqu'au Xe siècle.

On peut conclure qu'entre le VIIe siècle et le VIIIe siècle, le Coran fut un texte composite et mouvant, rédigé plusieurs fois dans des versions différentes avant d'être fixé définitivement.

Là, il faut préciser que le Coran et les prédications qu'il contient étaient destinés à l'origine seulement aux habitants arabes et idolâtres de l'Arabie du Nord. Le monde environnant était déjà monothéiste, juif sabéen, chrétien ou zoroastrien. C'est ce qu'affirme également une des tendances musulmanes, celle des Khazradjs.

Ceci dit, le texte coranique tel qu'il est n'a jamais été remis en cause par ses fidèles, même ceux que l'on considère comme hérétiques, c'est que sa conception imprécise laisse le champ libre à toutes les interprétations. C'est même cela qui génère ceci (**les hérésies**).

Le caractère musulman de souveraineté est le principe fondamental de la confusion entre la communauté islamique et l'État.

Cette mutation historique de l'Islam des origines, comme l'a été celle du christianisme et bien d'autres, fut le prix à payer par toute autorité qui tergiverse entre l'idéal et la nécessité de la pratique du pouvoir. L'écart entre l'utopie et l'Histoire est souvent effrayant mais aussi d'une redoutable monstruosité.

Les versets sataniques (Cn. 53, 19-23) ont été formulés au début de ses prédications à La Mecque, ces versets, dans lesquels Mohamed prétendait avoir reçu une révélation octroyant à Allah des compagnes, c'est-à-dire les déesses **Al-Uzzâ** et **Manât** et une troisième idole **Al-Lât**. Cette révélation est une étrange et surprenante histoire. Le prophète de la religion monothéiste la plus intransigeante semble autoriser le polythéisme. Quelques années après, à Yathrib (**Médine**), après que les juifs lui aient appris que Dieu n'a pas de partenaire, il reçut une nouvelle révélation annulant les versets idolâtres. (**Cn. 22, 51**)

L'aspect le plus intéressant de cette prédication polythéiste que sont les versets sataniques, est la manière dont ils éclairent la véritable croyance de Mohamed au début de ses prédications à La Mecque avant que les juifs lui aient appris que Dieu est Un dans l'unité profonde pour une humanité dans sa multiplicité et qu'il n'a pas d'associé…

En effet, même s'il croyait sincèrement que ces versets (sataniques) lui parvenaient de l'extérieur, Mohamed ne fut nullement surpris de leur contenu. Il ne trouvait là rien de contraire à la religion qu'il prêchait à ce moment-là. Ou alors, comment expliquer l'échec des musulmans, et

surtout du premier d'entre eux, à reconnaître immédiatement la contradiction de cette révélation avec l'unicité Divine !

Henri Sérouyat, dans son livre *La pensée arabe*, page 53, écrit que la doctrine islamique ne laissait place à aucune spontanéité, aucune initiative dans les rapports de l'homme à Dieu. Les révélations divines s'interposent entre le Créateur et sa créature : en discuter la teneur est blasphématoire. Le Dieu de l'Islam est une entité abstraite qui s'est manifestée par la création de l'univers.

Il faut voir dans cet anéantissement de l'homme devant Dieu l'expression d'une doctrine fataliste qui transparaît nettement dans une sourate mecquoise :

« Celui d'entre vous qui veut suivre la voie droite. Mais vous ne voulez que si Dieu le veut. Il fait entrer qui lui plaît dans sa miséricorde » (Cn. 76, 21-23)

C'est en utilisant ce verset qu'oulémas et imams crièrent la doctrine du « **mektoub** » et le fatalisme « **inch'allah** », muselant ainsi toute contestation sociale ou politique. Ce qui conduisit à ce que dans les pays islamiques tout changement de pouvoir commence par un bain de sang.

Évolution des penseurs musulmans après les Lumières mutazilites

Al-Ghazali (1058-1111), philosophe et théologien musulman, s'orienta très tôt vers le soufisme. Il donna le change aux gardiens sourcilleux de l'orthodoxie sunnite en exposant explicitement, dans son œuvre *Philosophie et philosophes*, le fondement de la philosophie. Dans cette œuvre, il fit un exposé élogieux de la doctrine des philosophes afin que les générations futures puissent retrouver le chemin de la connaissance du vrai, du bon et du beau, alors que l'âge des ténèbres s'abattait progressivement sur l'Islam de son époque par l'élimination de la pensée rationaliste « **mutazilite** ». Par calcul et pour éviter le martyre, al-Ghazali se rallia à la doctrine du Hadith, celle de la Sünna (**Tradition**), autrement dit de la régression, privilégiant ainsi la stagnation de la pensée islamique et son plongeon dans l'abîme des ténèbres de la superstition, de l'ignorance et du fatalisme. Son œuvre constitue un ensemble capital de la pensée islamique. La Sünna (**Tradition**) signifie également que toute chose est prescrite, autrement dit l'homme n'avait plus le pouvoir de changer le futur, puisque tout était déjà décidé par la divinité avant sa naissance, dès sa conception.

Al-Ghazali est à la fois le principal représentant de la pensée religieuse sunnite et le meilleur témoin de la synthèse entre les sensibilités ash'ariste et chafiste.

Al-Ghazali n'innovait pas, il tenait trois discours distincts. Il a été ach'arite avec les ash'arites, soufi avec les soufis, philosophe avec les philosophes, ce qui discrédite entièrement ses différents messages.

Al-Ghazali n'a pas su développer ses arguments en fonction des dispositions intellectuelles de son public. Il s'imaginait qu'il pouvait enseigner la voie de la sagesse aux gens qui n'étaient pas capables de l'entendre. Ce faisant, il se figurait accroître le nombre des hommes de science, alors que dans la réalité, c'est le nombre des dépravés qui en a été multiplié. Chacun trouvait dans l'œuvre d'al-Ghazali ce qu'il recherchait.

C'est certainement sa prétention de ratisser large qui a fourni à al-Ghazali l'énorme autorité dont il a joui par la suite dans le monde musulman. Bien qu'à son époque, son syncrétisme suscitât de nombreuses oppositions.

Al-Ghazali n'attaquait pas la philosophie, dont il reconnaissait la justesse de maints travaux mais par un effet de la rhétorique la mit en scène. Cela lui permit de passer par-dessus l'opposition des sectaires religieux.

Malheureusement pour l'Islam et les musulmans, la duplicité d'al-Ghazali, son louvoiement entre des tendances contraires, philosophique, mystique (**soufisme**) et traditionnelle (**sunnisme**), s'il assura sa notoriété et sa gloire, porta un coup fatal à la civilisation islamique. La Tradition par stagnation et le fatalisme qu'elle instaura servaient si bien les intérêts des pouvoirs en place par la soumission des classes déshéritées qu'ils se perpétuèrent, jusqu'à nos jours. Puisque c'était Allah (Dieu) lui-même qui en avait décidé ainsi, seuls les impies avaient le front de se rebeller contre un tel destin et à ce titre ils devaient être éliminés. C'est de ce totalitarisme insidieux, si contraire aux écrits coraniques, que furent conditionnées les masses islamiques. Il généra apathie, docilité et résignation en terre d'Islam. Ce qui eut pour conséquence le renoncement à toutes recherches qu'elles soient scientifiques, médicales ou technologiques.

Al-Ghazâli tenta de remédier au rejet de tout dogme par la mystique musulmane, en élaborant, faute de pouvoir faire de la mystique orthodoxe, une mystique orthodoxe, comme si une mystique pouvait être ligotée. À travers les mystiques (**soufis**) et l'orthodoxie (**respect du dogme**), la pensée musulmane cherche à se convaincre soit de la nécessité, soit de la nocivité d'un accord entre raison et révélation, entre philosophie et religion. L'Islam encore aujourd'hui n'a pas encore pris de décision, il compose tour à tour avec l'un et l'autre des courants qui l'agitent. Cette valse-hésitation est la cause essentielle de la stagnation de tout progrès démocratique dans les pays qui imposent la pratique de cette pensée religieuse.

Le Cordouan Ibn Rush, connu en Occident sous l'identité d'Averroès, cadi et philosophe aristotélicien, chargé par ses maîtres Almohades de trouver une nouvelle voie à l'Islam, rédigea un traité séparant le pouvoir profane et la religion

Al-Ghazali, philosophe aristotélicien et théologien islamiste, rédigea des traités contradictoires sur la philosophie et le fait religieux ; de cette manière il avait deux fers au feu. Il soutint la tendance religieuse sunnite, de crainte d'en être la victime, bien qu'il sache que le sunnisme était la chose la plus négative qui pouvait survenir aux musulmans. L'ambiguïté de son œuvre permit à chacune des tendances de revendiquer son affiliation, en citant l'œuvre qui lui convenait. Ce maître de la mystification devint pour la postérité le maître à penser de toutes les tendances de l'Islam. Le Cordouan Ibn Rush, connu en Occident sous l'identité d'**Averroès**, cadi et philosophe aristotélicien, chargé par ses maîtres Almohades de trouver une nouvelle voie à l'Islam, rédigea un traité séparant le pouvoir profane et la religion. Son œuvre ne fut pas du goût de ses maîtres, il fut exilé à Marrakech et ses œuvres firent l'objet d'autodafés haineux sur les places publiques d'Orient, parce qu'il voulait, déjà au XIIe siècle, réformer la théologie islamique (**sunnite**) pour l'adapter à l'évolution d'une société nouvelle multiconfessionnelle qu'il pressentait. La pensée philosophique et religieuse du cadi **Averroès** fut préservée et transmise à la postérité et en Occident grâce à des traductions hébraïques. Le monde musulman découvrit Ibn Roch, **Averroès**, à la suite de la colonisation française et anglaise du monde islamique. L'évocation de ces deux philosophes aristotéliciens, au destin si différent, permet de comprendre que l'Islam n'est pas soluble dans la modernité, et tout ce que pourraient nous dire, avec sincérité et conviction, certains intellectuels musulmans, ne fera jamais évoluer la théologie islamique vers la modernité, la libération des mœurs et celle de la femme, pour faire sauter le barrage mental et religieux qui phagocyte le monde musulman.

Point de vue juif sur le Coran

Vous ne savez pas ce qu'est la vie, comment sauriez-vous ce qu'est la mort ? (Confucius)

À l'évidence, le Livre saint du Coran « **Incréé** » offre des similitudes frappantes avec le Premier Testament, au point qu'il n'est pas exagéré de dire que la religion juive est la principale source de la doctrine coranique et que les compilateurs ultérieurs du Livre saint du Coran ajoutèrent de leur propre initiative quelques versets désobligeants à l'égard des juifs. Les oulémas et imams poursuivirent leur basse besogne en interprétant le Hadith, en utilisant le fiqh, le consensus, ainsi que le kalam et l'analogie ; de cette manière, par glissement consécutif, ils confortèrent les indélicates mystifications des compilateurs successifs.

Il est évident que le prophète de l'Islam se montra beaucoup plus réservé à l'égard du christianisme devenu entre-temps la religion de l'Occident, c'est-à-dire disciples des Évangiles étrangers aux Sémites.

La religion islamique ne possède pas de clergé déterminé, ni de centre théologique exclusif, ce qui permet à certains théologiens d'interpréter le Coran « **Incréé** » à leur façon pour plaire à l'autorité impériale ; c'est ce qui permit le succès du maraboutisme dans certaines régions éloignées des académies religieuses. Il n'admet ni pape, ni conciles, ni évêques, ni Église d'institution divine.

Les tenants du dogme islamique furent contraints à trouver une explication aux erreurs relevées dans le manuscrit coranique, alors qu'ils présentaient ce texte comme la perfection même et préexistant. Ils expliquèrent ces décalages en prétendant que juifs et chrétiens falsifièrent leurs textes scripturaires.

35ᵉ chapitre

Au XIIIe siècle, le théologien juif, Saad Ibn Kammuna fit une analyse critique et rationnelle du texte coranique

Les ennemis de la révélation coranique qui s'emparèrent successivement de la révélation coranique pour se hisser au faîte d'un empire bâti sur le Livre du Coran, devaient avoir un mépris pour les masses ignorantes. Faut-il rappeler qu'une infime minorité savait lire et écrire, et pratiquement nul personnage n'eut le courage de procéder à une analyse critique et rationnelle du texte coranique, à l'exception toutefois du rabbin philosophe juif rationaliste du XIIIᵉ siècle. Dans son œuvre, *Examen des trois religions*, le rabbin philosophe juif rationaliste **Saad Ibn Kammuna**, mort en 1285, riposta aux allégations coraniques par une critique justifiée en démontrant avec une extraordinaire érudition les faiblesses inhérentes au contenu du Livre sacré de l'Islam. Bien que la populace excitée par des fanatiques descendît dans les rues de Bagdad pour le lyncher, le calife épargna la vie de ce savant juif. Il fut néanmoins obligé de prendre le chemin de l'exil et quitter définitivement sa terre natale parce qu'il proclamait la Vérité.

Une note conciliatrice entre judaïsme et Islam est apportée au XIIᵉ siècle ; là, un rabbin théologien **Ibn al-Fayyumi**, dans son œuvre *Le Jardin des intellects*, traité de théologie en langue arabe, à la différence de son contemporain le célèbre rabbin philosophe **Maimonide**, qui considérait Mohamed comme un imposteur. Il est vrai que chacun de ces deux personnages vivait sous une conception islamique différente, le premier sous le califat sunnite de Bagdad, le second sous celui du califat chi'ite fatimide du Caire. Ceci explique cela.

Le rabbin théologien Ibn al-Fayyumi adopta à l'égard du Coran « **Incréé** », qu'il cita tel un document religieux faisant autorité, une attitude relativiste et tolérante. La compassion divine embrassant la totalité de l'humanité, il est possible qu'après la Révélation de Moïse, Dieu ait continué à envoyer

des prophètes aux différents peuples avec des législations appropriées à leurs tempéraments respectifs. Il cite pour preuve ce verset coranique :
« **Nous n'avons expédié de message que dans la langue de son peuple (Cn.Se.3, 14).** »

Mohamed est en effet un messager et le Coran effectivement sa prédication. Mais par ce verset, il est clairement établi qu'il fut mandaté uniquement pour le seul peuple arabe encore idolâtre dans cette région. C'est pourquoi Allah précisa dans un autre verset :

« **Tu es un des messagers envoyés à un peuple, dont je n'avais pas averti les ancêtres (Cn.Se. 36, 2-6)** ».

La révélation coranique s'adressait donc uniquement aux peuples idolâtres, dénués de direction, et non aux juifs, dont les aïeux furent les premiers à avoir vu et reçu la révélation au pied du Sinaï. Ibn al-Fayyumi conclut son ouvrage avec un message d'une grande sagesse toujours d'actualité :

« **Par conséquent, il ne convient point de se montrer intolérant à l'égard de la religion d'autrui, car sa récompense et sa censure relèvent uniquement de l'autorité divine.** »

Maimonide

Maimonide (**1138 – 1204**) rechercha la vérité à travers la philosophie aristotélicienne. Le père de Maïmonide fuit Cordoue avec sa famille pour échapper à la conversion forcée à l'Islam des juifs, comme des chrétiens d'ailleurs, imposée par les intégristes Almohades qui s'étaient emparés du pouvoir au Maghreb et en Andalousie en liquidant la dynastie Almoravides.

Averroès, Ibn Rush, que l'Islam d'aujourd'hui veut récupérer à tout prix, fut, en son temps, exilé à Marrakech par les cruels Almohades (**Maroc**), alors que son pays natal était Cordoue comme celui de Maïmonide. Pour Averroès : « **Le vrai ne peut contredire le vrai** », autrement dit, la Vérité est immuable. Il chercha à concilier le rationalisme (**mutazilite**) et le traditionalisme (**sunnite**) en vain. Maïmonide, lui voulut privilégier la science pour sortir l'humanité de l'obscurantisme par le savoir. L'un et l'autre échouèrent dans leur quête, ils ne rencontrèrent qu'incompréhension et méfiance des orthodoxies religieuses.

Maïmonide et Ibn Rush, Averroès, avaient un point commun : leur judéité et une sensibilité de persécuté. Bien que cadi, Averroès (**Ibn Rush**) fut souvent accusé par ses détracteurs de judaïser en secret. Son père ou grand-père s'était converti à l'Islam sous la dynastie tolérante des Almoravides. Cette conversion était la condition obligatoire pour les juifs et les chrétiens pour sortir de la condition de dhimmi, c'est-à-dire celle d'esclave libre au sein de sa communauté, et ainsi participer pleinement à la société civile musulmane en pleine prospérité, selon leurs capacités intellectuelles.

Alors qu'Avicenne, **Ibn Sînâ**, n'osa pas dans son analyse aller jusqu'à identifier Dieu au premier, tout comme Maïmonide « **Rambam** » d'ailleurs, Averroès, **Ibn Rush**, lui, n'hésite pas à sauter le pas et affirmer que s'il y a Dieu, celui-ci devrait avoir une fonction générale de l'univers, c'est-à-dire mettre en marche le moteur, autrement dit appuyer sur le démarreur.

36ᵉ chapitre

Aujourd'hui l'islam

L'Islam s'est enfermé depuis plus de sept siècles dans une cité fortifiée où un conditionnement des populations de plusieurs siècles a annihilé tout regard vers l'extérieur. Seul un retour aux sources des prédications de La Mecque, faites par le Prophète d'Allah, pourrait briser le carcan où les musulmans s'enfermèrent eux-mêmes pour le seul bénéfice des pouvoirs.

L'Islam est devenu aujourd'hui pour l'Europe un fait politique et social incontournable avec ses cinquante quatre millions d'adeptes, qui vivent dans l'ensemble des vingt-cinq nations qui font parti de l'Union européenne, une démographie galopante avec un réservoir inépuisable de plus d'un milliard deux cents millions d'individus situés dans des pays sous développés en Afrique et en Asie, incapables d'offrir une existence décente à leurs concitoyens. Ces derniers rêvent d'immigrer en Europe, en Amérique du Nord ou en Australie, continents riches et prospères qui ont un besoin de main-d'œuvre dite servile. L'Islam défie l'Occident laïque et chrétien sur sa propre aire de propagation. Ce défi de l'intégration sociale et citoyenne des minorités religieuses peut-être considérée comme une épreuve : « **fléau d'Allah** » envoyée par Dieu.

Alors qu'avec moins d'une dizaine de millions d'individus « **juifs** » sur la planète bleue, les Européens voulurent anéantir ce peuple qui leur donna jadis un Dieu de leur chair. Le peuple juif qui partageait avec les Européens, à travers la Bible la même foi en Dieu, tout comme la même espérance messianique, fut persécuté, converti, massacré par des personnages conditionnés par un catéchisme dévoyé de la vraie foi et pour finir, l'anéantissement industriel et programmé à la suite de l'avènement du nazisme, avec la complicité active de chrétiens et le silence complice de l'Église prétendument celle des circoncis, celle de Pierre.

On constate, comme une évidence, que par trois fois Dieu envoya le fléau d'Allah aux orgueilleux chrétiens, qui n'ont pas voulu écouter la mise en garde que saint Paul laissa en héritage (**Ep.Rms. 11 et Gal.**). Dans l'une de ses mises en gardes, saint Paul en s'adossant sur la révélation abrahamique émet l'hypothèse de la double alliance, celle d'Agar et de Sarah (**1Gal. 21 & suiv.**) et dans la seconde, il met en garde les chrétiens contre tout orgueil envers le judaïsme (**Ep. Rms. 11**), ce judaïsme qui seul, d'après Jésus lui-même (**Jn. 4, 21-22**), peut apporter le salut à l'humanité ; quant à la troisième mise en garde, elle fut faite contre l'imagerie (**Ep. Corinthiens**), que saint Paul considérait comme la plus ignominieuse des croyances. Le christianisme s'imposa en faisant fi de ces trois mises en garde. Il est vrai que sans ces transgressions, le christianisme serait resté une secte confidentielle comme l'ont été plusieurs autres sensibilités juives.

La traduction complète en hébreu du Coran fut écrite seulement au XVIe siècle, elle se trouve au British Library, manuscrit 111. La première édition hébraïque imprimée du Coran est celle de Herman Reckendorf, parue en 1857 à Leipzig (Allemagne).

37ᵉ chapitre

L'Islam est à la fois religion, état et civilisation

Mis à part le fait religieux où l'Islam sunnite s'enferma dans un corpus qui empêcha le développement de toutes les découvertes médicales, scientifiques, etc., l'exploitation de l'homme par l'homme poussée jusqu'à son ultime développement a constitué à la longue l'une des causes essentielles de la décadence des pays musulmans, personne n'en aura douté. À travers l'état musulman c'est toujours le despotisme patriarcal qui surnage.

L'unité, l'ümma, du monde musulman s'avéra aussi utopique que le projet d'une unité chrétienne. L'histoire des juifs, des chrétiens et des musulmans est bien celle d'une fécondité qui n'aboutit pas.

Le Coran « **Incréé** » est une compilation de fragments de la Bible hébraïque à laquelle furent ajoutées quelques phrases pour affirmer que Jean le Baptiste est un prophète et que Issa (**Jésus**) n'a jamais été crucifié, qu'il fut seulement prophète, se ralliant ainsi aux sectes chrétiennes nestorienne et arianiste. Par contre, fait très important, il dénonce toute adjonction de Dieu à dieux, autrement dit, le Coran dénonce comme idolâtres les chrétiens qu'ils soient grecs ou romains et le monophysisme des coptes. Aucune critique des textes coraniques n'est possible aujourd'hui dans le monde musulman, tant que le Coran reste considéré comme la parole d'Allah « **descendue** » sur Mohamed et, par glissement, comme Verbe incréé de Dieu. Pourtant, contrairement à ce que s'imaginent la plupart des non initiés musulmans ou d'autres religions, il y a quatre corans.

Tout néophyte, en lisant le Coran « **Incréé** », se demande de quoi il est question au juste. La lecture du Coran « **Incréé** » est déstabilisante, on passe d'un sujet à un autre, d'une diatribe contre les infidèles à des prescriptions sur les interdits alimentaires, d'une acceptation sans réserves des Écritures saintes juives ou chrétiennes à des accusations contre les adeptes de ces deux religions. Il porte des jugements de valeur sur les pratiques religieuses des uns et des autres, tranche sans état d'âme les dogmes religieux chrétiens qui contredisent son monothéisme intransigeant, etc.

Parfois, c'est le prophète de l'Islam qui parle, mais sous le couvert de Dieu et sur son ordre « **Dis !** » Et par ailleurs, c'est Allah qui édicte, avec le « **Nous** » de majesté. Mais il n'est nullement précisé qui est le protagoniste lorsqu'il s'agit de Dieu à la troisième personne.

Les thèmes du Coran « **Incréé** » sont disparates, diatribes, exhortations à l'adresse du Prophète comme à celle des incroyants, tout comme la discontinuité thématique à l'intérieur d'une même sourate (**chapitre**), déroutent le lecteur. Le puzzle, assemblage de textes divers sur des sujets différents, qu'on trouve dans le Coran, ne raconte pas l'histoire de l'Islam, bien qu'il y fasse allusion au cours de développements divers.

Fait étonnant, il n'y a pas de biographie d'un fondateur dans le Coran « **Incréé** ».

Le nom même de Mohamed apparaît seulement quatre fois, pour affirmer qu'il est l'envoyé d'Allah.
Le nom de Jérusalem jamais.
Le nom de La Mecque n'apparaît quant à lui qu'une ou deux fois.

Le nom de Yathrib (**future Médine**) n'apparaît qu'une fois.
Et celui de « **el-Madina** » quatre fois sans qu'il soit dit explicitement qu'il s'agit de Médine. (Yathrib)

Le Coran « **Incréé** » renferme les messages que Mohamed, le prophète de l'Islam, avait reçus de l'ange Gabriel, ces messages descendus du ciel par l'entremise d'un messager divin au cours de la carrière de Mohamed à La Mecque et à Yathrib en Arabie.

L'ange Gabriel est une figure d'ange de la puissance de Dieu, dans les commentaires de la Bible hébraïque, notamment dans le Talmud, et dans la tradition chrétienne, un messager de Dieu envoyé à **Zacharie**, le père de Jean le Baptiste et à **Marie**, mère de Jésus.

Nous sommes là dans le domaine de l'emprunt, de l'adaptation, de l'ajustement littéraire de fragments de textes à une autre langue, bien que la polémique contre les juifs dans le Coran soit constante, comme dans le Hadith, certainement par crainte que les tenants de cette croyance fassent le saut qualitatif et rentrent au bercail.

Des trois corpus de l'Islam : seul le Coran « **Incréé** », niche métaphysique, est intouchable. La **Sîra** et le **Hadith** ne furent qu'une transmission humaine tardive et ont partie liée aux événements historiques ; ils peuvent être discutés, contestés ou validés. Les contenus du second et du troisième explicitent, développent, les versets du premier, qui sont souvent purement allusifs et opaques, permettant toutes les interprétations et commentaires orientés. Naturellement, les explications et commentaires coraniques adossés sur la Sîra et le Hadith eurent pour fonction d'asseoir dès l'origine le pouvoir du calife. Le califat était une théocratie qui réunissait dans une même main le pouvoir religieux et profane. Aujourd'hui, l'historien et l'exégète ne devraient pas les prendre pour argent comptant.

Comment démêler réalité et légende, tel est le dilemme qui se pose à tout exégète sincère et sérieux. Le Coran « **Incréé** », comme toutes les Écritures saintes, servit les appétits de pouvoir des maîtres de l'Islam du moment. Ces prédateurs n'avaient retenu des prédications de l'Avertisseur que le pouvoir qu'ils s'étaient approprié par le glaive et les richesses qu'ils avaient spoliées par la force des armes aux peuples conquis. Les islamistes ne respectent que la force pourvu qu'elle soit le fait d'un musulman ! Même lorsque celle-ci détruit la civilisation arabo-islamique.

Il y eut, contrairement à ce qu'affirment les **fuqahâ**, des corans dits dissidents, notamment celui d'**Abd-Allah Ibn-Ubayy**, un des secrétaires de

Mohamed, apprécié à Damas, celui d'**Ibn Masüd**, un ancien compagnon qui rejetait l'uniformisation de la révélation coranique. Les chi'ites de leur côté eurent une recension composée par Ali, secrétaire et gendre du prophète de l'Islam. Mais tous les contestataires rentrèrent progressivement de gré ou de force dans le rang en se ralliant à la version unique du Coran, établie définitivement au Xe siècle par **Ibn Mujahid**, avec l'appui et l'aval du califat abbasside qui fit détruire tous les écrits scripturaires antérieurement. C'est cette dernière version qui s'imposa définitivement au XIIe siècle à travers la tendance sunnite dans l'ensemble du monde islamique.

C'est à partir de cette dernière version que le Coran accuse juifs et chrétiens d'avoir falsifié leurs Écritures saintes pour rejeter l'avènement de la révélation coranique. Que dire des manipulations scripturaires du Coran qui se sont poursuivies pendant près de trois siècles. Il est vrai que la meilleure défense est l'attaque ! L'accusation de falsification portée soi-disant à l'encontre des juifs et des chrétiens par « **Mohamed** » ne peut être qu'un rajout justifiant le comportement ignominieux envers les croyants dans l'unicité divine. Lorsqu'on connaît avec quelle minutie scrupuleuse doublée d'une vigilance pointue, les juifs vérifient l'excellente qualité de chacune des lettres de l'orthographe hébraïque à l'aide desquelles sont transcrites leurs Écritures saintes (**Séfer/Bible**), cette accusation déloyale, si elle n'avait pas eu pour les juifs des conséquences dramatiques, prêterait à sourire.

On peut s'interroger sur ce que dirait le prophète de l'Islam, s'il avait la possibilité de prendre connaissance de ce qu'est devenue la révélation coranique, après les nombreuses manipulations scripturaires faites par les différents califes pendant les quatre ou cinq siècles qui suivirent sa disparition, pour adapter le contenu de la religion qu'il avait créé aux besoins politiques et sociaux de leur empire. Sans oublier qu'après la fixation définitive du texte au XIe siècle, les interprétations de circonstance ne s'adossaient plus sur le texte coranique, même remanié.

On peut conclure qu'entre le VIIe siècle et le Xe siècle, le Coran est un texte composite et mouvant, rédigé dans des versions différentes avant d'être définitivement fixé. Cela n'exclut pas que des portions du texte aient été rédigées du temps d'Abû Bakr ou de celui d'Othmân el-affane et que le texte se soit enrichi peu à peu au fil du temps et des besoins liés aux conquêtes territoriales et à ceux de l'empire.

Le Coran « **Incréé** », contrairement à la Bible (**Premier Testament et Second Testament**), veut se présenter comme un ensemble unique, bien que le caractère hétérogène apparaît souvent. L'Arabie du Sud, bien qu'idolâtre, fut dominée par la dynastie juive des « **Tüba's** » pendant trois siècles et plus particulièrement dans la portion yéménite. Elle fut anéantie une cinquantaine d'années avant la naissance de Mohamed (**voir plus haut**). L'influence juive était prépondérante dans la péninsule arabique où les juifs introduisirent l'agriculture par l'irrigation et l'artisanat lié au fer et au cuivre, notamment celui des armes et des armures. Il existait aussi des tribus chrétiennes et manichéennes.

Le Coran « **Incréé** » emprunte sans vergogne aux Écritures saintes du judaïsme, la Bible et le Talmud. Les juifs de Yathrib détenaient le monopole cultuel et culturel du monothéisme bien avant le début de l'Islam.

L'essor culturel, philosophique, médical, et scientifique de la civilisation musulmane est une chose, et même une très grande chose, elle est due surtout aux Perses. Les interrogations sur le Coran sont une autre chose, il ne faut pas confondre les deux registres.

En ce qui concerne le Coran « **Incréé** », c'est un problème doctrinal d'un autre genre qui s'est posé chez les théologiens et les « **gens** » du Hadith. Au IXe siècle, à Bagdad, il y a eu le grand débat entre les traditionalistes (**sunnites**) et l'école rationaliste (**mutazilites**) sur le fait de savoir si le Coran était « **Créé** » ou « **Incréé** ». Pour assurer son pouvoir décadent, le calife s'adossa sur la tradition religieuse (**sunnisme**), celle pratiquée par le bas peuple, c'est-à-dire 99,99% des musulmans.

Les Mamelouks, ensuite les Ottomans

La garde prétorienne du palais, en majorité mamelouk, s'empara du pouvoir, alors commença le règne des passions sans frein. La dynastie **mamelouk circassienne** fut fondée en Égypte en l'an 1382 par **el-Barkouk**. L'histoire aventureuse du jeune **Tcherkesse**, vendu comme esclave à un émir, devenu successivement soldat, cheik, généralissime des armées est édifiante : il s'empara, par sa bravoure et ses intrigues, du trône des **sultans baharites**. Audacieux, rusé, cruel, el-Barkouk répandit le sang à flots et abusa de la torture. Il eut la gloire de battre deux fois le Mongol **Tamerlan** en Syrie, avant que celui-ci remportât la victoire finale. Néanmoins, il fut un grand protecteur des arts et des sciences. Cependant, les circassiens ne furent point des barbares, la ville du Caire leur doit ses plus belles mosquées. Ils se disputèrent furieusement le pouvoir.

La domination turque sur l'Islam

Au XIIIe siècle, les sultans musulmans firent appel aux **Turcs ottomans** (**mongols blancs**), des nomades venus d'Asie qui entrèrent en scène pour lutter contre les Mongols de la Horde d'Or, fils de Gengis Khân. Victorieux, les Ottomans se sédentarisèrent, puis revendiquèrent leur propre territoire. Les Ottomans créèrent un nouvel empire sur les ruines du pouvoir déclinant des Seldjoukides. De leurs rangs émergea un seigneur de la guerre, **Osman Bey**, qui fonda une dynastie aux environs de l'**an 1299**.

Le début de la fin de Byzance

L'exécration et la haine entre les différentes Églises chrétiennes sont plus viscéralement ancrées dans leur mémoire collective que celles qu'elles nourrissent à l'égard de l'Islam.

Il faut rappeler que l'Église latine, par génois et vénitiens interposés, a contribué sciemment à dépouiller Constantinople de toutes ses richesses, en incitant les chevaliers catholiques en route vers Jérusalem à détruire le seul rempart de l'Est qui protégeait l'Occident de l'Islam.

Lorsque Byzance fut envahie par les Turcs ottomans, les royaumes chrétiens latins ne se manifestèrent pas pour protéger les débris de cet empire.

À ce jour, l'Église orthodoxe se refuse à pardonner cette félonie contre son Église en particulier et les Églises orientales en général.

Après la disparition de Constantinople

Si la régression des islamo-turcs durait depuis la bataille de Lépante (**7 octobre 1571**) qui vit la victoire des forces chrétiennes de la Sainte Ligue qui unissait l'Espagne, Venise et le Saint-siège (la France quant à elle s'était alliée aux Turcs) et où la flotte ottomane fut détruite (**Lépante aujourd'hui Naupacte en Grèce**), par contre, les prémices de la décadence de l'Islam arabophone commencèrent bien avant. Ils dataient de la victoire des traditionalistes « sunnites » sur les rationalistes « mutazilites » au début du Xe siècle. Cette lutte se poursuivit pendant près de deux siècles. Les Arabes, pas l'Islam, à partir de ce moment-là perdirent à jamais leur prédominance sur les territoires qu'ils avaient conquis par le glaive et soumis à l'Islam. L'Islam a perdu son avance technologique pour cause d'orgueil religieux, de refus de se brancher sur le progrès accompli par d'autres, sur la science et la technologie « **chrétiennes** ». Par contre, les savants chrétiens plus pragmatiques, à partir du XIIe siècle, malgré l'opposition de l'Église, s'emparèrent sans états d'âme, de toutes les nouveautés, qu'elles soient littéraires, philosophiques, médicales ou techniques, provenant de l'Islam ou d'ailleurs pour construire la Renaissance. Renaissance qui s'est faite en contestant les dogmes religieux christiques. Aujourd'hui, certains fanatiques s'imaginent qu'ils pourront changer le cours de l'histoire de l'humanité et dominer le monde par un retour à l'Islam pur et dur, celui de Médine, en utilisant la haine, le crime et le terrorisme. Ce qui manque à l'Islam, ce sont des mécènes courageux, tournés vers le progrès au lieu de l'être vers les superstitions religieuses provenant du fonds animiste le plus éculé, superstitions qui n'ont rien de commun avec la croyance divine. Hier comme aujourd'hui, la tyrannie ne laisse aux opposants que le volet religieux pour mobiliser les masses fatalistes et superstitieuses parce qu'ignorantes. C'est un fait historique incontournable dans l'histoire mouvementée de l'Islam, toutes les révolutions réussies ont été le fait de groupements religieux à connotations religieuses ou militaires.

Selim 1er, en l'**an 1515**, maître de Constantinople (**Istanbul**) écrasa l'anarchie générée par les luttes sanglantes inter mamelouks sous son pied de fer par la prise du Caire. La légende cairote a retenu de l'épopée mamelouk les noms de **Kalaoun**, d'**Ahmed**, de **Hassan**, de **Barkouk** et de **Kaït-bey**.
Les Ottomans étendirent leurs possessions de la Mésopotamie aux états barbaresques, actuellement Algérie et Tunisie, et pénétrèrent en Europe jusqu'en Hongrie. Par deux fois, le sultan turc fit le siège devant **Vienne**, la capitale Autrichienne.

La révolution laïque kémaliste en Turquie fit rentrer cette nation dans le giron de l'Occident et dans celui de la modernité.

L'évolution musulmane

Le ralentissement et la disparition des études des sciences, des arts et de la culture, vont servir de décor à la décadence arabo-musulmane. L'intolérance, l'intégrisme et le fanatisme vont s'imposer. Ils imposeront leur hideuse bestialité et leur sectarisme barbare dans le monde musulman moyen oriental et nord-africain plus particulièrement.

Cette décadence s'accélérera à partir du Xe siècle pour les raisons suivantes[69]:

---

[69] A la lecture de ce bref résumé, on se rend compte que la décadence arabo-islamique ne date pas de la colonisation Franco-anglaise. Cette dernière on est seulement la conséquence. D'ailleurs, la Turquie ne fut pas colonisée, ce sont seulement ses colonies qui l'ont été.

— La reconquête de Jérusalem par les chrétiens et les occidentaux sema le désarroi au sein d'une religion qui s'endormait sur ses lauriers.

— Les hordes mongoles musulmanes, véritable fléau d'Allah, s'abattirent sur le Proche et Moyen Orient, massacrant et pillant ce qui pouvait l'être. Elles incendièrent palais et bibliothèques de Bagdad et Damas. Dans un même mouvement, les Mongoles mirent fin à la civilisation arabo-islamique.

— Les arabo-musulmans furent définitivement battus en Andalousie (**Espagne**). Isabelle la Catholique fit place nette aux catholiques et expulsa juifs et musulmans au XVe siècle.

— Au même moment, les Portugais prirent l'Islam à revers et ouvrirent la route des Indes et de l'Asie en général par la voie maritime en contournant l'Afrique par le Cap. Les navigateurs portugais détournèrent le trafic commercial de l'Égypte, Damas, Bagdad et de la péninsule arabe où aboutissaient les chemins de la route de la soie. Enfermé dans une nasse, le monde musulman de ces régions fut peu à peu gagné par l'anarchie et la misère.

— Les Turcs ottomans (**mongols blancs**) soumirent les musulmans d'Asie, d'Afrique et ensuite ceux d'Europe à une exploitation intensive. L'empire ottoman abandonna ces peuples à une administration qui n'était équipée que pour l'encaissement de l'impôt au profit des ambitions européennes de l'empire turc. Ils refusèrent de se soumettre à la dictature de la culture arabe et traduisirent le Livre saint du Coran « **Incréé** » en turc pour leur propre usage.

— La découverte de l'Amérique au XVe siècle par les Espagnols (**Christophe Colomb**), mobilisa et détourna les forces vives de l'Occident vers l'Ouest et canalisa ces forces, les plus dynamiques, les jeunes, les déshérités, les persécutés, vers l'exploration et l'exploitation de ce nouveau continent.

Le crépuscule arabo-musulman se produisit insidieusement, il progressa lentement, sournoisement, s'insinua dans la société islamique comme le sable du désert sur les terres arables que les paysans sous-alimentés et sans forces ne travaillaient plus. Cette rupture fera du musulman proche-oriental et d'Afrique un réprouvé, un déshérité, un révolté. Qui à ce jour n'a pas encore pris pleinement conscience de l'origine de ses malheurs ! Il s'imagine de c'est la faute des autres et accuse tour à tour les chrétiens, Israël, l'Occident, les Américains, les juifs, la France, etc. Tout musulman sincère ferait bien de se remettre en cause, tout en se débarrassant aussi de ses dirigeants corrompus.

Institutionnalisation de la révélation coranique

Si pour fixer l'enseignement religieux et l'adapter au temps présent, le judaïsme rédigea entre le IIe et le VIIe siècle le **Talmud** (**Mishna, Guémara et Haggadôt, ainsi que ben plus tard au XVIe siècle, le Choulhan aroukh**), le christianisme inventa les conciles en cascade source d'hérésies et le catéchisme de conditionnement à l'intention de l'adepte lambda. L'Islam choisit le **Fiqh**, le **Hadith**, le **Consensus**, ainsi que le **Calame** et l'**Analogie** confiant aux hommes la parole divine. Seul le christianisme découvrit le système évolutif de la pratique religieuse au temps présent sans détruire l'édifice bâti patiemment depuis l'origine. Mais aucune méthode décrite ci-dessus n'empêcha l'éclatement de chacune de ces religions en de multiples sectes concurrentes qui se dénigrent mutuellement.

Les religions sacralisèrent leur Écriture sainte qu'elles remisèrent ensuite dans une niche métaphysique. Et elles éditèrent un manuel de rites et de comportements uniformes, à l'intention du fidèle lambda, que les hommes de religion (**rabbins, curés, oulémas et imams**) imposèrent à la masse de croyants plongés dans les difficultés quotidiennes. Certains sujets religieux devinrent ainsi le monopole de ceux qui prétendent s'exprimer au nom de Dieu et connaître ses ordres et ses interdits.

- Un point historiquement essentiel qu'il faut rappeler à tout lecteur est le fait incontournable que les principaux savants qui fleurirent pendant la période mutazilite furent des libres penseurs d'origine perse, et souvent juifs par leur mère. Je me borne ici à citer deux d'entre eux : **Ibn Sina**, dit **Avicenne**, philosophe aristotélicien, médecin et **Omar al-Khayam**, inventeur de l'algèbre et poète secret impertinent.

Cette institutionnalisation de la révélation coranique fut le travail déployé par les oulémas, dans les divers domaines de la pensée islamique. Tout séparait les colonisés et les colonisateurs : les premiers avaient un langage différent, ils étaient les héritiers de la culture gréco-latine, d'une religion monothéiste greffée sur l'arbre saint du judaïsme et partageaient l'histoire biblique de ce peuple, les seconds, islamo-arabes, bien qu'eux aussi aient croisé le judaïsme, ne partageaient pas la totalité du corpus biblique, ils s'étaient emparés de certains versets de celui-ci et de quelques personnages hébraïques de l'antique Israël.

De plus, dans un deuxième temps, l'armée islamique composée de mercenaires à majorité chrétiens détruisit l'empire perse sassanide. Au cours des affrontements militaires, Al-Hossein, le petit-fils du Messager d'Allah, qui combattait contre les usurpateurs islamiques dans les rangs de l'armée perse, fut tué. Les Perses issus d'une prestigieuse civilisation plus que millénaire, elle remontait à **Cyrus II le Grand**, avaient comme langage le parsis, langage inusité en Arabie. Ils pratiquaient comme religion le mazdéen-zoroastrien, croyance considérée par l'Islam comme dualiste, elle sera reconnue par les théologiens musulmans comme monothéiste, après maintes controverses entre les théologiens des deux croyances. Cette proximité permit à l'islamo-arabe de leur appliquer la dhimmitude. Mais les Perses, nation et peuple oriental, s'intégrèrent facilement aux conquérants, ils fomentèrent, avec l'aide du clan Al-Abbas, ancien complice des Omeyyades de Damas, un soulèvement contre cette dynastie. Après le succès de cette révolte, ils obtinrent l'égalité ethnique avec les Arabes et se convertirent dans leur quasi-totalité à l'Islam. Cette égalité ethnique leur permit de contrôler le califat par vizir interposé. Ils furent de ceux qui portèrent, sous la tendance musulmane mutazilite, la philosophie, la littérature, la science et la médecine à leur plus haut niveau en terre d'Islam.

Les préoccupations religieuses répondaient à des besoins ponctuels et pratiques du pouvoir séculier au lieu d'être simplement le résultat de travaux spécialisés de théologiens.

38ᵉ chapitre

Critique du texte coranique passée sous silence

Ibn Khaldoum, déjà au XIVᵉ siècle de notre ère, par ses écrits, remettait en cause la shari'a (**loi religieuse islamique**) issue de la tradition (**sunnisme**) telle qu'elle fut confectionnée sur mesure pour servir le pouvoir en place.

Al-Kindi, philosophe arabe, décrit les hommes de religion sévèrement :

« **Comme des gens étrangers à la vérité, bien qu'ils se parent indûment de ses atours, défendant leurs chaires qu'ils ont usurpées et qu'ils ont érigées sans en avoir le droit. Ils veulent régenter la religion et en faire commerce, alors qu'ils sont sans religion, car si l'on fait commerce d'une chose, c'est pour la vendre, et quand on l'a vendue, on ne la possède plus. De même, quiconque fait commerce de la religion n'a plus de religion. Il mérite d'être dépouillé de la religion celui qui s'est approprié de la vérité en la nommant infidélité.** »

Cette critique des hommes de religions faite par le philosophe arabe al-Kindi est valable pour tous les auxiliaires des religions de toutes les époques.

Abû Hassan al-Amiri confirme les déviances des hommes de religion et en précise les manifestations :

« **Depuis que les théologiens ont utilisé leur « noble » profession pour diriger le peuple, pour obtenir la faveur des princes, pour mettre la main sur les biens des faibles et se donner licence pour abolir les droits, alors cette profession a perdu toute considération et elle encourt le blâme.** »

De telles déviations sont monnaie courante, car il est bien difficile à quiconque de s'opposer à ceux qui prétendent parler au nom de Dieu et forment une classe solidaire pour défendre leurs intérêts[70], en l'absence de contre-pouvoirs efficaces de ce qu'en Occident on appelle démocratie et droit à la critique.

Le fait de sacraliser les rapports profanes, dans un contexte historique donné, contribua fortement à annihiler le développement des sociétés musulmanes, lorsque le contexte historique changea, la mondialisation réclama de nouvelles bases juridiques, dans un monde où l'information réduit notre planète à la taille d'un village.

Ces réserves ne sont pas l'exclusivité du seul Islam, mais elles concernent toutes les religions, qu'elles soient monothéistes ou autres. Alors qu'en Occident, la démocratie préside aux destinées des peuples, dans la plupart des états musulmans, c'est la dictature et la théocratie qui gouvernent le peuple tout en appliquant la Shari'a (**loi religieuse**).

Curieuses similitudes

Il y a des similitudes entre la dictature et l'ordre qui prévaut dans beaucoup de pays musulmans et arabes : parti unique, militarisation du pays, lavage de cerveau, falsification de l'Histoire, vision manichéenne du monde, tendance à la victimisation, affirmation de l'existence d'un complot contre la nation, centré sur l'arabo-islamique, antisémitisme et antichristique érigés en dogmes, persécutions, épuration ethnique, glorification du Guide suprême, omniprésence de la police, propagande incessante, généralisation d'une langue de bois mortelle pour la pensée.

L'Islam ne pourra se sauver des intégrismes qui le squattent que s'il est en mesure de procéder à sa propre mutation. En abandonnant le mythe

---

70 Ce travers humain par lequel, par solidarité, les personnes de même profession défendent leur confrère fautif, juge, avocat, médecin, etc., réunis au sein d'un ordre, d'une confrérie, contre tout individu victime de ses agissements. Cette corruption humaine est commune, elle transcende toutes les professions et toutes les civilisations.

de l'ümma qui ne fut jamais appliqué, c'est-à-dire de la solidarité des croyants d'une même obédience par une foi individualiste unie aux autres, unie seulement par la foi dans l'unicité divine. Ainsi l'Islam pourra se libérer de vieilles traditions issues d'un autre âge, celui qui prospérait en Arabie antéislamique ou au début de la révélation coranique. Saura-t-il faire cette mutation sans violence ? Cela est improbable, trop d'intérêts, de pouvoirs sont en jeux. Tous les dirigeants des régimes qui gouvernent les pays musulmans se servent de Dieu au lieu de le servir avec la complicité active des ecclésiastiques, qui protègent leur situation pécuniaire. Pourtant, c'est le seul chemin qui pourrait conduire l'Islam vers le sentier où resplendit la Lumière.

Arabes sunnites et Perses chi'ites se méfient les uns des autres, ils s'affrontent par foi interposée, les premiers sont en majorité sunnites, ils représentent un potentiel de plus d'un milliard de croyants, quant aux seconds, principalement Perses chi'ites, alaouites et autres hérétiques minoritaires, ils comptent un peu plus de cent millions d'adeptes. Leurs divergences datent depuis l'origine de la révélation coranique et la prise de pouvoir par Ali, cousin, premier disciple et gendre du Messager d'Allah. Les premiers possèdent l'arme atomique, la crainte d'extermination des autres les incite fébrilement à se prémunir de cette menace en acquérant l'arme de destruction massive.

L'Islam symbolise encore aujourd'hui, jusqu'à la caricature, le prototype d'un pouvoir théologico-politique. La violence invisible, sournoise et insidieuse de ce pouvoir politico-religieux freine tant qu'il le peut toute évolution de la société civile, lorsqu'il ne l'empêche pas par la peur ou le crime. Cette cruauté intériorisée lui permet de se perpétuer, malgré les avatars de l'Histoire.

Cette violence, plus puissante que celle qui est visible, s'exerce dans le machisme et l'intolérance, dans toutes les occasions ou l'on ne voit plus que l'autre existe. Ruse, fausse hospitalité et corruption sont les moteurs de l'islamisme. En dépit de ce que veulent nous faire croire les islamistes, l'Islam est une religion agressive et dominatrice, de surcroît intolérante et fanatique, qui vise à l'instauration de sa suprématie sur le monde. L'histoire de ses prémisses, tout comme celle d'aujourd'hui, nous renseigne sur la véritable nature de ces islamistes qui enseignent le culte dévoyé de la mort à l'intention d'une jeunesse généreuse mais ignorante.

Malgré cette description apocalyptique, les penseurs en terre d'Islam ne chôment pas, de la Tunisie au Pakistan en passant par l'Arabie saoudite. Tout théoricien explore la vérité avec honnêteté, compétence et courage, et cette pensée est une exigence vitale pour des peuples qui s'interrogent sur l'avenir de leur civilisation et le rôle qu'ils sont appelés à jouer dans l'histoire de l'humanité.

Contre toute apparence, il existe au sein des pays musulmans de nombreux penseurs ouverts à ce que la modernité a produit de meilleur : l'étude critique et la liberté de penser différemment. Malgré la censure religieuse, malgré l'isolement, malgré les menaces des intégristes, il existe une authentique réflexion critique sur l'historique de l'exégèse coranique, le hadith, fiqh, Sîra, etc. Les penseurs musulmans ménagent sa juste place à la foi, au message coranique. Ils séparent ce qui relève du sacré et ce qui appartient au social. Cette distinction ouvre la voie à une connaissance du fait islamique dans sa globalité.

Malheureusement, une chape de plomb s'abat sur eux. La plupart de leurs œuvres critiques sont publiées en Occident, leurs ouvrages en terre d'Islam restent confidentiels ou passé sous silence par les médias et sont ignorés du grand public.

La critique coranique se poursuit sans bruit

Le Coran « **Incréé** », livre descendu du ciel, pourquoi pas, pour tous ceux qui ont foi. Le problème que rencontre aujourd'hui l'Islam, n'est pas le Coran « **Incréé** » comme certains le croient, mais le Hadith pléthorique et la Sîra magnifiée.

L'explosion des études, des philosophes grecs, les découvertes ou redécouvertes scientifiques, médicales et mathématiques, le foisonnement des idées, faisaient que chaque musulman s'érigeait en mandataire du Prophète, défenseur de la révélation coranique, et contestait l'autorité du calife. Il fallait au pouvoir un moyen pour gouverner à sa guise, pour ne pas être en butte aux censeurs. Il est vrai que le pouvoir s'est trouvé, à la suite de l'expansion de l'empire, obligé d'adosser le législatif et le juridique, non pas sur le Coran, qui était trop imprécis, mais sur le hadith et la Sîra interprétés suivant des concepts découlant du fiqh, du consensus, ainsi que le kalam et l'analogie. La Sîra fut mise en page un siècle après la disparition du Messager d'Allah, quant au hadith, il fut introduit à partir de la fin du IXe siècle, soit trois cents ans après la disparition de Mohamed. Cette réforme était nécessaire pour mobiliser les masses musulmanes ignorantes contre les prétendants qui se levaient aux quatre coins de l'empire pour le dépiécer, mais aussi face au retour des Latins en Orient à travers les Croisades. Mais le pire pour les arabo-islamiques était encore en devenir !

La révélation coranique « **Incréée** » fut placée définitivement au XIe siècle à la droite d'Allah par la tendance sunnite. Les régimes théocratiques en place émettent une fatwa contre tout prétendu transgresseur.

Ces deux sources servirent à élaborer sur mesure la Shari'a (**loi religieuse islamique**) d'une violence effroyable. Toute violation de la Loi est punie physiquement. Le Hadith, contrairement au Coran, « **Kitab Allah** », Écrit de Dieu, est un ensemble parvenu aux croyants par transmission humaine, il peut donc être discuté, validé, authentifié, etc. Les sectaires chi'ites ont été très prolifiques dans la création du Hadith. Ils constituent aujourd'hui une énorme compilation de traditions diverses, faites au IXe siècle, souvent inventées en toute bonne foi par des sectaires. Ils furent classés généralement par thèmes, reconnus canoniquement, ils ont une autorité particulière. Bien qu'il existe aujourd'hui plusieurs sources, la plus appréciée est celle d'**al-Bukhari** (**voir sous la rubrique Hadith**). Qui a réuni une partie des hadiths qu'il avait collectés dans plusieurs volumes.

L'Islam, comme d'ailleurs toutes les religions influentes quelle que soit leur nature, fut récupéré très tôt par le pouvoir politique détenteur de la puissance des armes. Cette précocité est due certainement au succès imprévisible et inespéré de cette nouvelle prédiction, d'abord dans une Arabie païenne, ensuite dans un Moyen-Orient chrétien et pour terminer la conquête de la Perse.

Lié aux enjeux politiques des époques successives, l'Islam participa sans complexe, par le jeu des exégèses et des interprétations de circonstances, à l'application de la politique expansionniste initiée et voulue par les notables et les bourgeois de La Mecque. Cet attelage devint plus évident à partir du deuxième califat, celui d'Omar el-Khattab. Ce calife, véritable saint Paul de l'Islam, désigné par l'ümma, dut son élection à l'appui du riche clan omeyyade présidé par Abû Süfyân en particulier, et de la tribu Quraychite en général. Ils le préférèrent pour sa soumission à leurs projets expansionnistes, à Ali, cousin, premier disciple et gendre du Messager d'Allah, mais plus indépendant compte tenu de son affiliation parentale et spirituelle. Ses idées généreuses, ses positions en faveur des déshérités et des opprimés, si elles étaient populaires dans les milieux défavorisés, faisaient peur aux chefs des tribus et aux grands bourgeois.

La violence de cette cléricalisation de l'acte d'exégèse et des interprétations de circonstance, indues dans la logique même du Coran, a rencontré dès l'origine de fortes résistances. Les Khazradjs[71], musulmans fondamentalistes, considèrent encore aujourd'hui que Mohamed, le prophète de l'Islam, a reçu la révélation coranique de l'ange Gabriel, uniquement pour les Arabes, à travers l'affiliation d'Ismaël le fils spirituel d'Abraham, mais oublié par Dieu. C'est pour réparer cet oubli, afin que se réalise la promesse divine faite au Premier des Patriarches sur l'avenir d'Ismaël. La Bible, dans le livre de la Genèse, chapitre 17, versets 20, nous rapporte les termes précis de cette promesse :

---

71 Aujourd'hui les Salafites en sont les descendants spirituels.

« La descendance d'Ismaël aura douze nassis, c'est-à-dire douze princes qui domineront l'Arabie »

Et non douze rois, autrement dit, douze principautés différentes ayant chacune leur priorité et leur pouvoir limité à la seule Arabie.

Il est temps d'abandonner la vision métaphysique véhiculée par un Islam replié sur lui-même et d'adopter à l'égard du Coran une lecture semblable à celle qui a initié en Europe la formidable révolution critique inaugurée par **Baruch Spinoza** et qui a triomphé, grâce au génie allemand, dans la pensée laïque. Cette révolution de la pensée religieuse a « **aboli la foi pour faire place au savoir.** » Autrement dit, le texte religieux n'est pas savoir mais foi, à ce titre il doit s'exercer dans la limite de la sphère privée.

La critique des textes religieux a précisément brisé de toute évidence les lectures illégitimes et superstitieuses de nos perceptions humaines du monde, elle replace l'homme concret au cœur du texte et pose enfin l'incontournable question des possibilités du savoir, de ses limites à garantir une connaissance avant d'en risquer la transmission ou d'en justifier le prolongement dans la « **raison** ». Rien ne justifie plus le retard de l'Islam par rapport à une telle évolution. Seulement trop d'obstacles se dressent, dus à des situations acquises et des convictions sans vie, figées comme des idoles qu'un, jour au petit matin, le patriarche Abraham eu la volonté et le courage de briser malgré le risque encouru, pour que cette évolution puisse se faire sans révolution.

La révélation coranique des origines n'avait pas de vocation universaliste, mais seulement de transmettre le message d'Abram[72] aux Arabes du Nord restés idolâtres. Elle n'entendait que relire la trace révélée précisément hors des méditations rabbiniques et chrétiennes (**messianiques**).

---

72 Le message d'Abram est celui dédié à tous les peuples, il se limite aux sept commandements de Noé, dont le premier consiste en la confession : « Un seul Dieu pour une unique humanité. »

La prière

Le Coran « **Incréé** » impose seulement trois prières quotidiennes, par la suite le pouvoir islamique décréta cinq prières journalières. Cette majoration du nombre de prières permit au calife d'occuper les adeptes de l'Islam à cette pieuse tâche, au lieu de contester sa dictature.

L'orientation de la prière :

Sourate II, versets : 4 – 5 – 47 – 53 – 62 – 136 à 147.

La direction de la qibla, vers Jérusalem, a été fixée provisoirement :

Sourate II, verset : 143.

La direction définitive de la qibla, vers la mosquée sacrée, vers La Mecque, est fixée définitivement :

Sourate II, verset : 144.

La qibla est la seule direction permise aux musulmans, les gens de l'Écriture ont la leur, interdiction aux adeptes de l'Islam de prier en direction de Jérusalem :

Sourate II, verset : 145.

Je ne puis m'empêcher de reproduire le texte prémonitoire de cet ayat qui souligne :

« De quelque lieu que tu sortes, tourne ton visage vers l'oratoire sacré, la Ka'aba de La Mecque [...], afin que les hommes n'aient aucun prétexte de dispute avec vous ».

À chacun sa direction vers laquelle il se tourne pour prier :

Sourate II, versets : 148 – 149 – 150.

La foi de l'Islam dans l'Écriture sainte de la Bible hébraïque :
Promesses divines sont irrévocables :

Sourate II, verset : 80.

Enseignement de Moïse et des prophètes :

Sourate II, verset : 87.

Révélation du Sinaï :

Sourate II, verset : 93.

Confirmation des Écritures saintes juives :

Sourate II, versets : 97 et 101.

Controverse entre juifs et chrétiens, Dieu tranchera :

Sourate II, verset : 113.

Croyances dans les Écritures saintes juives :

Sourate II, verset : 121.

Préférence aux juifs :

Sourate II, verset : 122.

Croyance en Dieu et à ce qu'il a révélé à Abraham, Isaac, Jacob, les douze tribus et ce qui a été confié à Moïse :
Sourate II, verset : 136.

39ᵉ chapitre

Les versets contradictoires du Coran

Le problème avec l'Islam, la vraie difficulté, est le double langage scripturaire du Livre saint du Coran « **Incréé** », ce double langage, que j'appelle les deux faces de l'Islam, l'une humaniste, sociale, tolérante et universaliste, l'autre intégriste, intolérante, barbare, violente, fanatique, guerrière. Cette schizophrénie islamique est dangereuse aussi bien pour les nations d'Occident que pour celles d'Orient. Puisque le croyant musulman peut mettre à son gré, ou plutôt à celui de ses intérêts, l'une ou l'autre de ces deux faces en évidence, aujourd'hui, pour permettre à l'Islam d'entrer de plein pied dans la modernité, il est du devoir de tout musulman d'œuvrer à la guérison de cette pathologie, à l'abrogation des versets que porte la lettre coranique et de laisser subsister dans ce livre saint le message universel.

Il y a plus de **deux cent cinquante versets contradictoires** dans le Livre sacré du Coran « **Incréé** », autrement dit, il y a **cinq cents possibilités** de les utiliser en théologie islamique, pour mystifier tout interlocuteur ignorant, et ils sont pléthore.

Soit pour se prévaloir envers son interlocuteur de dogmes tolérants et pacifistes.

Soit pour faire des prêches haineux, intégristes, et intolérants contre tout ce qui n'est pas islamique ou qui critique tel ou tel aspect de l'Islam, afin de mobiliser les fidèles contre tout opposant. Lorsque les prêches ne suffisent pas à intimider le contestataire, ils publient des fatwas autorisant son assassinat.

Certains des versets opposés se rencontrent à l'intérieur de sourates mélangées à des versets humanistes et tolérants révélés à La Mecque, mais comme ceux de Médine (**Yathrib**) sont postérieurs, les manipulateurs intéressés prétendent qu'ils abrogent les versets révélés antérieurement, c'est-à-dire ceux révélés à La Mecque.

Les versets abrogés et les passages abrogeants, surtout lorsqu'on les rapproche du vécu du Messager d'Allah et la fourberie qui découle de la résonance dans l'acceptation du Coran par les non-initiés ou ignorants. Ces profanes ont leur bonne foi leurrée par ces mystifications d'une dialectique dissimulatrice tout orientale.

Cette duplicité islamique est une des causes premières de la critique sévère qu'en fit l'éminent arabisant français **Ernest Renan**. Elle est aussi l'objet de cet incommensurable hiatus entre l'Islam et l'Occident.

Les Occidentaux en général, certains intellectuels et bien d'autres, se trompent par la formulation existentielle du Coran qui porte sans le mentionner des passages abrogés et des versets abrogeants. L'adhésion spontanée d'Occidentaux sans savoir est préjudiciable aux musulmans de progrès, qui se manifestent de par le monde pour élaguer ces versets d'un autre temps.

Les interférences idéologiques et politiques qui ont fait naître la révélation coranique contraignirent à l'institution du monopole orthodoxe de la lecture, réduisant le texte coranique révélé à un mécanisme en jeu de dames, où un verset en supplante un autre ou en évacue le sens et la portée dans l'économie générale du salut et du message d'Allah.

Conséquences de la lutte anti-coloniale

La partie la plus dynamique d'un Islam moderne, offensif, avait déjà entrepris un combat pour instaurer une lecture coranique débarrassée du carcan de l'orthodoxie, figée et crispée sur une lecture réductrice, et arracher le Livre sacré de l'Islam à la lecture au rabais des histogrammes et autres conteurs de légendes, alors que l'alliance entre nation et religion commençait à s'estomper en terre d'Islam à la suite de la colonisation franco-britannique. Malheureusement, les luttes de libération nationale ou le conflit israélo-arabe, avant que celui-ci soit circonscrit à une guérilla israélo-palestinienne, furent des prétextes de circonstance utilisés pour couvrir les prévarications des dirigeants corrompus et asseoir le pouvoir des potentats qui gouvernent les dictatures de l'État islamique. Ces conflits mobilisent les masses désœuvrées, fanatisées, au service de la violence religieuse. Ils stérilisent tout combat social, tout progrès démocratique et de modernité. Ils favorisent un endoctrinement religieux intégriste et fanatique, contre l'Occident chrétien ou laïque, où à l'ombre des mosquées prêchent des oulémas à la solde de tyrans sanguinaires riches en pétrodollars et pratiquant le **salafisme** des frères musulmans en Égypte, le **wahhabisme** en Arabie saoudite, ou le khomeynisme des hezbollah, sectes intégristes, en Iran. Malheureusement pour ces nations, elles avaient élevé dans leur sein des monstres du nom de **Ben-Laden** muni d'une machine de guerre au nom d'**el-Qaïda**, ou l'iranien **Ahmaninejab** obsédé par la possession de la bombe atomique. Ces organisations viennent perturber le plan de domination mondiale concocté par le wahhabisme à l'ombre du parapluie américain et de l'Occident.

Parallèlement à ces événements, le progrès de l'information et l'explosion des médias audiovisuels remirent en cause le fondement de la tradition, clé de voûte de la religion arabo-islamique telle que l'enseigne le sunnisme (**tradition**). Notamment celle qui est à mon sens la plus importante, celle de la remise en cause du patriarcat, l'autorité sans partage de l'homme sur sa famille et ses femmes. Alors que ce fut justement cette autorité, restaurée par la révélation coranique, qui avait été l'élément essentiel de la conversion en masse des chrétiens à l'Islam, grâce au dumping social que procurait cette croyance : dans une société essentiellement agraire qui nécessitait une main-d'œuvre abondante et gratuite, le musulman pouvait avoir quatre épouses légales et autant de concubines qu'il le désirait, ce qui en plus du travail gratuit de ses femmes lui permettait d'exploiter son abondante progéniture.

Le spectacle quotidien du comportement féminin en Occident, retransmis par les médias télévisuels, fut le détonateur de l'éclatement des traditions ancestrales projetées du jour au lendemain dans la modernité. Si les jeunes gens y trouvèrent leur compte et considérèrent la liberté des femmes comme une aubaine, ils se cabrèrent lorsque leurs mères et sœurs voulurent, elles aussi, entrer dans la danse. Ce qui eut comme résultat le développement de l'intégrisme par l'écoute de prêches virulents d'oulémas, financés par l'Arabie Saoudite (**wahhabite**) contre les mœurs « **dissolues** » occidentales.

Les états arabo-islamiques, notamment, à partir du XIXe siècle vont retrouver une vigueur économique grâce à l'or noir. Malheureusement, les théocraties qui dominent le Proche et Moyen-Orient utilisèrent cet or pour augmenter leur pouvoir religieux. Ils investirent l'Occident en construisant des mosquées partout dans le monde au lieu de consacrer la manne pétrolière à la modernité de leur pays.

Il est vrai que les états occidentaux ont tout intérêt à jouer les prolongations du conflit israélo-palestinien, ou entretenir dans cette région instable des conflits mineurs pour des raisons purement économiques. En effet, que deviendraient les milliards de dollars retirés par les pays arabes et perses de l'extraction pétrolière thésaurisée ?

Tandis que les chrétiens indigènes, qui ont les moyens physiques, financiers ou intellectuels, fuient les états islamiques vers l'Occident pour retrouver leur dignité bafouée et éviter d'être massacrés, l'exil christique se poursuit inexorablement, malgré les exhortations des autorités ecclésiastiques des diverses composantes de la foi chrétienne, qui œuvrent pour maintenir une présence chrétienne dans ces régions qui furent jadis le berceau du christianisme, là où est né et s'est épanoui le message chrétien.

Dans quelques décennies, lorsque les ressources pétrolières du Moyen-Orient seront épuisées, les états de cette région seront aussi pauvres qu'avant l'Eldorado pétrolier. Ils pourront retourner à leur existence misérable et à leurs divisions ancestrales, en quoi ces régions pourraient-elles encore intéresser l'Occident et le monde ?

La civilisation islamique

L'Islam s'incarne dans des coutumes, une langue, un vécu. L'Islam doit désormais se formuler en dehors des cultures d'origine, c'est-à-dire orientales, et par rapport à une culture dominante qui l'ignore. Ce processus de déculturation est en général présenté comme une crise identitaire qui débouche tantôt sur un intégrisme intolérant où l'identité première à la fois se dilue et se recompose, tantôt sur une société multiculturelle qui juxtapose des comportements différents, voire en situation de crise.

N'étant ni théologien ni musulman, je ne me pose pas la question de ce qui peut être considéré comme intangible dans l'interprétation du corpus islamique. Ce choix dépend exclusivement de tout musulman et musulmane qui aspire à être un citoyen libre des contingences traditionnelles. Je dis bien traditionnelles et non religieuses, car à l'exception de quelques savants théologiens, tout fidèle n'a aucune connaissance des méandres scripturaires de sa religion.

La question de « **ce que dit vraiment l'Islam** », n'est guère pertinente, car elle dépend du degré de connaissance du théologien et du degré de franchise de celui qui énonce la réponse, elle renvoie, de fait comme en droit, au consensus du lieu et du moment, c'est la réponse adaptée et adaptable aux circonstances face aux non-initiés, aux ignorants des méandres de l'énoncé coranique. De deux choses l'une : ou bien la question reste ouverte et dans ce cas, l'interprétation « **libérale** » se trouve confrontée non pas aux textes, mais aux mœurs, aux privilèges, aux intérêts corporatistes des clercs, comme à ceux des classes sociales, voire à des stratégies plus politiques que religieuses, ou bien la question est réglée, il y a consensus sur l'ensemble des données de base, avec des variations mineures. Dans ce cas, on voit bien que l'Islam s'accommode au long de son histoire et dans son espace de formes de religiosité, de modes d'insertion sociale et de pratiques politiques extrêmement variés. Il n'y a pas lieu alors de faire dépendre la « **modernisation** » de l'Islam, c'est-à-dire aujourd'hui, compte tenu de la réduction de notre monde à l'échelle d'un village planétaire, d'une réouverture de l'Ijtihâd, du droit à l'interprétation du corpus musulman. L'argument théologique est un argument après coup, y compris chez les fondamentalistes. Ce qui compte ce n'est pas le dogme, mais la praxis (**action vers une certaine fin**) du croyant, il ne faut pas confondre théologie et religiosité. La religion est une pratique infiniment plus diversifiée et plus fluide, mais aussi une dynamique, où l'on passe par différents stades et où l'on peut revenir sur des périodes plus ou moins mystiques.

Il est vrai que les musulmans, pour vivre et s'épanouir dans une société moderne, dans l'ère de l'informatique, de l'Internet, de l'information, de la technologie et de la science, devront faire un effort particulièrement significatif, du fait que l'Islam est une religion totalisante où les prescriptions juridiques sont inséparables du fait religieux. Les musulmans vivent en totale théocratie. Actuellement, un musulman ne peut vraiment vivre sa foi que dans une société musulmane. Ce qui est également vrai pour tout mouvement religieux.

Il faut cependant souligner, qu'à ses débuts l'Islam, bien que constituant une minorité démographique, détenait le pouvoir politique grâce à son dynamisme militaire, ce qui était le cas de la première dynastie islamique, celle des Omeyyades de Damas au premier siècle de l'Islam et ensuite celui de la dynastie **Moghols** en Inde du Nord pendant la période de 1527 à 1857, c'est-à-dire pendant plus de trois siècles. D'autres exemples peuvent être cités, notamment où l'Islam s'est maintenu sans pouvoir politique, comme celui des **Tartares** de Russie, englobés à partir de 1552 dans le monde slave et chrétien orthodoxe, où ils gardent encore aujourd'hui une sorte d'identité religieuse et nationale. Les **mudéjars** d'Espagne, musulmans restés sous contrôle chrétien après la Reconquête connurent aussi cette situation, avant d'émigrer ou d'être convertis de force au christianisme puis expulsés vers le Maghreb au début du XVIIe siècle.

Il faut, pour comprendre ce tableau succinct, préciser que les **Mohajir**, qui constituent la majorité des oulémas, préconisaient à tout musulman, à l'instar de Mohamed quittant La Mecque pour Yathrib, d'abandonner son pays contrôlé par des non-musulmans pour vivre en terre d'Islam. L'intrusion du wahhabisme riche en pétro-dollars dans le monde islamique a inversé la donne, en préconisant :

A l'instar du parcours effectué par le Messager d'Allah de quitter sa ville natale La Mecque pour émigrer à Yathrib pour imposer sa foi. Aujourd'hui, les oulémas rétribués par l'intégrisme wahhabite ou salafite appliquent ce même schéma, ils prêchent la transformation de l'Occident chrétien en une terre de mission islamique.

Pour détourner les soupçons les islamistes sacrifient quelques fous d'Allah dans des attentats visant des sites saoudiens, mais habités en majorité par des étrangers de religion chrétienne. De cette façon, ils détournent les soupçons de l'Arabie saoudite, qui, comme chacun sait, est contrôlée depuis 1932, à la suite d'un coup d'État, par le clan saoudien, soumis totalement à la secte fanatique Wahhabite. Pendant ce temps, dans le silence et la souffrance, des millions de musulmans envahissent la vieille Europe, où la démocratie leur permet de se compter à part entière comme citoyens à partir de la première génération qui naît sur son sol. Les musulmans utilisent à leur profit toutes les notions de Liberté, Égalité, Fraternité, qui ont un sens en Occident et qui sont inconnues, ignorées ou bafouées en Orient.

40ᵉ chapitre

Nouvelles attitudes des musulmans

Défense d'une identité islamique passéiste tendue vers la conquête du monde ou quête d'une foi ?

En l'an 1936 l'Islam révéla sa face obscure face au judaïsme.

Le binôme Nazi – Islam se décline par l'engagement du Grand mufti

En novembre 1941, Le Grand mufti de Jérusalem rencontra Hitler qu'il remercia pour la sympathie qu'il avait toujours montrée pour la cause palestinienne, et à laquelle il conféra clairement dans ses discours publics : « **Les Arabes étaient les amis naturels des Allemands parce qu'ils avaient les mêmes ennemis que l'Allemagne, nommément […] les Juifs.** »

Hitler répliqua en précisant : « **l'Allemagne prenait position pour une guerre sans compromis contre les Juifs. Cela inclut naturellement une opposition active au foyer national juif en Palestine […] L'Allemagne donnerait une aide positive et pratique aux Arabes engagés dans la même lutte […] L'objectif de l'Allemagne est seulement la destruction de l'élément juif résidant dans la sphère arabe.** »

En l'an 1943, on constate que ce que proclamait le Grand Mufti de Jérusalem était vrai : « **les nazis sont les meilleurs amis de l'islam** ». De fait, les dignitaires musulmans du Proche-Orient montrèrent un enthousiasme exceptionnel pour les nazis, avec lequel ils partageaient un antisémitisme dénué de toute raison.

La personnalité terrifiante de **Hadj Amin el Husseini**, le Grand mufti de Jérusalem, ce criminel de guerre recherché par la Yougoslavie de Tito, recruta 20.000 Musulmans en Bosnie-Herzégovine et en Albanie pour les SS. Les légions de SS arabes participèrent au massacre de partisans serbes, juifs et gitans en Croatie et Hongrie où périrent 200.000 Serbes chrétiens, 40.000 tziganes et 22.000 Juifs.

En 1943, le Grand Mufti dissuada **Ribbentrop** d'envoyer 4.000 Juifs en Palestine ! Ses victimes périrent dans les camps d'extermination.

Après la guerre, les médias Occidentaux occultèrent les collaborations actives entres les nationalistes arabo-islamiques et le III° Reich nazi pour cause de colonialisme.

La **SHOAH** pose la question incontournable, car elle est existentielle à l'humanité. Tous coupables parce que Tous complices.

Le Juif, peuple déraciné sans force et sans pouvoir ; ayant conscience de ne pouvoir échapper à son inéluctable et tragique destin ; Alors que les Juifs vivaient dans les ténèbres, dans les larmes, le sang et les clameurs d'épouvante. Entourez de leurs morts, ils n'entendirent que le vide de l'absence et le silence de l'indifférence.

Le désarroi des juifs engendré par le silence de l'Eglise et de la Mosquée, pas de tous les chrétiens ni de tous les musulmans ; Cette affliction fut majorée par les informations dévoilées par l'histoire : L'Eglise catholique s'était impliquée au sauvetage et à la fuite des personnalités nazies, criminels de guerre, et plus particulièrement des notables de la S.S et de la Gestapo en Amérique du sud pour éviter à ces odieux scélérats le joug de la justice des nations. Certains d'entre eux trouvèrent une retraite dorée en Egypte et en Syrie.

Il est vrai que si l'Eglise a préparé les âmes et les esprits, par son enseignement du mépris à l'égard des Juifs, à la mise en œuvre de l'extermination des Juifs imaginée par les nazis, elle n'est pas pour autant la seule coupable au regard de Dieu et de l'histoire ; La Mosquée ne fut pas en reste par l'application de la condition de dhimmi[73] aux Enfants d'Israël. Même si le monde Occidental post-chrétien s'évertue de se fabriquer une bonne conscience aux dépens d'un passé dont il se veut et se croit coupé. C'est peut-être ce qui explique son comportement suicidaire face l'invasion pacifique de l'islam. Comme de ses prises de positions israéliennes, dont les commentaires orientés laissent poindre dans ces circonstances leur anti-judaïsme viscéral.

Quand, l'Islam du XXIème siècle, incapable d'affronter la modernité, la démocratie, la liberté, la laïcité, de nombreux oulémas compensent par une incrimination violente et confuse d'Israël redevenu pour la circonstance l'agneau que l'on sacrifie à son désarroi et ses insuffisances.

Le peuple d'Israël appartient à la religion monothéiste la plus ancienne, elle est le tronc sur lequel se greffèrent Christianisme et Islam. Il est porteur d'un Enseignement d'Amour, de Justice et de Moral au bénéfice de toute l'humanité. Israël n'a pas vocation à dominer le monde ; Les contraintes prescrites à sa seule dévotion firent de ce peuple le témoin gardien et intransigeant de la Révélation vue et reçue au pied du Sinaï.

Face à la tragédie humaine de la Shoah, que les pays arabo-islamiques passent sous silence depuis 70 ans, leurs peuples **méconnaissent l'ampleur et la portée de cette effroyable tragédie au cours de laquelle des enfants, des femmes, des hommes et des vieillards parce que juifs – étaient mis à nu, rasés, tatoués, dépossédés de leurs biens puis exterminés par des méthodes non égalés dans l'histoire de la barbarie humaine.**

Cette dissimulation planétaire fut l'œuvre de personnages islamiques qui refusent d'impliquer la responsabilité de la Mosquée dans la macabre réalisation de la Shoah contestant ainsi le retour des Juifs sur la Terre tant de fois promise aux Enfants d'Israël et à Moïse. Ces islamistes hypocrites transgressent délibérément les ayats de la Révélation coranique confirmant cette promesse. **Allah sait reconnaître les cœurs purs !**

---

[73] En terre d'islam la condition de dhimmi est la condition humaine juste au-dessus de celle l'esclave païen.

Faire connaître la Shoah aux Musulmans

Les juifs et les peuples parmi lesquels ils vécurent partagèrent ensemble le pain de la misère, de la souffrance et de l'amitié du cœur. Les dirigeants à tête de ces états aidés par les oulémas serviles imposèrent aux uns et aux autres leurs dictatures impitoyables et leur cupidité sans limite ! Ils ajoutèrent à leurs biens l'or sur l'or, maisons à maison, champs à champs comme s'ils voulaient s'emparer de la terre tout entière. Mais le Clément, le Miséricordieux punit les impies et les poursuit de son courroux où ils se trouvent.   C'est au nom d'Allah – Dieu que les hommes font le mal !

L'homme a appris de faire le mal au nom du bien. Travestissant ainsi son crime ignoble en une sanction de justice.

Si le christianisme au nom de Dieu le veut, a massacré, persécuté, violé, mis en place l'inquisition et fut le complice muet du Satan noir (nazisme) croyant se protéger du diable rouge (communisme), à l'élimination de six millions de Juifs c'est au nom du bien. La peur viscérale du communisme fit oublier aux hommes d'églises que si Jésus est Dieu, il a choisi de naître dans les entrailles d'une mère juive, de vivre en Juif orthodoxe et de mourir en tant que Juif pour sauver les siens et racheter les péchés du monde.

Si l'Islam édicta la condition de dhimmi pour les gens du Livre, les réduisant ainsi en esclave, libre seulement au sein de leur communauté de croyance, c'est pour leur bien. Si, il a dévasté des civilisations, éradiqué dans certaines régions deux des trois religions monothéistes, et massacré tout musulman qui voulut s'affranchir des dogmes intégristes, c'est encore au nom du bien.

Que de crime au nom de Dieu - Allah !

Le projet Aladin ou faire connaître la Shoah aux musulmans

« Le projet Aladin vise à donner la possibilité à des cultures différentes de trouver un point d'accord selon le principe de la justice. Car, les intellectuels et les professionnels des différents pays se heurtent à des murs d'incompréhension et d'ignorance, dans la mesure où les gens n'ont pas accès à des études historiques pour voir l'histoire commune des juifs et des musulmans ».

« Il s'agit de combattre le mensonge volontaire, et le négationnisme abominable qui consiste à dire à d'autres êtres humains : Tu n'es pas un homme. Tout être épris de Justice doit consentir cet effort de vaincre l'ignorance volontaire et trouver la voie de la compréhension avec d'autres hommes, ses frères »,

« Plusieurs nations musulmanes acceptèrent dès l'origine spontanément le projet Aladin comme une Lumière resplendissante qui fait apparaître la vérité gravée sur la face obscure ».

« Parler de la Shoah est une occurrence pour l'humanité tout entière, c'est un prétexte noble pour défendre les valeurs de tolérance, de justice, d'acceptation de l'autre et faire de sorte que la différence soit un facteur de richesse. Mais, la bonne voie, on doit la chercher pour tous les hommes et pas seulement pour soi ».

« Le comportement pacifique de la population musulmane, l'intelligence et l'habileté de la communauté juive, la protection accordée par des autorités musulmanes religieuses et civiles ont empêché le massacre. En Tunisie la fondation pour la mémoire de la Shoah abrite un monument modeste à la mémoire des Juifs de cette nation ».

« L'holocauste est une page noire de l'histoire Occidentale et Orientale, les institutions religieuses du monothéisme offert par Israël avaient les moyens moraux à refuser le silence complice ; Elles porteront à jamais l'infamie de cette effroyable page d'Histoire ».

Aujourd'hui, certains états musulmans, dont la Tunisie, font d'estimables efforts pour réparer l'imposture du silence. **L'université de Manouba à Tunis** a validé un doctorat de recherche au sujet de camps de travail forcés en Tunisie lors de l'occupation allemande dans l'hiver de 1942/1943.

Dans la société musulmane actuelle, celle qui existe dans les pays dits arabes, coexistent désormais deux courants. Un courant aux mœurs policées, souples et ouvertes et un autre, dans l'ombre des mosquées, qui se distingue par ses comportements rudes, voire grossiers et son esprit borné. L'enseignement que l'on dispense dans ces mosquées ne repose que sur le Coran, les hadiths du Prophète et la jurisprudence religieuse. Commenter ces textes est licite. Les discuter, prétendre les actualiser par l'apport historique, scientifique ou médical est sacrilège. Entre les deux se joue désormais le destin de ces pays. Entre la modernité et la régression. Entre la liberté et le servage. Entre la démocratie et la tyrannie.

La mondialisation de notre société s'est faite sur le concept d'une société judéo-chrétienne, par opposition à l'Islam, mais aussi parce que l'Occident a cessé de se caractériser comme seulement religieux, alors que l'Islam se définit face à la civilisation Occidentale comme groupe essentiellement religieux. Ce despotisme théologique de l'Islam a entraîné la disparition progressive, dans les territoires qu'il domine, les religions du Livre, tout comme celles des Sabatéens ou des Mazdéens-Zoroastriens ou en voie de disparition comme des juifs et des chrétiens. Ce qui confirme, si besoin était, l'intolérance de l'Islam à accepter l'égalité entre lui et les autres religions, dont pourtant le Coran reconnaît explicitement l'authenticité. (**Cn. II, 1-258**)

On distingue en Islam quatre réponses nouvelles, toutes déterminées par une configuration de l'espace identitaire. Les deux premières tournent, comme les **Aljama** de la reconquête et les **Millets** ottomans, autour du concept d'une communauté relevant en partie d'un traitement spécifique. Les deux autres semblent plus originales :

> 1°) Le communautarisme néofondamentaliste : ici, le musulman ne se définit pas par son origine mais par son adhésion à un système de normes caractérisées avant tout en terme de licite de d'illicite.

L'attitude néofondamentaliste n'accepte pas l'ambivalence : on est ou on n'est pas musulman, telle pratique est ou n'est pas islamique. Ce modèle sectaire d'organisation tend vers l'évitement du reste de la société, y compris les « **mauvais musulmans** », qu'ils considèrent comme des apostats. Cette dé-légitimation de l'autre (**musulman ?**) interdit toute solidarité de type culturel ou ethnique.

> 2°) Le communautarisme néoethnique : peu importe la pratique réelle, est musulman celui qui est d'origine islamique. On joue la carte du multiculturalisme et du droit des minorités, définissant ainsi la religion comme constituant un groupe donné. Cette approche communautariste récente privilégie non pas la religion en tant que telle mais des marqueurs « **culturels** », détachés des croyances qui leur ont donné naissance. Cette formulation de l'Islam en territoire non musulman est faite par **Tariq Ramadan**.

Le communautarisme « **ethnico-religieux** » défini ci-dessus est la formule inversée du statut de dhimmi auquel furent soumis juifs et chrétiens en terre d'Islam. Statut, il faut le rappeler, qui est celui d'un sous-homme situé juste au-dessus de la condition de l'esclave idolâtre, mais au-dessous de l'esclave musulman. Ce statut des gens du Livre, soi-disant de protégés, impose un développement séparé entre musulmans et juifs ou chrétiens. Ces derniers étaient soumis au paiement d'un impôt spécial servant à assurer leur protection, un comble, sorte de racket mafieux légal. Ils étaient obligés de porter un signe distinctif, de laisser le passage à tout musulman qu'ils croisaient, de prier en silence, il leur était interdit de monter à cheval, de porter une arme, de construire une maison ou un édifice religieux plus haut que celui de l'Islam, de se marier avec une musulmane, par contre le contraire était autorisé, leur témoignage n'était pas pris en considération, ce qui les mettait à la merci de tout agresseur musulman. Ce concept édicté dès l'origine de l'Islam par le deuxième calife Omar el-Khattab contribua plus que tout autre à séparer l'Occident de l'Orient. Tout ce que l'Occident appliquera comme mesures discriminatoires contre les juifs trouve son origine en terre d'Islam.

La condition de dhimmi, ce développement séparé, permit aux musulmans d'affirmer leur propre autorité et de rendre tolérable à ces peuples leur soumission en les soumettant à l'autorité de leurs rabbins et curés. Ce qui faisait l'affaire de ces derniers !

Si les chrétiens persécutés trouvèrent refuge dans les états chrétiens, les juifs ne savaient où aller. C'est pourquoi ils furent la cible préférée de la haine de tous ceux qui supportaient une contrainte considérable exercée par leur milieu et qui, du fait de leurs propres convictions qui avaient principalement la forme de croyances religieuses, s'identifiaient à ceux qui les dominaient pour mieux persécuter les juifs. Ceux-ci servirent d'exutoire aux frustrations et de boucs émissaires aux échecs économiques. Ce même phénomène se rencontre également en terre chrétienne. Le refus amer de leur propre infériorité ne pouvait trouver à se décharger que contre ce peuple qu'ils tenaient pour le plus faible, donc inférieur. Il est vrai que l'Arabe n'a jamais connu Israël comme état ou comme force militaire agissante jusqu'à la création de l'état d'Israël.

3°) L'intériorisation d'une « **religiosité laïque** » qui, à l'instar du christianisme et du judaïsme d'aujourd'hui, intègre la séparation des espaces privés, publics et l'absence d'ostentation, tout en se réclamant d'une communauté purement symbolique.
4°) La reformulation de la religiosité dans un sens plus individuel, tournée vers la spiritualité et l'ethnique, et où la question juridique, sans être évacuée, est déplacée dans le contexte d'un système de valeurs tournant autour d'un « **humanisme musulman** ».

L'Islam intégriste révèle ses ambitions au monde

La déclaration du président algérien Boumedienne à l'O.N.U.

Enfin, il est utile de rappeler à tous ceux qui ont la mémoire courte qu'il y a quarante ans, en l'an 1974, devant l'assemblée générale de l'O.N.U. , le président algérien Boumedienne formula une prédiction intégriste, sous forme de discours, qui à cette époque passa inaperçue :

« Un jour, des millions d'hommes quitteront l'hémisphère Sud pour faire irruption dans l'hémisphère Nord. Et certainement pas en amis. Car ils y feront irruption pour le conquérir, et ils le conquerront en le peuplant de leurs fils. C'est le ventre de nos femmes qui nous offrira la victoire. »

Cet oracle qui est en train de se réaliser nous révèle d'une part qu'hier comme aujourd'hui la femme musulmane est une mère porteuse sans droit, que tout homme utilise comme un kleenex et jette après usage en conservant sa progéniture, et de l'autre la propagation d'un intégrisme diffus insidieux diffusé au quotidien par la parabole télévisuelle, plus dangereux que l'intégrisme violent et sanglant dont la visibilité est évidente.

La prétention de l'humanité **face** au temps éternel, la fragilité de l'homme face à la **permanence** de l'univers. La **pérennité** de la terre face à l'évidence, le caractère **éphémère** des générations qui meurent et qui **naissent** dans une continuité infinie, sans but, sans objectif. **L'être humain** est **impuissant** par excellence comme le fleuve qui ne peut remplir la mer, **mais pourtant** il est insatiable **comme** la mer qui ne peut être remplie.

Ceux qui affrontèrent l'Islam archaïque

En imposant des principes absolus, si contraire à l'enseigne biblique, les religions propagent souffrances, massacres et bains de sang. Seul le pluralisme religieux suggéré par la Bible hébraïque est un modèle de vertu et de tolérance.

Les humanistes occidentaux, aveuglés par le volet victimaire que les musulmans leur présentent, oublient trop vite ou trop facilement que les musulmans sont les principaux instigateurs des actes de guerre et de terrorisme, exécutés avec comme objectif de culpabiliser les Européens, dont le passé colonisateur est propice à toutes les accusations. Les humanistes ont la mémoire courte, ils passent en profits et pertes, pendant la période coloniale, l'apport éducatif, la prophylaxie ainsi que la formation d'élites populaires à la science, à la médecine, à la littérature et à la modernité des moyens de production, tout comme l'apport technologique. Naturellement, si ces prétendus humanistes ne voulaient voir dans les peuples en voie de développement que de bons sauvages que l'on exhibe dans les zoos, leur point de vue pourrait se comprendre.

Cette attitude partisane et indulgente s'étend également dans le milieu journalistique, à moins que ce ne soit par un réflexe de racisme primaire des Européens. La répression sanglante des états islamiques, trop nombreux pour les citer ici, est passée sous silence. Bien que des informations transmises par Internet avec photos à l'appui prouvent la bestialité des moyens employés, viol des filles, sodomisation de jeunes gens, torture et assassinat des opposants sous d'horribles souffrances par des Ayatollahs intégristes installés en Iran. Il est vrai que les mêmes procédés furent utilisés en Égypte pendant la nomenclature de Gamel Abdel Nasser, sans qu'il y eût à cette occasion des protestations des médias français, européens ou américains. Alors que n'importe quel Européen qui aurait été arrêté pour des faits autrement plus graves soulèverait une véritable tempête de protestations dans ces mêmes médias et ce pendant plusieurs jours contre le gouvernement dudit état. Y a-t-il deux poids et deux mesures dans la sélection de l'information, tout comme dans celle des protestations.

Certains s'imaginent qu'ils peuvent opposer aux fondamentalistes le salut par la modernité : cette démarche est stérile car une des causes de l'essor des fondamentalistes vient notamment, dans les pays islamiques ou européens, de la faillite de la formule du salut par la modernité, qui est le développement économique selon le modèle occidental qui, en outre, porte en lui la destruction des identités traditionnelles.

En matière d'idées, on ne peut obliger ni les personnes ni les peuples à vivre à la même heure. Certains états arabo-islamiques revendiquent le droit de conserver et d'appliquer leurs propres lois et traditions religieuses pour gouverner, même si la mode est à la démocratie. Les peuples vivent des histoires parallèles, pas toujours la même. Le nier, c'est affirmer implicitement que l'Occident a le droit de juger de la légitimité des revendications des autres peuples issus de civilisations différentes. Cela serait une rechute néocoloniale, un paternalisme mal venu et le début d'un nouveau, d'un énorme malentendu. Il appartient aux peuples qui subissent cette dictature religieuse de se soulever pour transformer leurs conditions d'existence et pourquoi pas éradiquer l'archaïsme qui préside à leur destinée, comme cela s'est produit, il n'y a pas si longtemps, en Occident.

Les intellectuels des pays d'Islam et tous les hommes de progrès constatent, peut-être avec juste raison, que le modèle occidental de développement et de démocratie est incompatible avec la société islamique, tellement la théocratie est enracinée dans la mémoire collective des peuples qui pratiquent l'Islam au Proche-Orient, de Téhéran, Bagdad, Damas et en Afrique du Caire jusqu'à Rabat en passant par Tripoli, Tunis, Alger et Rabat. Le souvenir des luttes entre chrétiens et musulmans à partir des Croisades est toujours ancré dans la mémoire collective, sans oublier le récent passé douloureux de la colonisation qui invite la société civile à revenir à l'Islam en tant que source de légitimité et de régularisation sociale.

Car, compte tenu de sa structure théocratique, l'Islam c'est l'identité même de la nation. Tant que les intellectuels ne voudront pas se battre dans leur pays pour imposer la séparation entre l'État et la mosquée, les pays qui pratiqueront l'Islam seront toujours à la merci d'une démagogie religieuse qui maintiendra les hommes sous le joug des pouvoirs. **Puisqu'Allah le veut !**

La bataille ne peut se gagner en Occident, mais au sein des états islami-

ques par les forces de progrès, sociales, économiques et démocratiques, aidées en cela par l'Occident et l'éducation, en utilisant des moyens médiatiques.

Timide retour actuel du mutazilisme

Aujourd'hui, les héritiers des théologiens rationalistes « **mutazilites** » tentent un nouveau départ, avec courage et compétence, dans le monde arabe, notamment en Égypte, en Tunisie, au Maroc et aux Indes ainsi qu'en Occident pour délivrer le texte de la parole coranique de la force dogmatique et des situations acquises qui le tiennent prisonnier dans une aire d'illisibilité d'autant plus archaïque qu'elle occulte que le Coran est le seul garant d'un discours intelligible et cohérent sur l'Islam, le seul point d'ancrage de toute recherche qui ne soit ni réductrice ni productrice de ce que l'énoncé du texte ne dit pas et ne saurait dire.

Nous assistons, parallèlement à cette tentative de retour vers le rationalisme libérateur initié par les hommes de progrès, à un resserrement de l'étau dogmatique du religieux, généré, dans ce monde déboussolé et sans repères, par le chômage, la perte des valeurs fondamentales, où les hommes ont perdu leur dominante patriarcale, où la femme s'impose comme une entité libre et sans attaches. Les hommes cherchent un refuge compatissant à leur déstabilisation dans une tradition fondée non sur le droit, le droit des êtres de vivre libres et égaux, mais sur la force du plus fort, qu'elle soit physique ou économique.
D'un côté, vous avez ceux qui détiennent le pouvoir, utilisant certains théologiens lorsqu'il s'agit d'asseoir leurs intérêts de classe pour dire : « **Ceci est conforme à l'Islam.** » D'autre part, les tenants de la liberté de pensée tirée d'un verset de la seconde sourate du Coran — la **Baghra (la Vache)** — qui édicte le principe selon lequel « **en matière de religion point de contrainte** » et un enseignement révolutionnaire au sens radical du terme. Mais, malheureusement, cet enseignement généreux et avant-gardiste laïque pour son

époque, fut annulé purement et simplement par un verset contradictoire de la sourate de l'épée (**Ayat-as-Seif**) qui préconise :

« À l'exception des heures taboues, tuez ceux qui associent Dieu à dieux, là où vous les trouvez. »

Le verset : **Ayat-as-Seif**, à lui seul, rend caducs plus de cent versets et passages coraniques axés sur la liberté des croyances.

Le changement de prédications fut lourd de conséquences négatives pour les juifs qui avaient accueilli Mohamed à Yathrib. Certainement, le changement de direction de la qibla qui passa de Jérusalem à La Mecque impliquait un retournement d'alliance (**Cn. II, versets 136-147**). Ce retournement d'alliance fut le résultat de la tentative d'assassinat du Messager d'Allah par Omar el.Khattab. Mais aujourd'hui, avec le retour d'Israël sur la Terre promise par Dieu à son peuple — **son peuple esclave. (Lév. 25, 41 et 55)** — , don que confirme le Coran « **Incréé** », ce changement de qibla sonne comme une prédiction, une prophétie, un oracle, puisqu'il affirme que Jérusalem est la ville sainte du seul judaïsme vers laquelle il se tourne pour prier trois fois par jour, comme la Ka'aba est celle de l'Islam puisque tout musulman se tourne vers la mosquée sacrée pour implorer Allah cinq fois par jour. Le Coran « **Incréé** », Livre sacré de l'Islam, est témoin contre les hypocrites qui revendiquent ce qui appartient à Israël.

Quelques versets soulignent aux musulmans que le seul lieu sacré, pour eux, est La Mecque où est située la Ka'aba. Pourquoi les Oulémas, les Imams et autres Hezbollah revendiquent-ils trois lieux sacrés ?[74] **— seraient-ils des associateurs ? Ils aggravent leur cas, Allah déserte tout mécréant !**

---

74 Ces trois lieux « saints » revendiqués par l'Islam le sont plus pour des raisons financières et économiques que religieuses, soit : La Ka'aba à La Mecque en Arabie ;

Les grands penseurs de l'Islam

Il est temps pour les musulmans, s'ils veulent sortir du ghetto de leurs possessions territoriales, d'effectuer une véritable révolution au sein des sociétés dont l'Islam est originaire pour que change l'énoncé même de la problématique de la lecture coranique et que l'on se pose autrement cette question tenue depuis toujours et à tort comme résolue.

Ils devraient adopter à l'égard du Coran une lecture semblable à celle qu'a initiée en Occident la formidable révolution critique inaugurée par l'œuvre de Spinoza, qui a triomphé dans la pensée de Kant, cette révolution qui a « **aboli le savoir pour faire place à la foi** », qui a, plus précisément, éclaté toutes les évidences des lectures illégitimes, qui a replacé l'homme au cœur du texte et pose enfin l'incontournable question de ses possibilités de savoir, de ses limites à garantir la connaissance avant d'en risquer la transmission ou d'en justifier le prolongement dans la « **raison** » pratique. Rien, aujourd'hui, ne justifie plus ce retard de la lecture du Coran par rapport à la Bible et aux Évangiles. Cette mise en correspondance de cette pensée (**coranique**) fera évoluer la perception qu'en a l'Occident, qui tenait cette pensée pour allogène, exotique, sauvage et inclassable, pour que cette approche nouvelle s'inscrive dans un projet de rupture avec le savoir dogmatique entretenant ses propres déviations au sein de l'Islam.

La perception islamique du message, qu'elle soit savante ou populaire, élude l'impasse d'une parole à lire et considère l'entité scripturaire établie de main d'homme comme le seul mode d'existence du Verbe de Dieu ; elle est la première des clés qui verrouillent tout au long de l'histoire de l'Islam le passage à une lisibilité du Coran comme parole vivante, impliquant la compétence et les références de celui qui la reçoit, compétence et références forcément en clivage, puisque vivant dans un autre temps et en d'autres lieux, avec celle du transmetteur initial.

Il n'est pas chronologique, le « **Coran** »

Le classement des sourates (**chapitres**) est sans ordre chronologique, comme elles furent reçues par le Prophète, le Messager d'Allah, mais seulement par ordre de grandeur. Cet ordre de grandeur, réuni par les compilateurs initiaux, déséquilibre tout lecteur néophyte qu'il soit oriental ou occidental. Ce classement arbitraire, sans tête ni queue, ne permet pas de suivre la trame de la révélation ni d'en apprécier l'historicité, mais transforme la lecture, plutôt la récitation, du Coran en une sorte de méli-mélo dans lequel chacun trouve ce qu'il est venu chercher pour l'imposer aux masses populaires ignorantes.

La religiosité doit s'éprouver comme choix et comme foi. La pratique religieuse, choix, contrainte sur soi-même, spiritualité, intériorité, a toujours été l'élément clé de la religiosité. Ce qui est nouveau, dans le monde ouvert aux influences extérieures, où l'information réduit notre monde à la taille d'un village planétaire, c'est que ce choix doit être constamment renouvelé, mis en avant et explicité, dans une société où rien n'encourage l'Islam passif, communautaire et conformiste, et où le droit religieux ne peut se maintenir que comme norme éthique et non plus comme obligation sociale, c'est-à-dire être pratiquant sans être croyant.

La lumineuse piété du monothéisme musulman, lorsqu'il est connu superficiellement, exerce une forte attirance sur les chrétiens comme sur les juifs. Le Dieu de l'Islam paraissait moins tyrannique. Les théologiens dissimulèrent aux ignorants la face sectaire, intégriste et intolérante de l'Islam. Les adeptes égarés, juifs et chrétiens étaient las de vivre au sein d'un monde qu'on prétendait infesté par le péché et las d'être voués au rôle d'accusés face à Dieu qui était en permanence leur juge.

Tous les régimes en terre d'Islam puisent dans la religion la source de la légitimité de leur pouvoir. Cette opiniâtreté anéantit toute évolution sociale en faveur des citoyens de ces nations.

À la question : l'Islam est-il réformable, la réponse actuelle ne peut-être que négative.

À celle : l'Islam est-il compatible avec les religions du Livre (**Judaïsme et**

Christianisme), si cela avait été le cas, depuis quatorze siècles de cohabitation, juifs et chrétiens l'auraient su.

À l'interrogation : l'Islam est-il soluble dans la démocratie, dans l'état où il se trouve actuellement, l'histoire contemporaine nous rapporte une réponse également négative.

Mais cette situation ne doit pas nous empêcher d'espérer. À cette énigme, la réponse est dans la lecture de ce qui suit.

41ᵉ chapitre

Propagation de philosophie et rationalisme par l'Islam

Molla Sadra, Perse - 1572 – 1640 (Chi'ite)

De son vrai nom **Sadroddin Muhammad Shirazi, il** fut le plus grand philosophe de l'Islam chi'ite, il étudia à **Chiraz** puis à **Ispahan** où il reçut une éducation traditionnelle des doctes en sciences coraniques, droit, philosophie, exégèse du Coran et recueils canoniques, hadiths attribués aux imams.

Il trouve naturellement sa place dans le vaste mouvement intellectuel de la renaissance des sciences, des lettres et de la philosophie initiée en Perse par le **chah abbas 1ᵉʳ le Grand**.

Retiré de la vie mondaine dans un petit bourg de la région de **Qom**, il s'entoura de quelques disciples. Sur le tard, il obtint à Chiraz un poste dans l'enseignement officiel. On peut se demander à quelles motivations il obéit pour accepter un tel poste. Sa vie entière se résume dans l'exercice de la contemplation et dans la rédaction d'une masse importante d'ouvrages, parmi lesquels la somme intitulée :

Sagesse suréminente dans les quatre voyages de l'esprit

Un commentaire mystique du Coran, une exégèse du recueil de traditions chi'ites d'**Al-Kulayni** et plusieurs résumés de sa doctrine philosophique, dont *Le Livre des pénétrations métaphysiques*.

Il meurt en 1640 de retour d'un pèlerinage à La Mecque où il avait contracté une maladie.

L'homme, selon Molla Sadra, est un microcosme récapitulant l'ensemble des choses, depuis le sensible jusqu'à l'intelligible, depuis la terre jusqu'au trône divin.

Molla Sadra récapitule, discute, intègre l'ensemble des savoirs de l'Islam spirituel, philosophie grecque, philosophie islamique, soufisme, exégèse du Coran… Non pour que surgisse une dernière fois l'horizon nostalgique d'une science mourante, mais pour que ces savoirs, intégrés avec une grande cohérence, offrent une métaphysique achevée à la foi coranique.

Pour conduire sa réflexion, il part de l'idée que l'homme est le centre, la réalité essentielle elle-même. À partir de ce concept, il considère que toutes les difficultés de la philosophie tiennent à une erreur qui nous est suggérée par notre intelligence, quand elle nous fait croire que la réalité est ce qu'elle définit avec soin, les concepts abstraits.

Si l'être réel est l'existence, l'existence est une, et cette unité est celle de Dieu. Toute chose est en Dieu et par Dieu. Il ajoute que cette unité de l'être se module selon une infinité de degrés d'intensité ou de faiblesse. Il enseignait le gnosticisme sans le dire, auquel il ajouta sa propre vision.

Une révolution permanente modifie sans cesse les existants, les fait passer d'un stade inférieur, matériel, à celui de l'existence psychique, puis de l'existence immatérielle. Ce mouvement se traduit dans la « **cathédrale** » » de l'homme par la purification morale, par le progrès spirituel, et se trouve récompensé par une résurrection dont le Coran offre la promesse.

La philosophie morale se parachève en vision d'amour, selon ces mots d'un mystique que Molla Sadra aime à citer :

« **L'amour est la voie, la vision de l'aimé est le paradis, la séparation est l'enfer, l'enfer de Dieu, qui brûle, s'élève sur les cœurs.** »

L'émir Abd el-Kader, Algérie – 1807 – 1883

L'émir Abd-el-Kader, de son vrai nom **abd al-Qadir Ben Muhy al-Din al-Hassani al-Jazaïri,** surnommé l'homme accompli (**al-Insan al-kamil**) fut un être d'exception, un homme de légende, héros positif que le Maghreb en particulier et l'Islam en général devraient prendre en exemple, au lieu de se plonger dans la haine, l'intolérance et le fanatisme.

Cet humaniste avant l'heure, homme accompli, poète, savant musulman tolérant, homme de lettres, moderne et maçon, parfait dans sa voie traditionnelle, mystique, initiateur du dialogue islamo-chrétien, montra le chemin entre les deux rives de la Méditerranée. Comme **le chevalier Kadosch,** il retarda son extinction dans l'Un, pour, par compassion à l'égard de toutes les créatures, enseigner la voie juste, le beau modèle, celui de l'acceptation de l'autre. Le comportement **humaniste** de l'émir, il le tirait de celui de son maître le **mystique andalou** Ibn Arabi, tenait du fait qu'il considérait que la religion des hommes ne change rien à l'essentiel de l'Être, donc que tout croyant prie pour le Seul Dieu, que dans la prière que la créature adresse à son Créateur il n'y a pas de juif, de chrétien, de musulman ou d'idolâtre inférieur ou supérieur, Lui reçoit et exauce les prières sincères et désintéressées de tous et de chacun. Si le salut vient des juifs (**Jn. 4, 22**) il est destiné à toute l'humanité (**Is. Tout**).

L'émir Abd el-Kader écrivait :

« **Notre Dieu est le Dieu de toutes les communautés opposées à la nôtre, véritablement un unique Dieu […]. Il s'est manifesté à tout adorateur d'une chose quelconque – pierre, arbres ou animal – sous la forme de cette chose, car nul adorateur d'une chose finie ne l'adore pour elle-même. Ce qu'il adore, c'est l'épiphanie de cette forme du vrai Dieu…** »

Ses convictions le conduisirent très tôt, avant même la création de l'institution de la croix rouge par le suisse **Dunant,** à des actes surprenants : en pleine guerre de conquête en Algérie contre l'envahisseur français, il négocia l'échange de prisonniers avec **Monseigneur Dupuch**, évêque d'Alger. Il rédigea un traité à cet effet, un siècle avant la convention de Genève. Il existe plusieurs traductions de ce traité en cours dans ses troupes régulières (**1843**) rédigé comme suit :

« Tout Arabe ayant un français ou un chrétien en sa possession est tenu pour responsable de la façon dont il est traité [...]. Au cas où le prisonnier se plaindrait du plus petit sévisse, l'Arabe qui l'a capturé perdrait tout droit à récompense. »

Malheureusement, cette directive généreuse entraîna plus de massacres que de compassion de la part des guerriers musulmans et de leurs chefs : pour ne pas être privés de récompense, ceux qui commettaient des exactions sur les prisonniers français s'empressaient de les égorger. Un mort ne parle pas, il ne pouvait donc pas se plaindre. Il est vrai, aussi, que l'armée française ne se privait pas d'agir avec la même violence, si ce n'est avec plus de cruauté. Mais c'est du parcours chevaleresque et humaniste de l'homme accompli que nous parlons, et non du comportement de tel ou tel homme de troupe ou petit chef.

Lorsque les autorités françaises décidèrent de mettre fin à son exil, il s'installa en Orient à Damas dans la ville où son maître l'Andalou **Muhyi Ad-Din-Ibn'Arabi** vécut et fut enterré. C'est à l'occasion des événements de l'an 1860 qui ensanglantèrent la Syrie qu'il acquit une notoriété mondiale. Non seulement, il maintient l'ordre à Damas, mais ce faisant, il sauve du massacre des milliers de chrétiens. Il sera couvert de récompenses en tous genres par toute l'Europe.

Lorsque **Napoléon III** lui proposa de devenir vice-roi d'une partie du Proche-Orient (**Bilad al-Cham**) qui serait détachée de l'empire ottoman, se rendant compte de ce que cette offre politicienne pouvait avoir de conséquences néfastes pour ses coreligionnaires, la guerre, l'occupation, etc., et ne voulant pas être un vice-roi de pacotille, pantin au service de la France, l'émir **Abd el-Kader** répondit diplomatiquement à l'empereur des Français en utilisant une phrase que les Évangiles mettent dans la bouche de Jésus-Christ :

« Mon royaume n'est pas de ce monde ! L'oblitération [al-mahq], la dissimulation de la vice-royauté que Dieu [Malik al-Muluk = Roi des rois] destine à l'être humain véritable ne peut pas s'accommoder d'une royauté mondaine. »
Tout est dit dans cette phrase formulée diplomatiquement. Le **général de Beaufort**, l'envoyé spécial de l'Empereur, qui, le pauvre homme, n'avait rien compris, écrivit dans le rapport qu'il adressa le 6 octobre 1860 :

« ... n'est après tout qu'un Arabe [...], sans parler de ce qu'il y aurait de choquant à mettre un musulman à la tête du Liban. »

La grandeur de l'émir Abd el-Kader allait une fois encore se manifester en faveur de la France dans le percement du canal de Suez, son appui à **Ferdinand de Lesseps**, son intervention auprès des autorités religieuses, furent déterminants pour convaincre le **khédive Ismaël Pacha** du bénéfice que tireraient les peuples arabo-musulmans de la région de cet isthme terrestre reliant l'Orient et l'Occident.

L'émir Abd el-Kader, (**barzakh al-barazikh**) l'isthme des isthmes, homme-pont entre Orient et Occident, le jour de l'inauguration du **canal de Suez**, en présence de toutes les têtes couronnées d'Europe aux cotés de l'**impératrice Eugénie**, récite le verset 100 de la sourate XXIII du Livre saint du Coran :

« Les gens de l'isthme sont entre ici-bas et l'au-delà. Derrière eux cependant il y a le monde intermédiaire jusqu'au jour où ils seront sauvés. »

Certes, l'émir Abd el-Kader, qui est dans sa phase ultime d'illumination — « **Dieu m'a ravi à moi-même** », écrit-il — pense à la rencontre de deux spiritualités, et comprend l'apport technologique au monde arabo-islamique comme un signe de Dieu.

J'ai rencontré personnellement un des descendants de l'émir Abd el-Kader à Jérusalem à l'occasion d'un colloque qui réunissait, après la guerre dite du Kippour de 1973, des intellectuels musulmans et juifs. Le discours que fit ce jour-là le descendant du Grand émir avait la même résonance humaniste, mystique et fraternelle que celle de son illustre aïeul ; les mots, le sens de chacune de ses phases firent pleurer ce jour-là beaucoup de nos communs coreligionnaires.

42ᵉ chapitre

Les grands penseurs de l'Islam je cite certains nouveaux penseurs, ceux qui se distinguent pour ramener la religion musulmane au siècle des Lumières

Parmi quelques musulmans, au cours de la première partie du deuxième millénaire, notamment **Qâsim Amîn, Shaykh 'Aberrâziq, Ahmad Amîn** et toute une palette d'intellectuels laïques croyant à la séparation du politique et du religieux, ils se distinguent par une prise de position sur l'abrogé du permanent : d'une part l'égyptien **Taha Husayn** qui a affirmé très nettement que le droit civil et la sharî'a étaient inconciliables et que l'unique façon de sauver l'édifice de la jurisprudence islamique (**le fiqh**) revient à le situer, à l'instar du droit romain en Occident, dans le lieu de la source d'un droit à venir, à construire en toute autonomie, hors des contraintes héritées du fait religieux.

L'analyse novatrice qui s'éveille en terre d'Islam embrasse tous les sujets du savoir pour répondre aux questions essentielles, politiques, théologiques, sociales et historiques par une approche moderne du monothéisme, de l'interprétation du Coran et de la clôture de la prophétie. Les enjeux sont la sécularisation de la civilisation des sociétés arabo-musulmanes. Les penseurs s'évertuent à jeter une séparation entre le pouvoir politique et le pouvoir religieux, ils préconisent d'élaguer définitivement la mythique ümma, qui ne fut jamais appliquée, et inciter les nations à approfondir la spécificité de leur peuple, leur histoire et celles de leurs traditions.

Comme vous vous en doutez, ils sont minoritaires dans les divers pays islamiques desquels ils sont originaires. Certains, contraints à l'exil, ont trouvé refuge en Europe ou aux États-Unis, ils se nomment : **Abdul Karim Soroush (Iran), Nars Hamid Abû (Égypte), Mohammed Arkoun (Algérie-France), Farid Esack (Afrique du Sud)**, auxquels il faut ajouter, **Hassan Hanafi (Égypte), Fazlur Rahman (Pakistan), Ebrahim Moosa (Afrique** du Sud) Fatima Mernissi (Maroc) Abdelwahab Meddeb (Tunisie-France) Abdelmajid Charfi (Tunisie), Malek Chebel (Maroc), Ali Abd al-Raziq (Égypte) et surtout celui qui subit le martyre pour ses idées, le Soudanais **Mahamoud Mohamed Taha (Soudan)**, pendu à Khartoum par le régime islamique intégriste soudanais. Cette liste n'est pas exhaustive.

Mohammed II bey de Tunisie – 1810 – 1859

Mohammed II fut le onzième bey de la dynastie des **Husseinis**. Il régna en Tunisie de l'an 1855 à l'an 1859. En l'an 1856, un an après son intronisation, il décréta l'égalité de droit entre tous ses sujets en supprimant la condition de dhimmi des juifs et des chrétiens, qui leur avait été imposée par le calife Omar, deuxième calife rachidüm. Malheureusement, si la loi avait aboli formellement la discrimination civile et religieuse envers les Gens du Livre, le comportement de beaucoup de musulmans ne changea pas pour autant envers leurs concitoyens de religion différente. La discrimination est encore aujourd'hui toujours d'actualité en Tunisie comme partout en terre d'Islam !

Son successeur, **Mohammed III, es-Sadok**, douzième bey de la dynastie des Husseinis, signa en l'an 1881 le traité du **Bardo** instituant le protectorat français sur la Tunisie. Il décéda l'année suivante en l'an 1882, peut-être de chagrin !

Sir Mohammed Iqbal – 1876 – 1938

Ce penseur a fait paraître un essai qui a pour titre :

Les six leçons sur la reconstruction de la pensée religieuse de l'Islam (1928).

Dans cet essai, il développe l'idée que l'homme joue un rôle réel de coopération auprès du créateur de l'univers, que Dieu et l'homme sont des protagonistes interactifs. Ce penseur n'innove pas le concept occidental, puisque, bien avant lui, le philosophe hollandais **Baruch de Spinoza (1632 – 1677)** édicte ce principe.

Mais ce penseur musulman introduit ce concept dans la sphère de l'Orient islamique. L'application sincère de cette théorie en terre d'Islam créerait des bouleversements sociaux, scientifiques, ethniques, ou philosophiques et théologiques.

N'est-ce pas la signification du Nom « **YHWH** », c'est-à-dire « **Ce Qui Est** » ? L'éternel présent, seule l'action de l'homme ou la nature peut changer le futur. Cette définition du **Nom** est confirmée par la révélation coranique dans la sourate XIII, 12 :

« **Dieu ne modifie pas ce qui est en un peuple avant que celui-ci ait modifié ce qui est en lui-même.** »

N'est-ce pas ce qui se réalise actuellement avec le retour des enfants d'Israël sur la terre de Canaan (**Palestine – Cn. La Table, V. 23-29**) et également la recherche scientifique, la biologie, l'astronomie, etc.

Cheikh Mohammed Achraf

Le Cheikh Mohammed Achraf de la péninsule indienne, considère, quant à lui, le Hadith comme très secondaire par rapport au Coran. « **S'il en était autrement, remarque-t-il avec justesse, la communauté primitive se serait attachée à le transcrire en même temps qu'elle opérait la première recension du Coran sous le premier Califat d'Abû Bakr.** » Le Coran fut remanié une seconde fois sous le troisième calife Othmân, inféodé au clan Süfyân adversaire implacable des prédications coraniques, qui voulait le retoucher en faveur de ses protégés le parti des grands bourgeois. Or le Hadith a été recensé, sous la dynastie des Abbassides, 100 à 300 ans après la disparition du Messager d'Allah ce qui rend cette compilation sujette à discussion. Ce théologien éminent préconise de procéder à une révision sévère des écrits classiques qui intègrent le Hadith dans l'interprétation du Coran et l'application de l'enseignement qui s'en dégagerait.

Les gouvernements des états musulmans n'adoptent pas l'attitude hardie qui devrait par la réouverture de l'Ijtihâd permettre la refonte de la loi (**Shari'a**). Ils préfèrent la censure morale de l'action des oulémas, considérés souvent comme ignorants, formalistes et serviles, qui ont utilisé ce qu'ils avaient de connaissances pour légitimer les abus des gouvernants. Propos relevés dans l'ouvrage doctrinal *Le* **Califat en l'imâmat Suprême** de **Rachid Rida**, composé de l'an 1922 à l'an 1925, disciple du **Cheikh Mohammed Abbou (1849-1905)** grand Mufti d'Égypte, figure principale du mouvement la **Salafiya**, c'est-à-dire le retour aux grands ancêtres (les califes rachidüm, c'est-à-dire les quatre premiers califes).

Les traditionnels conservateurs et les réformistes rénovateurs, combien timides, restent sur leur position dans l'Orient musulman, qui loin de se rapprocher diverge de plus en plus.

Cheikh Ali Abderrazak

Le Cheikh Ali Abderrazak, réformiste de tendance particulièrement modernisante, bien qu'il entende revenir, lui aussi, à une interprétation fidèle de l'Islam primitif, préconise dans son œuvre *Le laïcisme politique turc*, criticisme historique de la philosophie anglaise de **Hobbes** (**l'homme est un loup pour l'homme**) et de **Locke** (**la société repose sur un contrat et le souverain doit obéir aux lois sinon l'insurrection du peuple est légitime**). Son ouvrage **L'Islam et les bases de la souveraineté** est censuré par l'université (**mosquée al-Azhar**) du Caire (**Égypte**).

Selon le Cheikh Ali Abderrazak, le prophète de l'Islam a eu pour seule mission d'enseigner une morale, un culte, la loi shari'a ramenée à son essence. Cet enseignement ne concerne que les matières religieuses et n'a aucun lien avec le pouvoir politique. La thèse de cet érudit tend à consacrer la distinction du spirituel et du temporel, c'est-à-dire la séparation de la Mosquée et de l'État. Vaste programme dont la réalisation, pourtant indispensable, prendra encore beaucoup de temps et de luttes contre les forces conserva-

trices attachées à leurs privilèges et à leur pouvoir sur des ignorants qui doivent obéir parce ce qu'ils ne savent pas.
Docteur Taha Hussein – 1926

Le docteur Taha Hussein, érudit égyptien non voyant, mais ayant une vision plus aiguë de ceux qui regardent, publia un ouvrage consacré à l'étude de la poésie antéislamique, délibérément fondée sur la méthode du doute cartésien, autrement dit de la critique biblique moderne, appliquée sans que des considérations de race ou de religion aient à intervenir. L'auteur, d'un immense courage et d'une extraordinaire honnêteté intellectuelle, démontre que l'histoire traditionnelle des origines de l'Islam est encombrée de documents apocryphes, dans la mesure où elle est tributaire de la littérature antéislamique. Certains traits de la figure du Messager d'Allah s'en trouvent modifiés : il met en doute le fait que le patriarche Abraham et son (**prétendu**) fils Ismaël aient été à La Mecque. Cet honnête et scrupuleux enseignant fut exclu de tous les postes officiels d'enseignement. On peut se poser la question : si pareille chose peut arriver à un savant dont le patriotisme et le zèle pour les intérêts de son pays sont reconnus par des millions de ses concitoyens, quel espoir pourraient avoir d'autres personnalités de moindre envergure, animées par la vérité critique, lorsqu'elles suivront le chemin étroit de la raison et de la conscience, ce sentier qui permet qu'une fenêtre soit plus ou moins ouverte pour que resplendisse la Lumière ?

Docteur Amir Ali – 1953

Le Docteur Amir Ali, au congrès sur la culture islamique à **Princeton** de l'université d'**Osmania de Hyderabad (Pakistan)**, qui se donne lui-même pour néo-mutazilite, au cœur de ce congrès demande quelles sont les applications concrètes que chaque pays compte adopter en matière de :

1°) Adoption de l'écriture latine.

2°) Mesure drastique du contrôle des naissances.

3°) Abolition obligatoire du port du voile.

4°) Placement à date fixe du Ramadan et du pèlerinage à La Mecque.

5°) Fixation de la surface minimum et maximum de la propriété foncière.

6°) Préparation d'une traduction type du Coran[75].

Malheureusement, à cause de l'intrusion des fondamentalistes, les **Wahhabites saoudiens,** et l'argent de l'or noir, ces réformes ne sont plus à l'ordre du jour. Elles furent repoussées aux calanques grecques.

Cheikh Abdulhamid Bakhit – 1956

Le Cheikh Abdulhamid Bakhit, un autre ouléma, attesta la persistance de ce courant rénovateur ; il subira comme ses illustres prédécesseurs la censure. Malheureusement, le courant réformiste, contrairement à l'attente de ses protagonistes qui œuvraient pour la séparation du temporel et du spirituel, renforça d'excitations religieuses plus profondes le nationalisme et consacra celui-ci dans l'Islam.

Les hommes de bonne volonté qui œuvrent pour une fraternelle humanité, devront attendre que les passions soulevées par les luttes contre le colonialisme s'apaisent et qu'une issue conforme aux Écritures saintes juives et coraniques soit trouvée pour résoudre le retour des juifs dans le pays où coulent le lait et le miel : le pays de Canaan. La vérité doit s'imposer face au mensonge afin que le combat puisse reprendre pour une meilleure entente entre les peuples et l'évacuation des haines religieuses par une compréhension plus juste du message divin.

---

75 Il y a quatre traductions du Coran, elles se déclinent de 6 616 ayats (versets) « signe ou miracle » et 323 671 lettres. Il y a aussi des versions plus courtes comprenant seulement 6211, 6226, 6236 ayats, mais toujours 114 sourates (chapitres).

C'est de bon droit et avec sincérité que certains hommes politiques se sont opposés au projet qui fait de l'Islam la religion de l'État. L'argumentation rationnelle qu'ils mirent en avant se résume comme suit :

« Il est hypocrite de prescrire l'Islam comme religion d'État avec l'intention de ne pas l'appliquer, sachant qu'il est impossible de passer de l'écrit sacré à l'acte profane. Si nous ne voulons pas d'une religion d'État c'est pour éviter à cette religion l'injure d'être bafouée et invoquée à la légère. Car à quoi sert de se référer à une religion, alors que les règles religieuses ne peuvent être appliquées. »

Maruf al-Rusafi, Mésopotamie – 1875 – 1945

Critique des « pieux ancêtres »

Maruf al-Rusafi, Mésopotamie, est un poète chi'ite connu pour sa grande puissance d'évocation, une superbe maîtrise linguistique et une stricte adhésion aux formes classiques. Il a été le chantre de l'arabisme et de la résistance aux idées et aux progrès de l'Occident. À l'âge mûr, il décide de s'attaquer au grand mystère attaché à la personnalité du prophète Mohamed, à la nature de sa révélation et au secret de l'immense succès qu'elle a eu sur l'Histoire. Il s'isole pendant huit ans, étudie tous les traités de l'héritage islamique classique et il écrit un ouvrage sulfureux de 760 pages, qu'il signe et date de Falludja (**Irak**) le 5 juillet 1933, œuvre qui a pour titre :

La personnalité de Mohamed ou l'élucidation de l'énigme sacrée.

En faisant l'analyse de sa compilation des traités de l'héritage de l'Islam classique Maruf al-Rusafi découvre avec horreur que l'héritage spirituel de Mohamed avait été confisqué par ses ennemis les plus déterminés avec l'aide des trois premiers califes rachidüm, ceux justement qui avaient encadré le Messager d'Allah à partir de l'Hégire, c'est-à-dire Abû Bakr, Omar el-Kattab et Othmân ben Affane (**ces deux derniers furent assassinés. Le premier par un chrétien et le second par le musulman**).

Mais en sus, Mohamed expérimenta le dogme de la prédominance de la fidélité à la foi sur le clan et la tribu sur les trois tribus juives qui faisaient parti de l'ümma, assemblée des croyances, conformément à l'accord signé à La Mecque par le futur prophète de l'Islam et les représentants de l'oasis de Yathrib (**Médine**). Ce pacte, texte déterminant connu aujourd'hui sous le nom de « **Sâhïfâ** » ou « **'ahd el-Médine** » (**convention, contrat social ou pacte**), constituait l'ébauche d'une véritable constitution.

Alors que, comme chacun le sait aujourd'hui, ce sont précisément ces trois tribus juives qui furent à l'origine de l'accueil à Yathrib (**Médine**) de Mohamed, de ses adeptes et de son message, les sauvant de la disparition programmée par le clan Abû Süfyân, riche membre de la tribu des Quraychites, dont tous les protagonistes mecquois faisaient partie.

Bien que dans son œuvre **Maruf al-Rusafi** encense et magnifie le nom et l'action du prophète de l'Islam pour mieux dénoncer ses successeurs. Durant soixante-dix ans, aucun éditeur n'a voulu éditer cet ouvrage qui ne paraîtra qu'en l'an 2002 publié par un éditeur inconnu du monde de l'édition. L'admiration du poète pour le personnage central de l'Islam est sans bornes, cet ouléma cherche à réduire le sacré qui entoure le personnage religieux pour retrouver la personne historique telle que la raison l'entrevoit à travers l'examen critique des récits véhiculés par une tradition orientée par les différentes strates du pouvoir. Ses conclusions sont sans appel sur les moments historiques et la tradition, évoqués tour à tour. L'emportement, l'irritation, les jugements catégoriques dominent. Les formules sont irrévérencieuses, l'auteur critique la société où le Prophète a vécu, elle apparaît marquée par les formes les plus extrêmes de violence. S'il est vrai que l'Islam est né sous les lumières de l'Histoire, cette histoire fut dissimulée, gommée et falsifiée par tous ceux qui accédèrent au titre de calife. Elle révèle des formes de cruauté, des comportements extrêmes de cynisme devant lesquels on ne peut s'empêcher de frémir. Aucun personnage, aucun acteur, n'arrive à se soustraire à la violence dominante, y compris et surtout les compagnons du Messager d'Allah. Ce dernier se distingue de son entourage non pas tellement par des mœurs différentes (**ses biographes sans complexes étalent son comportement, sans compromission et même avec arrogance et une fierté provocante**), mais par une vision d'un projet grandiose qui lui donnait de faire prendre conscience de l'Unicité divine. Pour satisfaire cette ambition, il utilisa, comme tout pouvoir, des passions, des violences, des trahisons, etc.

Il était également animé d'une imagination et d'une volonté hors pair, tout comme son absence de scrupules. Il adapta ses prédications aux besoins de son dessein. Il a conçu pour le peuple d'Arabie, seul peuple encore idolâtre de la région, un projet grandiose qui devait le sortir de sa marginalité idolâtre et le faire renter dans le cercle monothéiste. Les Arabes se sentaient exclus dans leur région, seul peuple encore idolâtre, ils étaient considérés comme des barbares par leurs voisins vivant dans des aires de grandes civilisations — la Syrie byzantine, la Perse sassanide, l'Abyssinie chrétienne, l'Arabie du sud, celle du Yémen juif pendant 300 ans. La religion que Mohamed prêchait était le moyen de placer la fidélité à la foi au-dessus de celle au clan et à la tribu ; par ce moyen il construisit le socle d'une société nouvelle, une communauté de type inédit pour les Arabes. La foi musulmane devait réunir ce qui était épars, les diverses tribus d'Arabie et leur faire dépasser l'état d'anarchie dans lequel elles vivaient pour devenir un ensemble humain homogénéisé par l'adhésion à une somme de croyances, à un système de valeurs et de régulations mobilisé par un grand projet moral. Dans le dessein du prophète, croyances, appartenances et appétits se combinent ; il ne cherchait pas le pouvoir, mais à éterniser son nom comme celui qui a ouvert aux Arabes des horizons nouveaux en les rattachant aux enfants d'Abraham, c'est-à-dire au juifs et aux chrétiens.

La violence d'un tel ouvrage, la montée aux extrêmes comme celle qu'accomplit Maruf al-Rusafi face à une conscience islamique traumatisée par des agressions réelles ou imaginaires, peut provquer un choc profond, une blessure grave au niveau du sacré le plus enraciné dans les consciences, même chez ceux qui sont peu attachés à la lettre des textes ou aux prescriptions de l'orthodoxie.

Cet œuvre, analyse critique de l'Islam des origines, faite par une personnalité attachée à une stricte adhésion aux formes classiques, chantre de l'arabisme et de la résistance aux idées et aux progrès de l'Occident, ne fit que renforcer le rejet de l'analyse, de l'enquête rationnelle et l'adoption d'une lecture moderne du patrimoine religieux des musulmans. Il est vrai que ces derniers projettent sur leur Prophète une image mythique ; bien que les faits mentionnés par Maruf al-Rusafi ne soient pas inconnus, un pamphlet pareil ne saurait favoriser un débat serein entre les orthodoxes et les nouveaux penseurs de l'Islam, et pourtant !

Le martyr du Soudanais Muhammad Taha – 1908 – 1985

Les tenants du renouveau musulman, leur action et leurs résultats :

Mahamoud Muhammad Taha, ingénieur de formation, qui n'avait pour lui que la foi sincère et le regard lecteur d'un vrai savant. Un homme « buté » dans son acharnement à exclure, comme le lui enseignait le Coran, toute interposition d'un tiers entre le Divin et l'homme. Cet homme intègre, démocrate et républicain, a été supplicié, à soixante-seize ans, sourire aux lèvres, sur l'échafaud par le régime des fanatiques islamistes. Ces fondamentalistes qui règnent à Khartoum (**Soudan**) l'accusaient d'une soi-disant apostasie (**Rida**).

Ce personnage sincère et intègre a laissé un petit livre, écrit en l'an 1967, intitulé *L'autre message de l'Islam*. Cette œuvre ose s'écarter de plus d'un millénaire de lecture fallacieuse du Coran « **Incréé** ». Cet auteur écrivait au sujet de la redoutable machine de l'« **abrogation** » qui, en Islam a dépossédé la parole Divine de sa force à se renouveler à tout instant, dans l'écoute des hommes. Il tranchait avec les redondants monuments nécessitant plusieurs volumes de l'exégèse islamique habituelle. Il préconisait purement et simplement l'abrogation des prédications révélées à Yathrib (**Médine**). Cette suppression entraînerait la disparition du côté obscur de l'Islam, celui par lequel le Livre saint de l'Islam incite ses adeptes à exterminer tous ceux qui ne partagent pas leur croyance.

En vérité cela se passe — **quand Dieu abroge un verset** — comme si les versets abrogés l'avaient été parce que l'époque l'a voulu et que ce qui a été abrogé est seulement différé quant à son pouvoir d'opérer. Si l'époque l'exige, il recouvre ce pouvoir, tel verset abrogé pourrait de nouveau reprendre sa force à légiférer et redevenir un verset explicite[76]. C'est alors que le verset qui était explicite et légiférant retombe à son tour sous l'effet de l'acte abrogeant. Ainsi est le rapport que l'on doit établir entre l'époque et l'acte qui abroge. Si au VIIe siècle, les versets dérivés ont agi, au XXIe siècle ce sont les versets fondamentaux qui doivent être remis en vigueur. Tel verset dérivé qui a pu au VIIe siècle abroger tel verset fondamental, a dû le faire dans un dessein historique déterminé, dès que ce dessein est réalisé, le verset en question devient inopérant pour les temps nouveaux, le XXIe siècle en l'occurrence. Il devient donc urgent d'abroger ce même verset dérivé et de remettre en vigueur le verset fondamental[77].

L'auteur démontre, partant du principe de lecture jusque-là inouï, que tous les versets reçus à Yathrib (**Médine**) sur le voile, la polygamie, la séparation des sexes, la répudiation unilatérale et même le jihâd (**combat pour l'Islam**), sont des versets qui ont « **épuisé leur dessein** » et doivent être abrogés au profit de versets fondamentaux « **Ayât al-Uçul** ».

---

76 Outre la notion d'abrogation dont parle le Coran à plusieurs endroits, il existe un verset (Cn. II, 7) qui distingue les versets explicites (Muhkamât), c'est le terme utilisé ici par l'auteur, qui ne souffre selon la tradition d'aucune interprétation, ni dérogation quant à ce qu'il prescrit et les versets ambigus ou équivoques (mutoshabihât), ce que M.M. Taha semble entendre par « versets dérivés » (Ayat al-Furû).

77 L'auteur démontre, partant du principe de lecture jusque-là inouï, que tous les versets reçus à Yathrib sur le voile, la polygamie, la séparation des sexes, la répudiation unilatérale et même le jihâd (combat pour l'Islam) sont des versets qui ont « épuisé leur dessein » et doivent être abrogés au profit de versets fondamentaux « Ayat al-Uçul ».

Malheureusement, la tradition islamique de la lecture exégétique du Coran a, dès le Xe siècle, usurpé le statut qu'aucune sourate ou verset du Coran n'accorde à quiconque, celui de dispensatrice exclusive du sens du Message Divin compilé et consigné dans le Coran. Il fut remisé une fois pour toutes dans une niche métaphysique

C'est dans ce chaudron du diable en ébullition que les tenants de la violence, du crime gratuit d'enfants, de femmes et d'hommes innocents, de la terreur et du chantage humaniste, viennent puiser leur arsenal de bombes humaines, après les avoirs reconditionnées. Ce matériel militaire, constitué d'êtres humains naïfs et ignorants, est une arme efficace pour massacrer d'innocents civils ou tout être pensant qui serait en désaccord avec leurs criminels agissements.

Ces intégristes fanatiques jouent et exploitent, à leur profit, la sensibilité humaniste de l'Occident pour imposer leur face hideuse et intolérante à leur propre peuple, utilisant femmes et enfants comme boucliers humains sans états d'âme ni compassion pour les victimes innocentes.

L'intégrisme est comme la mort, il ne peut être expérimenté qu'une seule fois.

Tous les régimes en terre d'Islam puisent dans la religion la source de la légitimité de leur pouvoir.

Le prophète de l'Islam subit des persécutions de son propre clan et tribu, particulièrement du clan omeyyade présidé par Abû Süfyân. Ils excitèrent la haine contre lui, tentèrent de le faire passer pour fou, on lui cracha au visage, on lui jeta des pierres. Ces brimades et vexations sont de bien légers tourments si on les compare à ceux que subirent juifs et chrétiens une fois l'Islam installé aux commandes du pouvoir dans les provinces conquises.

Mahamoud Muhammad Taha a payé de sa vie son désir de remettre en cause les prédications faites à Yathrib (**Médine**), là où le prophète de l'Islam abandonne son rôle d'avertisseur pour revêtir l'habit de chef de guerre.

Il préconisait, pour libérer l'Islam de son carcan intégriste et sectaire, d'abroger purement et simplement les prédications faites à Médine (**Yathrib**), qu'il considérait destinées aux contemporains du prophète de l'Islam, et appropriées seulement aux conditions de vie au début du VIIe siècle. Ce savant popularisait le message universel révélé à La Mecque, qui est toujours d'actualité. Cet intellectuel musulman, homme de foi, ingénieur de formation, qui avait pour lui une foi sincère et le regard du lecteur d'un vrai savant. Un homme de convictions qui désirait, au risque de sa propre existence, faire sortir l'Islam des ténèbres de la caverne. Un être « **obstiné** » dans son acharnement à exclure, comme le lui enseignait le Coran, toute interposition d'un tiers entre le Divin et l'homme.

Cet homme intègre, républicain démocrate, musulman honnête courageux et compétent, paya du sacrifice de sa vie cette ouverture vers le grand large de la modernité. En l'an 1985, le gouvernement intégriste et raciste du Soudan l'a fait pendre à Khartoum en place publique pour apostasie, sans qu'aucun pays islamique n'ose élever une protestation. Je me demande où sont les organisations internationales de défense des droits de l'homme dans les pays arabo-musulmans. Que font-ils, les intellectuels de gauche en Occident, si prompts à protester contre les nations démocratiques ? Alors que les intellectuels qui vivent dans les pays dirigés par des gouvernements fascistes, intégristes ou communistes, sont abandonnés à eux-mêmes. Pris dans l'étau de la tyrannie, ils n'entendent que le vide de l'absence et le silence de l'indifférence de prétendus démocrates, mais fidèles apôtres d'une société de consommation prête à toutes les compromissions pour préserver son bien-être.

Les fondamentalistes qui règnent à Khartoum (**Soudan**) l'accusaient d'une soi-disant apostasie (**Rida**). Alors qu'en décrétant un Coran « **Incréé** », le sunnisme renia l'unicité Divine, en imposant à Allah un compagnon, ils apostasièrent l'unicité Divine. Ils transformèrent la religion monothéiste la plus intransigeante sur l'unicité Divine en un culte d'associateurs.

Le cadi Ali Abd al-Raziq – Égypte

Le cadi **Ali Abd al-Raziq**, (Égypte), qui vécut le reste de ses jours au ban de la société égyptienne, **remit en cause la qualité de témoin** de ceux qui furent sélectionnés par le pouvoir en place, de un à trois siècles après la disparition de Mohamed, comme porteurs des dires, actions et comportements du Messager d'Allah pour établir l'**Hadith (Tradition)**. Autrement dit, il remettait en cause la tradition (**sunnisme**) professée par l'intégrisme islamique utilisé jadis pour éliminer les rationalistes **mutazilites**[78].

L'auteur a jugé, en toute humilité et candeur, qu'une grande partie de ce que produit de nos jours la pensée islamique ne fait que rabâcher, la plupart du temps de façon tout à fait simpliste et superficielle. Il dénonce cette soumission en affirmant :

Ce que nous trouvons chez les Anciens n'est qu'un fatras idéologique qui prétend tenir lieu de vérité et de science.

Par prudence, ce penseur se contenta d'exposer ce qu'il serait utile de réaliser pour la rénovation de l'Islam sans s'y engager, prenant prétexte de la difficulté de l'entreprise. Il craignait les persécutions qu'il aurait à subir en se dressant franchement face à l'archaïsme du pouvoir religieux, ou même d'être égorgé par un fanatique en mal de martyre.

L'évolution des penseurs juifs

Presque toutes les opinions sur la littérature hébraïque que l'on appelle hardies, bien à tort puisqu'en réalité ce sont les hypothèses des théologiens qui sont gratuites et téméraires, se retrouvent ainsi chez les rabbins du Moyen-âge. À la renaissance, ce sont encore les juifs qui entrevoient

---

78 Ce fut pendant la période mutazilites, qui dura un siècle, que l'Islam eut son âge d'or, où prospéra la philosophie, la science, la médecine, les mathématiques, l'algèbre, la poésie, etc.

les premières lueurs d'une critique rationnelle des livres saints. Les écrits, récemment découverts à Venise, d'un homme qui fut l'oracle du judaïsme de son temps, **Léon de Modène**, ont prouvé que les idées les plus avancées avaient traversé son esprit. Il y aurait exagération à dire que la synagogue avait favorisé cette tendance : l'ombre de l'infortuné **Uriel Acosta** se lèverait pour protester contre une telle assertion. Du moins la synagogue n'empêcha pas le mouvement des esprits de se produire.

Au XVIIe siècle, tandis que les **Richard Simon**, les **Louis Cappel**, les **Moïse Amyrault**, isolés, persécutés, voyaient leurs tentatives novatrices échouer devant l'intolérance dogmatique de leur époque, tandis que **Bossuet** retardait de plus d'un siècle les progrès de l'exégèse et permettait à l'Allemagne de se parer du prestige de sa fondation, **Spinoza**, dont le renom posthume comme métaphysicien a trop fait oublier que, de son vivant, il ne fut qu'un exégète, érigeait en méthode générale, dans son *Tractus théologico-politicus*, l'interprétation rationaliste des livres qui furent pour son âme inquiète l'objet de tant de déchirements. On peut donc soutenir que, jusqu'à la seconde moitié du XVIIIe siècle, les juifs ont mieux entendu la Bible que les chrétiens. Ce ne sont pas les juifs, il est vrai, qui ont fondé le mouvement extraordinaire d'études qui, vers la fin du dernier siècle et le commencement de celui-ci, a entièrement renouvelé la philologie hébraïque. Ce mouvement se rattache à deux causes : d'abord au progrès des études orientales et en particulier des études sémitiques, telles que l'école hollandaise **d'Albert Schultens** les entendit ; en second lieu, la grande liberté scientifique qui se développa dans les universités allemandes vers la fin du XVIIIe siècle. L'Allemagne comprit la première que l'on fait peu d'honneur aux livres saints en ne leur appliquant pas des règles de critique commune, sorte de privilège d'immunité ; elle trouva peu naturel que la première condition de la critique sacrée fût d'abdiquer les méthodes ordinaires de la raison. L'exégèse moderne est ainsi dans son ensemble une œuvre essentiellement protestante. Mais, si les juifs ne l'ont pas fondée, ils ont eu l'insigne droiture d'en adopter la méthode générale et les résultats principaux. C'est à **M. Munk** un juif distingué par son savoir, que nous devons la plus éloquente apologie de la méthode rationaliste, celle qui est insérée dans la Bible de **M. Cahen**, t. II, init, le meilleur résumé paru en France avant l'an 1848 de ces doctrines qu'on qualifie, sans les connaître, de nouvelles et d'inouïes. Presque toutes les grandes thèses de la critique indépendante sont là, exposées avec une lucidité parfaite et une courageuse sincérité. On peut dire que, depuis **Richard Simon**, il ne s'était rien imprimé en France de si sensé et de si vraiment scientifique sur l'ancienne littérature des Hébreux.

À **M. Munk**, il faut joindre, parmi les plus anciens promoteurs des études hébraïques, chez nous si délaissées, l'infatigable **M. Cahen**. La traduction de M. Cahen est bien loin de réaliser l'idéal d'une traduction française de la Bible mais il faut ajouter, pour être juste, qu'un tel idéal ne saurait être atteint. **M. Cahen** s'est proposé avant tout d'être littéral. Il ne faut pas déprécier les tentatives de ce genre, quand elles regagnent du côté de l'exactitude le prix qu'elles ne peuvent avoir du côté de l'élégance. Il faut avouer pourtant que le modèle de la traduction accomplie ne doit point être cherché parmi de tels essais.

Mise au point sur certains pratiques

La circoncision

Mohamed, d'après la Sîra, la Tradition biographique, réclame pour les Arabes l'affiliation d'Abraham par Ismaël interposé. Pour ma part, je ne suis pas opposé à cette affiliation, mais j'aimerais mettre fin à une des mystifications fabriquées après coup par des théologiens musulmans peu scrupuleux, certainement des juifs convertis à l'Islam. Si, comme il est prétendument affirmé, dès l'origine Mohamed a réclamé cette affiliation, pourquoi n'a-t-il pas effectué le processus initiatique qu'exige cette affiliation en faisant procéder sur lui et sur ses adeptes le rituel initiatique de la circoncision ? Aucun texte sacré pour l'Islam ne mentionne le rituel de la circoncision à appliquer à tout musulman, ni dans le Coran « Incréé », ni dans la Sîra (biograhie), ni dans le Hadith, (**dires, actions**) du Messager d'Allah.

Saint Paul parce que son disciple Timothée était juif par sa mère, son géniteur était païen, effectua lui-même la circoncision sur Timothée. Ce rite initiatique ne supporte aucune exception, puisque pour tout croyant, il est un commandement Divin.

Abû Bakr, oncle, beau-père, généalogiste prestigieux et premier calife rachidüm de l'Islam, affirmait que c'est bien Isaac qui a subi la ligature pour être conduit sur le mont Moriah et subir l'ordre transmis à Abraham par la Divinité.

43ᵉ chapitre

Chronologie historique de l'Islam arabe des conquêtes à la civilisation

La **Syrie** fut conquise en l'an 635 sous le califat de Omar el-Khattab par un rejeton du clan Omeyyade, **Mo'äwiya 1ᵉʳ** ; il fut le fondateur de la dynastie Omeyyade de Damas en l'an 661. Sur sa lancée, la Palestine, le pays de Canaan, et Jérusalem furent occupés par le même Mo'äwiya. C'est dans la cité de Jérusalem que le calife Omar el-Khattab signifia à l'évêque de Jérusalem que les chrétiens seraient soumis à la condition de dhimmi en terre d'Islam.

L'**Égypte** fut conquise par les troupes arabo-musulmanes d'**Amrou** en l'an 640 de notre ère, pratiquement sans combat. À partir de l'an 642 de notre ère, elle fut intégrée à l'Empire musulman des **Omeyyades** puis à celui des **Abbassides** ; l'Égypte fut islamisée. Les **coptes** chrétiens ne représentaient plus qu'un quart de la population en l'an 750 de notre ère. De l'an 868 à l'an 905, les **Tulunides**, affranchis de la tutelle des **Abbassides** d'Irak, gouvernaient le pays. De 969 à 1171 de notre ère les **Fatimides**, dynastie **chi'ite ismaélienne**, prirent le pouvoir ; ils fondèrent le Caire et l'université **d'al-Azhar** en l'an 973 de notre ère. En l'an 1171, **Saladin** (**Salâh al-Dïn Yüsuf**) prit le pouvoir. Il réunit sous son autorité l'Égypte, l'**Arabie (Hedjaz)**, la **Syrie** et la **Mésopotamie (Irak)**. Il se fit le champion de la guerre sainte. Il remporta sur les chrétiens coalisés la bataille de **Hattin** et s'empara de **Jérusalem (1187)**. Cette victoire provoqua en **Europe** la troisième Croisade qui se perdit dans le sang et le fanatisme. Magnanime, le sultan Saladin accorda généreusement une paix de compromis **(1192)**, qui ne laissait qu'une partie de la côte aux roitelets chrétiens divisés et sans réelle force militaire combattante, à la merci de tout cheikh ambitieux qui voulait arrondir son patrimoine. Ce qui naturellement ne manqua pas de se produire. De l'an 1171 à l'an 1250, la dynastie **Ayyubide** fondée par Saladin s'empara de la quasi-totalité des états latins du Levant issus des Croisades et restaure le **sunnisme**. Les **Mamelouks**, caste militaire, dominèrent le pays de l'an 1250 à l'an 1517 et y instaurèrent une administration efficace. De l'an 1517 à l'an 1805, l'Égypte fut une province **ottomane**. Elle fut occupée brièvement, au cours des années 1798 à 1801, par les troupes françaises commandées par le **général Bonaparte** mandaté par la révolution française à la tête d'une expédition à but scientifique. De l'an 1805 à l'an 1848, **Méhémet Ali**, qui s'était déclaré pacha à vie, face au pouvoir affaibli de l'empire ottoman, massacra les Mamelouks (**1811**) et modernisa le pays. Il conquit le Soudan (**1820**). En l'an 1867, **Ismail Pacha** obtint le titre de **khédive**, c'est-à-dire celui de vice-roi. En l'an 1869, le **canal de Suez** reliant la Méditerranée à la Mer Rouge fut inauguré.

Les historiens arabo-musulmans **Aboulféta** ont rédigé la biographie légendaire de **Mohamed**. Par contre, sa vie est demeurée une biographie comme une autre, sans prodiges, comme sans miracles, sans exagérations, c'est le ton des récits de **Ibn-Hischam**, et, en général, des plus anciens de ses historiens.

Les Aghlabides en l'an 800 qui dominaient la Tunisie conquirent la Sicile et se lancèrent à la conquête de la péninsule italienne. En l'an 838, ils s'emparèrent de Bari et de Tarente. Une armée musulmane poussa vers le Nord jusqu'à Venise. Douze ans après, en 850, la cavalerie islamique se présenta devant les murs de Rome et mit à sac la cathédrale Saint-Pierre, celle des circoncis, près du Vatican, de même que la basilique de Saint-Paul-hors-les-murs. En l'an 889, les musulmans tentèrent de réitérer cette mise à sac de Rome, mais une violente tempête dispersa leur flotte mouillée à Ostie. Le pape Jean VII (**872-892**) leur paya tribut pendant deux ans.

Selon le Coran, les prophètes et les martyrs avaient accès directement au paradis. Tous les autres morts ressusciteraient le jour du Jugement dernier qui verrait également l'apparition du Mahdî[79], le « **Bien dirigé** » d'Allah,

---

79 Les adeptes du schisme, immergés dans l'Islam sunnite, supportaient la domination des califes illégitimes et transitoires jusqu'au retour de l'« imam caché » ; celui-ci doit couronner une série indéterminée d'imams et sa mort n'est pas réelle : il a quitté seulement le monde visible et doit réapparaître un jour, celui de l'apocalypse et du triomphe de la justice et de

tandis que le faux messie (**un potentat laïque**) qui se serait manifesté dans le même temps entre l'Irak et la Syrie, serait tué par Jésus (**un dirigeant chrétien**).

L'Islam est une nébuleuse de sectes de diverses obédiences qui se combattent :

1 - Le sunnisme se compose de sept tendances principales, plus ou moins rigoristes : hanbalite, malkite, hanafite, shafite, mutazilite et zahirite, auxquelles viendra s'ajouter au XIXe siècle le wahhabisme.

2 - Le chi'isme se divise en trois sensibilités principales évolutives, plus ou moins puritaines. Il a en commun avec le judaïsme et le christianisme l'attente d'un Sauveur « **Mahdî (Messie)** – le « **Bien dirigé** » : imaamite, zaydite et ismaélien.

3 - Le soufisme, tendance mystique d'une humanité tendue vers l'absolu divin, là où tout aboutit.

4 - Le maraboutisme, à partir du XIIIe siècle de notre ère. Il est une dégénérescence de l'Islam populaire. Il fut toléré dans les régions éloignées, coupées des centres religieux. **Le maraboutisme mêle l'animisme populaire au monothéisme strict de l'Islam.**

L'Islam a-t-il un avenir ?

En dépit de leur hostilité, qui perdure depuis quatorze siècles, l'Islam et le christianisme, qui se sont souvent opposés, ont des racines communes et partagent une bonne partie d'une histoire sanglante. Leur affrontement actuel n'est pas dû à des différences de fond, mais à la volonté tenace et délibérée de l'Islam de nier cette parenté à travers le judaïsme.

---

la paix sur l'hérésie sunnite. Avec cette « mystérieuse absence », le vrai successeur d'Ali se confondait avec le Mahdî (Messie) que tous les musulmans attendent à la fin des temps.

Il y a bien choc des civilisations, initié dès l'origine par l'Islam et par l'irrédentisme musulman envers les autres, « **gens du Livre protégés** », c'est-à-dire juifs et chrétiens, en s'emparant par la guerre (**jihad**) d'une partie de l'empire byzantin et de la totalité de l'empire perse par la domination des peuples conquis. Ceux-ci furent massacrés lorsqu'ils étaient polythéistes ; quant aux gens du Livre, l'Islam leur imposa le statut de dhimmi fondé sur la théorie des droits inégaux, autrement dit, celui de l'apartheid le plus monstrueux.

Depuis quatorze siècles, la civilisation judéo-chrétienne a avec l'Islam des différences dans leurs évolutions respectives, confirmées par le fait que, depuis quatorze siècles, ils entretiennent des relations conflictuelles.

Pendant un siècle, entre le IXe et le Xe siècle de notre ère, grâce à la tendance mutazilite, qui domina l'Islam pendant un siècle, on ouvrit les portes des lumières en permettant la découverte de la culture gréco-latine enfouie dans l'abîme de l'obscurantisme de l'Église. Mais, malheureusement pour l'Islam, les forces des ténèbres reprirent le dessus et imposèrent aux musulmans l'ère des ténèbres où à ce jour ils sont encore séquestrés.

Depuis ce moment historique, le système éducatif, clé de toute évolution, fut confisqué par les traditionalistes, verrouillant ainsi toute évolution des mentalités et du système de gouvernance. Un Islam modéré pourra-t-il s'imposer ? On le souhaite, mais l'avenir est indécidable.

L'intégrisme

Certains s'imaginent qu'ils peuvent opposer aux fondamentalistes le salut par la modernité. Cette démarche est stérile, car une des causes de l'essor des fondamentalistes vient, notamment dans les pays islamiques, de la faillite de la formule du salut par la modernité, qui était le développement économique selon le modèle occidental qui, en outre, porte en lui la destruction des identités traditionnelles.

S'il est vrai que l'occident chrétien fut le berceau de l'antisémitisme, l'Islam en imposant la condition de dhimmi à son partenaire « **juif** » ne fut pas en reste. Sa culpabilité et sa haine envers son protagoniste conduisirent certains de ses oulémas, imams ou hezbollahs à s'allier au nazisme ou être les complices silencieux de la plus monstrueuse tragédie de l'histoire de l'humanité, cet effroyable instant historique où la bête immonde est sortie de l'abîme des ténèbres pour venir exterminer les enfants de Dieu jusqu'au pied de son autel[80].

En matière d'idées, on ne peut obliger les peuples à vivre à la même heure. Les Arabes revendiquent le droit de rester nationalistes ou de parler de religion, même si la mode est à la démocratisation. Les peuples vivent des histoires parallèles, pas toujours la même histoire. Le nier, c'est affirmer implicitement que l'Occident a le droit de juger de la légitimité des revendications des autres nations. Cela serait une rechute néocoloniale, un paternalisme mal venu et le début d'un nouveau et d'un énorme malentendu.

Ces deux opinions énoncées par des intellectuels, qui se veulent à l'avant-garde de la réflexion occidentale, sont autant surprenantes que méprisantes à l'égard des peuples qui subissent le joug de la tyrannie religieuse ou profane au profit de quelques-uns, au bénéfice d'une oligarchie et de courtisans prêts à toutes les compromissions pour un enrichissement sans cause acquis par la corruption.

D'après ces deux penseurs célèbres, nous voilà priés de laisser les pays arabo-islamiques s'enfoncer dans leurs impasses. Il faudrait le faire au motif central que la montée des fondamentalismes trouverait sa source dans le rejet profond des peuples concernés du modèle occidental. Alors qu'à l'évidence les fondamentalistes s'évertuent à sauvegarder les avantages acquis par des siècles de dictature.

---

80 C'est pour cette raison que l'Iran des Hezbollahs nie la réalité historique en prenant le parti des négationnistes de la Shoah.

En désespoir de cause, il ne leur resterait plus que le refuge du fondamentalisme. Il faudrait alors les laisser faire ce détour pour qu'ils tirent par eux-mêmes les conséquences de leurs propres choix, finissent par mesurer concrètement le leurre, et réclament de vivre enfin à leur tour dans la liberté et la dignité dues aux hommes de ce siècle. Mais cette vision fait la part belle aux puissances et sacrifie le peuple d'en bas à une espérance qui ne pourrait se réaliser que dans le sang et la souffrance. C'est cette attitude que le Front national défend depuis plusieurs décennies. Il reviendrait aux états d'accueil du flot musulman migratoire vers l'Occident de renvoyer chez eux les immigrés qui se réclament de l'Islam, car il serait malaisé de faire le tri entre musulmans et fondamentalistes ou vice et versa.

Peut-être est-il plus réaliste en effet d'envisager pour les peuples des évolutions séparées, qu'ils réalisent en fonction de leur histoire, de leurs cultures spécifiques et de leurs propres expériences politiques. **Ce serait à s'y méprendre la politique de l'apartheid, mise en œuvre il y quelques décennies par l'Afrique du Sud et qui depuis a été abandonnée.** Sans doute est-il vrai que l'exercice que nous faisons de la modernité et de la démocratie n'est pas sans reproche et ce qui reste de nos valeurs et de notre éthique est loin d'être exemplaire. Mais bien qu'imparfaites, on sait bien que nos sociétés ouvertes sont perfectibles et on ne voit pas au nom de quoi les peuples arabes seraient privés de leurs bienfaits évidents, quitte à montrer un jour qu'accommodés à leur culture ils savent en faire un meilleur usage que nous.

Et puis, peut-on réellement dire que les fondamentalismes sont, de la part de ces peuples, l'expression d'un rejet de notre modèle de développement économique et social ? De ce que l'on sait des régimes en place au Maghreb, au Proche et Moyen-Orient, où dominent les régimes autocratiques, les oligarchies des pétro-monarchies, des nomenklaturas dans les pays à parti unique, on ne voit guère où peut fleurir la modernité telle que nous la pratiquons. Le désarroi n'est-il pas né surtout de l'incapacité de ces régimes fermés à ouvrir à la jeunesse un espoir ? Ce n'est pas notre affaire ? Difficile à concevoir que l'on puisse abandonner à leur triste sort des centaines de millions d'hommes et de femmes et faire la politique de l'autruche. Il faudrait avoir en mémoire que l'intégrisme est comme la mort, il ne peut être expérimenté qu'une seule fois. Les adeptes de l'Islam rationnel, ouvert vers les idées et le monde, se débattent avec des fortunes diverses contre ce mal qui ronge leur société depuis plus d'un millénaire.

La vague intégriste a commencé à refluer. Dans le passé, les mouvements nationalistes musulmans ont su contenir les mouvements fondamentalistes. En Égypte, dans les années 50, **Nasser** interdisait les « **Frères musulmans** » ; en Tunisie, **Bourguiba** supprima en l'an 1958 la répudiation, le port du voile, et protégea les femmes contre la violence conjugale. Les dirigeants qui avaient pris le pouvoir ont su contenir les malfaisances des mouvements intégristes, parce qu'ils représentaient l'avenir, un avenir, il est vrai, fait d'envies et de jalousies. Malheureusement, par la suite, les mouvements nationalistes se sont corrompus, vite submergés par les opportunistes qui volent au secours de la victoire. Ils ont trahi les espoirs mis en eux. Les mouvements fondamentalistes aidés financièrement par les wahhabites saoudiens qui voulaient faire prospérer leur fonds de commerce, l'exploitation du seul véritable lieu saint de l'Islam, la « **Ka'aba** », situé à « **La Mecque** », se sont construits sur cette désaffection et par les superstitions et la haine de l'Occident chrétien et des juifs qu'ils inculquent aux ignorants contre un bol de soupe et un verbiage haineux. Mais en y regardant de près, les fondamentalistes n'ont rien à offrir. Tous savent que l'intégrisme religieux n'apporte que destruction, misère et la régression ; il ne génère aucune avancée sociale, aucune richesse économique, aucune forme de gouvernement juste, sinon la dictature des milices, l'intolérance et le terrorisme. Peut-être que les fondamentalistes pourront nuire encore pendant quelques décennies, mais que représentent-ils au regard de la longévité de notre planète ?

La religion relève aujourd'hui de l'idéologie et peut devenir, dès lors, une stratégie politique de combat, un projet sociétal ou une source de compétition pour les pouvoirs. Toutes les religions sont concernées par ce phénomène.
Cette nouvelle forme mobilisatrice des masses tente d'investir l'espace

social et politique. Elle a recours à tous les moyens, y compris la violence. Elle veut supplanter les idéologies traditionnelles et les modèles occidentaux (**libéralisme, économie et société de marché, socialisme, marxisme, démocratie à l'occidentale**…) en cherchant à occuper les organes du pouvoir, munie de son propre appareil conceptuel et normatif. Les valeurs dites universelles s'éclipsent au profit de valeurs engendrées par l'histoire propre à chaque civilisation. Mais aussi, l'on ne dira jamais assez en quoi les idéologies de la modernité ont alimenté le développement des mouvements religieux, dans la mesure où elles ont coupé l'homme de ses racines et bouleversé ses repères.

Cette politisation des religions se manifeste par les revendications de mouvements radicaux portés à la fois par des minorités et des majorités, et dont les enjeux dépassent de loin le cadre strictement religieux. Le discours religieux se déploie dans une pluralité de mondes et embrasse tous les continents avec de grandes variétés et des diversités selon les sociétés. Par ailleurs, l'impact de ces mouvements sur la scène géopolitique mondiale et les relations internationales est de plus en plus déterminant. Il y va de la paix et de la stabilité de notre monde.

L'angélisme de pacotille de l'Occident est désespérant, tous les crimes, massacres et exactions perpétrés par les intégristes musulmans sont considérés encore au XXIe siècle comme des accidents normaux de l'Histoire. L'Occident, par mépris identifie l'Islam au barbarisme culturel et à l'intolérance religieuse.

Alors qu'un peuple qui applique la démocratie, l'éthique, et le respect de la personne humaine, est l'objet d'une levée de bouclier lorsqu'il réplique en état de légitime défense en utilisant les moyens dont il dispose. Les âmes soi-disant charitables le clou au pilori de l'infamie.

Il faut être cohérent et opposer des principes de mêmes valeurs. On ne peut opposer des principes humanistes à ceux qui se défendent contre des agresseurs qui utilisent des moyens barbares.

On est toujours surpris de l'indulgence coupable et du silence complice des occidentaux, lorsque les musulmans se massacrent entre eux, et de cette levée de boucliers lorsque c'est un état démocratique qui règle ses comptes avec un groupe de terroristes ou un état islamique voyou. Il y a comme deux poids et deux mesures dans le comportement des bien-pensants, subjugués par les médias qui leur imposent leur mercantile vision du monde. **Le sang, la souffrance, la misère et les larmes se vendent bien dans cet Occident culpabilisé. Yougoslavie, Bosnie, Kosovo, Indonésie, Algérie, Maroc, Tunisie, Égypte, Irak, Iran, Pakistan, Turquie, Jordanie, Syrie, Liban, Afghanistan, Yémen, Libye, la faim en Afrique, aux Indes, en Extrême Orient, la liste est encore longue,** profitent pleinement de l'aide de l'Occident, même si elle n'est pas suffisante pour éradiquer la misère du monde. Alors que les dictatures d'Afrique, d'Asie, riches en pétrodollars sont indifférentes à la misère de leurs coreligionnaires.

Le crépuscule de l'Islam

À l'évidence, l'expérience historique de quatorze siècles révèle que l'Islam et l'Occident sont foncièrement incompatibles. Cette incompatibilité est le fruit du système instauré par l'Islam qui amalgame religion (**dîn**), société civile (**dunyâ**) et État (**dwala**), contrairement à l'Occident qui est fondé sur des valeurs de liberté de penser et d'agir. L'Islam ne peut surmonter son incapacité à coexister avec les « **démocraties** » et, ne possédant « **qu'une puissance très limitée en matière économique, industrielle, scientifique, militaire** » malgré la nostalgie d'un « **glorieux passé** », ne peut renouveler l'exploit réalisé il y a quatorze siècles, celui de détruire par la conquête militaire deux empires voisins qui vivaient en paix.

Clairement défini, l'Islam est « **une doctrine à deux branches, l'une religieuse, l'autre politique** » qui en fait un système rétrograde s'appuyant sur le primat du collectif, la soumission de l'individu, la servitude de la femme, la coercition par la violence et l'idéologie, ce qui en fait une religion de la violence au service d'un projet politique de domination universelle.

La caractéristique fondamentale de l'Islam d'aujourd'hui peut se résumer en une phrase :

« **La vérité est un bien pour la seule raison que le Coran « Incréé » la prescrit, au seul témoignage de son Prophète.** »

L'attitude qui en découle pour le croyant est l'obéissance, non pas l'exercice du libre arbitre, c'est ce qui distingue l'Islam à la fois des autres religions monothéistes et de la pensée occidentale. En prendre conscience, c'est comprendre ce qui sépare et oppose les deux systèmes de pensée ; c'est aussi saisir que ni la tolérance, ni l'appel à la raison n'y changeront rien. L'implication du religieux et du politique est un obstacle insurmontable dans l'état actuel de l'Histoire, aucune transformation n'est possible malgré les efforts, toujours renouvelés, d'intellectuels musulmans.

Cette violence, plus puissante que celle qui est visible, s'exerce dans le machisme et l'intolérance, dans toutes les occasions ou l'on ne voit plus que l'autre existe. Ruse, fausse hospitalité et corruption, sont les moteurs de l'islamisme qui vise la domination du monde.

En dépit de ce que veulent nous faire croire les islamistes, l'Islam est une religion agressive et dominatrice, de surcroît intolérante et fanatique, qui vise à l'instauration de sa suprématie au monde.

L'histoire de ses prémices tout comme celle d'aujourd'hui, nous renseigne sur la véritable nature de cette religion. Contrairement à ce pensent beaucoup d'occidentaux, l'Arabe n'est pas l'Islam, l'Arabe n'est qu'une composante de cette religion. Mais l'enseignement de l'arabe est nécessaire à tous ceux qui veulent lire le Coran.

Par le biais de la langue nécessaire aux fidèles de ce dogme, l'Islam a gommé chez les peuples qu'il a conquis et dominés le souvenir même de leur état antérieur, de leur civilisation tout comme de leurs traditions d'origine. Les humanistes, aveuglés par le volet victimaire que les musulmans présentent à l'Occident, oublient trop vite et trop facilement que les musulmans sont les principaux instigateurs des actes délictueux, exécutés avec l'objectif de culpabiliser les occidentaux, dont le passé colonisateur est propice à toutes les accusations. Les humanistes ont la mémoire courte, ils passent en profits et pertes l'apport éducatif et la prophylaxie ainsi que la formation des moyens de productions, tout comme la modernité technologique. Naturellement, si ces prétendus humanistes ne voulaient voir dans les peuples en voie de développement que les bons sauvages que l'on exhibe dans les zoos, leur point de vue pourrait se comprendre.

Il est vrai que les assassins irlandais, corses et basques, généralement meurtriers gratuits d'innocents, revêtus de l'habit de la rébellion sont également perçus comme des résistants, alors que la Grande-Bretagne, la France et l'Espagne sont des pays démocratiques. Et qu'il suffirait aux Irlandais, aux Corses et aux Basques d'envoyer aux assemblées irlandaises, corses et basques démocratiquement élues des représentants de la mouvance nationaliste pour régler le problème en proclamant l'indépendance de leur région, comme cela s'est produit dans un passé récent pour le Kosovo. Ces meurtriers n'ont aucune représentativité au sein des peuples corses et basques, mais bénéficient d'une soi-disant solidarité attachée aux traditions régionales. Alors, d'après ces bien-pensants, il suffirait de se proclamer extrémiste de gauche pour avoir un permis de tuer sans subir de sanctions pour les crimes réalisés.

C'est ce que réclament les complices de tous ceux qui sont responsables du meurtre d'innocentes victimes, victimes de leurs attentats aveugles qui visent particulièrement à terroriser des civils, femmes et enfants, travailleurs et travailleuses se rendant quotidiennement à leur boulot. Il est temps que les bien-pensants cessent de s'apitoyer sur les bourreaux et se préoccupent enfin des victimes, même si les bourreaux ont des causes à défendre, aucune cause ne mérite qu'on sacrifie sur l'autel de la violence des victimes innocentes, comme cela se faisait au temps jadis de l'Antiquité, dans la préhistoire de l'humanité, lorsque des sorciers sacrifiaient sur l'autel du dieu assoiffé de sang. Ceux qui le font et leurs complices par indulgence ne sont que de vulgaires criminels.

L'homme occidental ne supporte plus les aléas de la nature, il voudrait qu'elle se plie à ses caprices, à ses vacances, à sa productivité alimentaire ou vinicole. Il a pris l'habitude de revendiquer pour tout ce qui perturbe son confort, de maîtriser son environnement. Ne pas le maîtriser l'angoisse. La technologie est une réponse magique à tous ses désirs, elle lui donne l'impression qu'en une seconde ses problèmes vont être solutionnés. Le seuil de tolérance à ce qui le gène est de plus en plus bas.

Les humanistes se laissent influencer par les effets pernicieux de ce culte victimaire sans songer à traiter les causes. Or ce sont justement les causes qui sont à l'origine des malheurs des uns et des souffrances des autres et qui assaillent les hommes et les femmes. Ces êtres humains qui se présentent comme les défenseurs d'une noble cause subissent en réalité le joug de cet Islam intolérant et fanatique, dont les oulémas, les Hezbollahs et les imams sont les complices serviles de tous les pouvoirs.

S'il est vrai que le christianisme, jusqu'à une date récente, pouvait être accusé des mêmes maux, depuis Vatican II, une lumière brille dans la conscience chrétienne, il a définitivement tourné la page de ce passé obscur et sulfureux, même s'il reste encore ici et là des chrétiens archaïques accrochés désespérément aux mythes des pouvoirs terrestres.

Ces chrétiens, que la lumière n'a pas encore atteints, oublient que le royaume de Dieu n'est pas de ce monde. Quant aux ambitieux, ils feraient bien de méditer sur la phrase : « Les premiers seront les derniers. »

L'alliance entre ce que j'appelle le rusé et sans scrupule de l'islamisme et le naïf et candide humanisme pourrait s'apparenter à celle de la carpe et du lapin.

Naturellement, ces critiques ne visent pas le musulman lambda, mais ceux qui le manipulent et le conditionnent pour qu'il adopte vis-à-vis du juif et du chrétien une attitude faite d'hospitalité verbale ou réelle, alors que dans le fond de son cœur, tout comme celui de son âme, il ne songe qu'à l'éliminer c'est-à-dire le convertir à l'Islam. Juifs et chrétiens n'ont d'autre choix dans la maison de l'Islam que de se convertir pour éviter d'être marginalisé ou d'accepter de vivre en esclave libre, c'est-à-dire de subir la condition de dhimmi.

Réclamez des fatwas condamnant le terrorisme et les terroristes

L'Occident en particulier et les états pacifiques de notre planète doivent se mobiliser pour exiger la promulgation des fatwas de théologiens religieux chi'ites et sunnites qui mettraient hors la loi tous ceux qui utilisent l'attentat terroriste contre d'innocents civils. Ceux qui refuseraient de rédiger les fatwas condamnant ceux qui financent, organisent, tout comme ceux qui les exécutent, se dénonceraient d'eux-mêmes à l'opinion publique comme complices des terroristes.

Il est temps que l'Occident réagisse aux prêches radicaux et interdise les appels à la haine et à l'assassinat dans les mosquées par des imams qui n'ont d'imams que la fonction qu'ils exercent et la haine contre l'Occident, qu'ils dispensent avec violence à leurs ouailles. Mais il est temps aussi de sanctionner tous ceux qui tiennent des propos outranciers, violents, étrangers aux valeurs occidentales. La défense des valeurs occidentales doit également s'étendre contre la radicalisation idéologique, le prosélytisme et le recrutement. Il faut surveiller les lieux de culte, les établissements pénitentiaires, contrôler les associations sociales, sportives ou culturelles qui souvent servent de paravent aux activités radicales ou terroristes, même si pour cela il fallait changer les législations en cours. Rien ne doit être immuable et personne n'est à l'abri de la Justice, ce qui a été fait en Bosnie doit être étendu à tous les états voyous de la planète.

Il n'y a rien de changé sous le soleil dans les pays arabes, l'image des juifs et des chrétiens est beaucoup plus négative que celle des pays européens et américains à l'encontre des musulmans. Il est vrai que, contrairement aux imams ou aux oulémas, les rabbins et les prêtres ne font pas dans les synagogues ou les églises des prêches hebdomadaires au cours desquels ils lancent des appels véhéments à la haine et au meurtre contre les musulmans.

La culture arabo-musulmane n'est pas un ramassis de danseuses du ventre, de chanteurs ou chanteuses bébêtes et de couscous-merguez, ni de fanatiques ignorants et sanguinaires. Cette connaissance contribuera à rendre sa dignité pour ne pas dire sa fierté à chacune des composantes de la société humaine ; elles se trouveront comme amalgamées dans ce creuset commun de la connaissance et du savoir. Chacune d'elles prendra conscience de la part indispensable de l'autre dans sa propre évolution en particulier et celle de l'humanité en général. En mettant l'accent sur l'apport positif des cultures qui font notre civilisation, nous ferons reculer la superstition qui est mère de l'ignorance.

Tout arabo-musulman cultive des grandeurs évanouies, s'imaginant que cette gloire, il la doit à ses ancêtres. Avec chez certains musulmans d'aujourd'hui le sentiment confus de leur déchéance et de leur incapacité à lutter contre la civilisation occidentale, comptant bien un jour prendre leur revanche. Les musulmans oublient, et nul personnage ne le leur rappelle, que ce fut l'Islam qui colonisa leur nation. Celle-ci pratiquait le monothéisme bien des siècles avant que les arabo-islamiques ne détruisent sa civilisation. Ce conquérant voleur d'âmes effaça de la mémoire collective des peuples soumis jusqu'à leur propre origine et leur grandeur passée. Il supprima jusqu'à leur alphabet, leur langage, leur littérature.

Il ne faudrait pas moins qu'une révolution laïque et ressusciter Kemal Ata Turc. Les discours philosophiques ne suffisent pas à changer le fait islamique et encore moins à supprimer les versets coraniques abrogants. Cette révolution religieuse n'est malheureusement pas pour demain, il faudrait d'abord que le politique brise l'alliance qui l'enchaîne au religieux, depuis près d'un millénaire, pour se maintenir au pouvoir et avoir le courage d'imposer la séparation de la Mosquée et de l'État.

C'est toujours la même part coranique obscure qui est invoquée pour instrumentaliser le fanatisme et l'intolérance qu'ils instaurent au cœur de leur

Islam. Qui peut assurer l'humanité dans l'état actuel de la lecture coranique par l'Islam que ces temps ne seront jamais de retour. Si certains avaient la candeur d'y croire, il faudrait qu'ils se remémorent que l'intégriste islamique est comme la mort, il ne peut être expérimenté qu'une seule fois.

Telle est la maladie de l'Islam. Cette infirmité exista à travers l'Histoire. Elle perdure encore de nos jours. Elle est identifiable à travers les gestes et les paroles des intégristes.

Conclusion

Il est évident que l'on ne saurait opposer un Islam populaire, inculte, des confréries, à l'Islam savant des oulémas. Les réseaux des confréries maillent le tissu social, notamment à la campagne ou en banlieue, là, ils assurent l'acculturation de la plupart des jeunes.

L'Islam a été la dernière création religieuse de l'humanité et, à beaucoup d'égard, la moins compliquée. Il détruisit les religions monothéistes existantes du Moyen-Orient, en Afrique du Nord et dans une partie de l'Europe, ses conquêtes se poursuivirent depuis l'an 632 de notre ère jusqu'au XXIe siècle.

Ainsi, l'islamisme résume les idées morales, religieuses, esthétiques, en un mot la vie selon l'esprit, d'une des familles de l'humanité. Il ne faut lui demander ni cette hauteur spirituelle que seule l'Inde a connue, ni ce sentiment de la mesure et de la parfaite beauté que la Grèce a légué aux peuples latins, ni ce don de fascination étrange et mystérieuse, vraiment divin, qui a réuni toute l'humanité civilisée, sans distinction de culture, dans la vénération d'un même idéal qui a d'abord prospéré en Judée avant d'essaimer de par le monde : celui d'un seul Dieu pour une unique humanité.

L'Islam fascine l'Occident, il est pour lui à la **fois rêve et cauchemar. Attrayant et rebutant, exotique et barbare, étrange et embrouillé, machiste, cruel et mystérieux, tel est perçu l'Islam par l'Occident laïque ou chrétien. L'Occident confond l'Islam avec les contes des milles et une nuit.**

Le fait islamique se distingue de plus en plus du fait coranique. L'Islam devient une somme de rites répétitifs de reconnaissance, d'institutions qui en vivent, de valeurs déviées de leur véritable sens et une culture impérialiste systématisée sous l'influence de forces socioculturelles très complexes qui se servent de Dieu au lieu de le servir. Ces forces revanchardes veulent réitérer le déversement de l'Islam en dehors de l'Arabie qui leur avait si bien réussi au VIIIe siècle en profitant des principes humanitaires qui régissent aujourd'hui l'Occident. Cette expansion islamique vise la razzia des richesses occidentales par d'autres moyens que ceux du passé et d'un même mouvement veut dominer le monde. Les moyens utilisés sont efficaces parce que justement ils sont simples : la dictature en pays musulmans, la répression, le fatalisme, la démographie et l'immigration massive de masses misérables, affamées et prolifiques en Occident. Cet Occident est à court de main-d'œuvre servile pour l'exécution des besognes de force, salissantes ou malodorantes, ou pour substituer aux femmes absentes du foyer, occupées à des tâches plus nobles qui confortent leur liberté et leur niveau social, une main-d'œuvre qui prend en charge l'entretien de la famille. .

Combat inégale entre intégrisme et liberté

L'affrontement est celui de l'Islam contre l'Islam, l'Islam laïque, lumineux, celui des mutazilites, du rationalisme, ouvert sur l'extérieur contre celui de l'intégrisme, du fanatisme rabougri sur lui-même, intolérant, corrompu et haineux.

Le mode de vie des nations islamiques est traditionnel, au mieux conservateur. Les tenants des études religieuses sont des personnes incapables, de par leur tradition, de renouveler leur approche du phénomène religieux. Dans le même temps, les tenants de la culture moderne ne s'intéressent guère au fait religieux. De plus, bien souvent, ils ne peuvent pas s'exprimer librement ni publier leurs opinions, du fait de l'influence conjuguée d'un pouvoir tyrannique, de la pression sociale, de la peur et de la suspicion que suscite toute parole nouvelle.

Les générations nouvelles attendent de la réflexion islamique qu'elle prenne en compte les principes qui ont présidé à la modernité en Occident, l'acclimatation des concepts modernes, en évitant de tomber dans une fausse érudition où la science est synonyme de mystification et où les termes ronflants ne servent qu'à masquer la confusion de la pensée.

L'imam **Mâlik** déclarait :

« Arracher les gens à leurs croyances erronées est une tâche ardue. »

De son côté, Al-Ghazali affirmait :

« Sevrer les hommes de leurs habitudes est chose difficile. »

Ces deux personnages, à l'autorité incontestée, disaient tout haut ce que beaucoup pensaient. En regardant la pratique religieuse des musulmans de leur époque, ils ressentaient une sorte de lassitude en regardant l'abîme qui sépare les Écritures saintes et la pratique religieuse. L'endoctrinement des jeunes enfants consiste à inculquer une tradition culinaire et un rituel primaire à pratiquer quelquefois. Ce savoir n'a rien de commun avec les véritables Écritures saintes.

La confrontation entre le message coranique et ses réalisations dans l'Histoire pose de nombreux problèmes épineux auxquels les musulmans contemporains devront nécessairement faire face et répondre en toute loyauté et courage. Le message figé tel qu'il est incarné par la tradition « **sunna** » pendant de longs siècles, présente aujourd'hui des aspects négatifs au regard de la modernité, c'est-à-dire depuis le XIXe siècle de notre ère. Naturellement, il ne s'agit pas de porter un jugement en faveur ou à l'encontre des interprétations de pieux Anciens, de leurs choix et de leurs solutions ; il s'agit de répondre aux exigences de la conscience moderne sans pour autant s'écarter de la réalité historique. Le passé éclaire le présent et prépare l'avenir, de plus il est impossible de rompre totalement avec lui. C'est pourquoi, il faut l'apprécier objectivement et l'affronter avec détermination, en évitant de voir en lui un idéal, les individus évoluent, les peuples qui s'adaptent le plus vite se hissent au sommet de la pyramide de l'évolution et du bien-être. L'avenir de l'Islam est accroché à sa capacité à se moderniser pour édifier une société à partir des aspirations libres et conscientes de ses membres. Il devra abandonner toute conception figée de l'identité basée sur des allégeances sans âme, qui ont tôt fait de se fragiliser et de sombrer pour laisser place à de nouvelles formes d'alliances nationales, régionales, éthiques ou autres.

Aujourd'hui, la solidarité entre les individus s'est établie sur des bases nouvelles qui n'ont pas besoin de justification religieuse, ce qui a provoqué au cours des deux derniers siècles une contestation de fait des formes traditionnelles de la piété. Ce qui s'est traduit par la dépossession de leur rôle traditionnel des religions institutionnelles, sous la pression conjuguée et irrésistible de la réalité et de la pensée moderne relayée par les médias qui réduisent notre monde à la taille d'un village planétaire.

Face aux profondes transformations de notre planète, les sociétés islamiques n'ont pas connu de modernité générée par leur propre évolution interne. Elles perçoivent les opinions et les valeurs modernes comme imposées de l'extérieur, surtout qu'elles étaient d'origine occidentale, c'est-à-dire chrétienne. Cette intrusion de la pensée moderne, par son origine, est apparue aux regards des musulmans comme une tentative délibérée d'affaiblir l'Islam, en attendant de lui donner le coup de grâce. Il est vrai que toute modernité voit le nombre des pratiquants de toute religion baisser constamment, et celui des agnostiques croître de jour en jour. Les domaines où la religion jouait un rôle central se rétrécissent comme peau de chagrin. Ils sont remplacés avantageusement par la sécurité sociale, les allocations diverses, le salaire minimum, le droit au logement, la justice. La vie publique et privée abandonne la morale et les valeurs religieuses, les transgresse en public ou en privé. Nombreux sont ceux qui viennent grossir la foule des gens perdus, à la recherche d'un sens à donner à leur vie, et qui tombent dans les griffes de charlatans et autres gourous.

On ne peut nier cette réalité, mais devant une telle situation, on est en droit de s'interroger sur sa signification et sur ses causes lointaines, et s'engager dans une recherche commune entre croyants de toutes religions, pour ensemble trouver les meilleurs moyens d'y remédier.

Si nos contemporains vivent des situations préoccupantes et se trouvent désemparés face à la modernité, leurs conditions matérielles et morales ne sont pas pires que celles des générations précédentes. Simplement, les temps ont changé : ce qui se déroulait en secret, qu'on attribuait à la fatalité, à la destinée ou à toutes sortes de superstitions, est désormais étalé au grand jour, au vu et au su de tous.

Les sociétés islamiques contemporaines ne se trouvent pas coupées des forces de progrès à l'œuvre dans les autres sociétés, même si la pensée unique, celle du gouvernant, y règne en maître, même si on garde le silence sur leurs problèmes en imaginant que les mettre au jour porterait gravement atteinte à la religion et à la société, alors qu'une telle dissimulation profite uniquement à ceux qui ont intérêt à ce que les choses restent en l'état. Il est vrai que l'adoption de la modernité mettrait au chômage un important volant d'oulémas et autres professionnels de la religion.

L'Islam traditionnel devrait se préparer à affronter les défis lancés par les mutations, au lieu de poursuivre la politique de l'autruche et attendre un miracle. Cette préparation devrait répondre à deux conditions essentielles : élever le niveau de vie en modernisant les moyens de production, engager un fructueux débat d'opinion entre les penseurs de toutes tendances.

La modernité est occidentale par ses origines, universelle par son influence. Parmi les plus belles valeurs qu'elle ait engendrées figure le fait de considérer l'être humain comme une personne libre et responsable. La vie ne doit pas être celle de la précarité animale. La véritable existence est celle où tout individu se réalise suivant ses idées. Elle suppose que chaque personne assume les conséquences de ses choix et qu'elle soit consciente de ses options. La liberté de pensée exige que l'on entretienne avec la vérité un rapport personnel que nul ne peut imposer. Toutefois, derrière cette liberté se cache la possibilité d'un monde amoral, guidé uniquement par l'intérêt immédiat ; c'est là une possibilité qu'il ne faut pas fuir ni masquer par quelque subterfuge.

Pour les sociétés musulmanes, il est nécessaire de reconstruire la société sur des nouvelles bases adaptées au contexte et aux valeurs de notre temps ; l'une des plus importantes est que le musulman prenne conscience, comme tout être humain, qu'il possède des droits inaliénables et non négociables. Ils sont prescrits dans la Déclaration universelle des droits de l'homme. De ces droits découlent des devoirs indéniables. Les sociétés islamiques devraient opérer un renversement de la perspective traditionnelle, qui voit dans le musulman un individu soumis à des obligations et des devoirs à accomplir avec tout ce qu'ils comportent, chez les Anciens, de disparité entre l'élite et la masse, entre l'homme et la femme. Il est urgent de prendre pleinement conscience de la vision moderne et instaurer pour cela une éducation nouvelle qui rompe avec les idées reçues, qui abandonne sans aucune réserve les positions obsolètes, pour miser sur l'avenir et sur les aspirations légitimes à plus de liberté, de justice, d'égalité et de dignité accompagnées d'une meilleure répartition des richesses.

Nous percevons depuis quelques années les signes avant-coureurs de ce qu'**Abdul Filali-Ansary** a appelé une « **nouvelle conscience islamique** ». C'est l'annonce que la voie de l'avenir est ouverte ; pour la parcourir, il suffit d'abandonner les rêves hégémoniques, la mentalité d'exclusion envers tout ce qui n'est pas musulman, d'avoir confiance et se mettre courageusement à l'ouvrage.

Ce n'est pas le courage qui manque aux penseurs musulmans, mais l'appui des Occidentaux leur permettant d'avoir accès, par médias interposés, directement aux téléspectateurs et aux auditeurs des pays islamiques. Les régimes en place dans ces pays n'ont jamais eu le courage de s'élever contre le système imposé par le sunnisme (**tradition**) progressivement depuis le Xe siècle qui garantit une société civile apaisée, par le conditionnement religieux des consciences au profit de tout pouvoir en place. Ce système, correctement ficelé par ceux qui en font leur pain quotidien, fait un amalgame de Religion (**dîn**), Société (**dunyâ**) et État (**dwala**). Ce totalitarisme s'appuie avec succès depuis dix siècles sur le primat du collectif, la soumission de l'individu (**mektoub**), la servitude de la femme, la coercition par la violence et l'idéologie. Ces dévoiements font de l'Islam une religion de violence au service d'un projet politique de domination sans contre-pouvoir. C'est ce qui distingue l'Islam à la fois des autres religions monothéistes et de la pensée occidentale. En prendre conscience, c'est comprendre ce qui sépare et oppose les deux systèmes de pensée.

L'imbrication du religieux et du politique est telle dans la doctrine islamique que ni la tolérance, ni l'appel à la raison, n'y changeront grand-chose. Ce système hégémonique est incapable d'instaurer des valeurs fondées sur la liberté de penser et d'agir sans une révolution interne, de type turc. L'Islam est incapable de coexister avec d'autres formes de pouvoir religieux ou démocratique, et possédant une puissance limitée en matière économique, industrielle, scientifique, militaire, une fois que la manne de l'or noir aura disparu, il suivra la même trajectoire.

Lexique

- **Abd el-Muttalib** : grand-père de Mohamed.

Il avait la haute autorité sur la Ka'aba, repaire d'idoles.

- **Abû Bakr** : célèbre généalogiste réputé, du clan Hachémite, père d'Aïcha, gendre et oncle de Mohamed.

Il s'était enrichi en participant au trafic régional associé à Abû Süfyân, du clan Omeyyade. Abû Bakr fut le premier calife rachidüm.

<u>Pourquoi</u> donna-t-il, apparemment sans raison, son unique enfant une fillette âgée de 6 ans à un veuf d'âge mur ? La foi récente n'explique pas tout !
La Tradition rapporte que ce généalogiste réputé, interrogé sur l'identité du jeune homme que le patriarche Abraham conduisait au lieu où devait avoir lieu le rituel dit du « Sacrifie du mont Moria » (82), déclara sans hésiter que cet enfant était Isaac, fils d'Abraham et de Sarah.

- **Abû Dharr al-Ghifârî** : compagnon de Mohamed, célèbre pour son opposition au calife Othmân Al-Affane
- **Abû Hurayra** : transmetteur du plus grand nombre de hadiths, bien qu'il n'ait été compagnon de Mohamed que pendant quelques mois.
- **Abû Süfyân Ibn-Harb** : nom du chef du clan Omeyyade de la tribu Quraychite ; il fut un des adversaires les plus déterminés de Mohamed et le soi-disant ennemi le plus résolu de la révélation coranique.

Pourtant, ce fut un des rejetons du chef de ce clan qui s'empara de l'héritage spirituel laissé par le Messager d'Allah, au détriment des héritiers légitimes et des adeptes de la première heure, pour en faire un instrument de pouvoir et de conquête au service de son clan.

- **Aghlabides** : relatif à un émirat qui régna au Maghreb de 800 à 909 de notre ère.
- **Ahd el-Médine,** connu également sous la dénomination de « Sâhïfâ » : pacte entre juifs et musulmans, signé par Mohamed en l'an II de l'Hégire.
- **Aïcha** : fille d'Abû Bakr (**oncle de Mohamed**), il l'offrit à l'âge de 6 ans en gage d'alliance au Messager d'Allah alors âgé de 52 ans.

Celui-ci eut, d'après la tradition, des relations sexuelles avec cette enfant lorsqu'elle fut âgée de 9 ans. Aïcha ne put jamais avoir d'enfant. Elle fut une ennemie déterminée d'Ali.

- **Al-Abbâs el-Muttalib,** oncle de Mohamed : après le décès de son père, il hérita de ses prérogatives (**la garde de la Ka'aba et l'exclusivité de la vente d'eau de la source de Zem-zem.**)

Il fut un idolâtre convaincu, allié inconditionnel du clan Omeyyade présidé par Abû Süfyân et un adversaire actif de son neveu jusqu'au « Pèlerinage d'adieu » de celui-ci à La Mecque. Il ne se rallia à l'Islam qu'après que Mohamed eut imposé l'Islam à la cité mecquoise et débarrassé la Ka'aba de ses idoles. Mohamed le confirma dans ses fonctions hautement lucratives. En compensation, son oncle El-Abbas lui offrit une de ses filles comme douzième et dernière concubine, avant son retour à Yathrib.

- **Al-Kassem Ben al-Rabi** ; épousa Zeynab. Ce gendre de Mohamed ne partageait pas les mêmes convictions religieuses que son beau-père.

Il combattit dans les rangs idolâtres contre les partisans de Mohamed pendant la bataille de Badr, où il fut tué.

- **Aksoum,** chrétien abyssin (**Éthiopie**) adversaire du royaume de la dynastie Tübâ's. (**Voir plus loin**)
- **Al-Hassan**
et

- **Al-Hussein**, sont les fils d'Ali et de Fatma. Ce dernier contesta le pouvoir de la dynastie Omeyyade de Damas, il fut tué à la bataille de **Karkala (Irak)** en combattant dans les rangs perses de foi zoroastrienne.
- **Ali Ibn Abi Talib**, né en l'an 623, cousin, premier disciple et époux de Fatma, la troisième fille de Mohamed, avec laquelle il eut deux fils : Al-Hassan et Al-Hussein.

Il fut l'éphémère quatrième calife rachidüm. Il fut assassiné en février 661 de notre ère à Küfa par Ibn Muldjam, un Khazradj, qui voulait venger les morts de la bataille de Nahrawân[81].

- Pourquoi Ali n'avait-il pas exigé le califat dès le décès de son cousin et beau-père, alors qu'il était son premier disciple ?
- Pourquoi Ali, en tant que quatrième calife rachidüm, avait-il accepté la trêve d'Odroh, alors que ses troupes étaient sur le point de remporter la victoire ? Il lui suffisait, pour briser le coup d'état contre son califat, fomenté par Mo'äwiya, gouverneur de Damas, de l'excommunier en tant qu'hérétique. Il aurait ainsi privé le gouverneur séditieux de toute légitimité et du soutien des masses musulmanes.
- Pourquoi Ali, quatrième calife rachidüm, a-t-il accepté de se démettre volontairement de son titre de calife, se livrant ainsi à ses ennemis. Quels étaient les moyens de persuasion dont disposait la famille Süfyân, du clan Omeyyade, à son encontre ?

Beaucoup de ces questions resteront sans réponse tant que l'Islam ne s'autorisera pas à regarder la vérité en face telle qu'elle est !

- **Allah** : nom du Seigneur Dieu popularisé par l'Islam.
- **Al-Lat, Al-'Uzza, et Manat**, trois déesses que le Messager de l'Islam voulut associer à Allah (**Dieu**) après avoir reçu à La Mecque une révélation.

---

81 Nahrawân est le lieu où le calife Ali réduisit les rebelles qui refusaient la trêve d'Odroh, avant de les exterminer. Le Khazradj meurtrier d'Ali, le dernier calife rachidüm, fut certainement manipulé par Mo'äwiya.

Mohamed espérait ainsi se concilier les bonnes grâces des membres influents de la tribu Quraychite idolâtre.

- **Al-Zuhî** : jurisconsulte à qui on attribue la première consignation par écrit du Hadith (**décède en 742**)
- **Amina**, mère de Mohamed, du clan **Bani-Najjar** de Yathrib, décéda lorsque son fils avait six ans.
- **Ançâr (auxiliaire)**, désignait l'idolâtre converti à l'Islam à Yathrib. L'adhésion à la foi islamique primait toute origine clanique ou tribale.

Les Ançârs furent roulés dans la farine par le quatuor qui encadrait l'Avertisseur depuis l'Hégire.

- **Ash'arites** : tenants de l'école théologique dominante chez les sunnites depuis le Xe siècle de notre ère.
- **Awas (à la tribu)** appartenaient les clans : **Al-Nabît, Aws-Manât** et **Am**. Tribus et clans nomadisaient dans les environs de l'oasis de Yathrib. Alliés des tribus juives, ils se retournèrent contre elles après avoir adhéré à l'Islam.
- **Ayât**, ou verset, signifie « **signe ou miracle** ».

Il est plus ou moins long selon les coupures introduites à tel ou tel moment du texte par les diverses écoles interprétatives.

- **A. Badawi**, traducteur d'une biographie (**Sîra**) de Mohamed.
- **Banî Makhzoûm**, nom d'un clan Quraychite, binôme en richesse et en pouvoir du clan 0meyyade. Bien qu'associés pour réaliser de juteuses activités commerciales, les chefs de ces deux clans ambitionnaient de se faire consacrer roi d'Arabie. Le clan Banî Makhzoûm, comme beaucoup d'autres opposants, fut liquidé sur l'ordre du Messager d'Allah, par les clans Hachémite et Omeyyade, après le pèlerinage d'adieu. Les Omeyyades furent de tout temps doués pour les coups tordus !
- **Bani-Nadîr,**
et

- **Bani-Qureïza** : ces deux tribus juives étaient alliées à la tribu des Aws (**idolâtres**). Elles partageaient la propriété de l'oasis de Yathrib avec celle des Bani-Quaïnouqa.
- **Bani-Quaïnouqa**, tribu juive partageant la propriété de l'oasis de Yathrib avec ses coreligionnaires. Alliée à la tribu des Khazrajs (**idolâtres**) à laquelle appartenaient les clans **Al-Harith, Jusham, Al-Najjar, Sä'ida et 'Awf**.
- **Banû Nasr** : souverains de la dynastie Sâmânide, qui régna en Transoxiane de 919 à 1005 de notre ère.
- **Ben Abd el-Muttalib**, père de Mohamed, mourut avant sa naissance.
- **Bid'a** : innovation, acte ou parole n'ayant pas de précédent autorisé.
- **Câdi** : juge
- **Chu'ûbiyya** : expression du nationalisme et du particularisme persans.
- **Compagnons** : ceux qui ont connu le Messager d'Allah.
- **Consensus** : pratique nécessaire aux religions pour imposer le dogme.
- **Coran « Créé ou Incréé »** : c'est à vous de voir !

Ce sont trente-trois versets sur plus de 6616 ayats (versets) « signe ou miracle » que contient la révélation coranique, qui déterminent l'attitude des masses musulmanes à l'égard des juifs et des chrétiens, fanatisées par les oulémas ou les imams intégristes plus préoccupés de se servir de Dieu que de le servir et par la poursuite d'un pouvoir immédiat plutôt que du bonheur de leurs ouailles.

- **Dâr an-nadwa** : cénacle où se réunissaient les notables de La Mecque avant l'Islam.
- **Dhimmis** : apartheid le plus abject de la condition humaine imposée par l'Islam aux juifs et aux chrétiens. Ces derniers n'avaient aucun droit civil ou social en dehors de leur communauté respective de croyance. De plus, ils étaient rackettés par le pouvoir pour soi-disant assurer leur sécurité.
- **Djâhiliya** est la période du paganisme antéislamique pratiqué par les Arabes du nord ;
- **Fatma**, troisième fille de Khadîdja et Mohamed, elle épousa Ali, ils eurent ensemble deux fils al-Hassan et al-Hussein ;
- **Fâtiha** : liminaire, première sourate (**chapitre**) du Coran.

- **Fatwâ** : avis autorisé sur un point de droit, non contraignant pour le juge, suite généralement à une consultation.

La fatwâ, au fil du temps, prit une signification meurtrière à l'encontre de tout impie.

- **Fiqh** : jurisprudence du droit islamique.
- **Fuqahâ** : jurisconsulte spécialiste du droit islamique.
- **Furû** : littéralement, branches de cas constituant la jurisprudence (**Fiqh**).
- **Ghuzz** : peuplade du bassin de la Volga.
- **Hachémite** : ce clan auquel appartenait le Messager d'Allah avait la garde de la Ka'aba et l'exclusivité de la vente de l'eau aux pèlerins pendant le pèlerinage annuel des tribus arabes idolâtres à La Mecque.
- **Hadith** : dires, faits et actions de l'Avertisseur collectés entre un à trois siècles après le décès de Mohamed.
- **Hedjaz** : région de l'Arabie qui a vu la naissance de l'Islam.
- **Hira** : grotte, lieu de retraite et de méditation du Messager de l'Islam seul ou en compagnie de quelques adeptes.
- **Hisba** : folie des mœurs et du marché.
- **Hanbalites** : partisans d'une école de hadith et de fiqh, réputée pour son intransigeance.
- **Hanéfite** : partisan de la plus ancienne des quatre écoles sunnites de fiqh.
- **Id al-adha** : fête du sacrifice d'« **Ismaël** » ou grande fête, en commémoration du geste d'Abraham.
- **Id al-Fitr** : fête de la rupture du jeûne du Ramadan ou petite fête.
- **Ifriqiya** : nom donné par les Arabes à l'Afrique du Nord ou Maghreb – Pays des Berbères. Le littoral fut province consulaire et césarienne de Rome.
- **Ijtihâd** : usage du raisonnement individuel, absolu s'il est le fait des fondateurs d'écoles jurisprudentielles, limité s'il est seulement dans le cadre d'une de ces écoles.
- **Ilaf** : entente entre les tribus préislamiques en vue d'assurer le commerce.

- **Imâm** : celui qui dirige la prière, le chef de la communauté islamique. Chez les chi'ites, ce terme est réservé aux descendants directs de l'Avertisseur par Fatma et Ali.
- **Ismâ'ilien** : partisan d'une branche majeure du chi'isme, caractérisée par un fort penchant pour l'ésotérisme et qui régna notamment en Égypte avec la dynastie des Fatimides (**909-1171**).
- **Isnâd** : chaîne de transmetteur du hadith.
- **Isrâ'ilyyat** : récit relatant la saga des Patriarches et des enfants d'Israël.
- **Ja'farite** : partisan de l'école chi'ite de fiqh.
- **Jérusalem** : est désignée dans le Coran « **Incréé** » sous le nom de « Mosquée éloignée ».
- **Jihâd** : peut signifier guerre contre soi-même ou contre tous les non musulmans, selon l'interlocuteur.

Le « jihâd », guerre contre ses mauvais sentiments, fut abandonné depuis la première guerre entre musulmans. Celle où le quatrième calife Ali affronta Mu'âwiya, rejeton Abû Süfyân du clan Omeyyade qui contestait son élection. Aujourd'hui cette dénomination « Jihâd » signifie exclusivement pour tout islamiste « guerre sainte » contre tous les non-musulmans ou contre ceux qui ne pratiquent pas *stricto sensu* la shari'a ou tout hérétique (Chii'te, Alaouite, Druze, etc.). C'est pourquoi les terroristes islamiques qui tuent d'autres musulmans prétendent qu'ils ne sont pas de vrais musulmans mais des hérétiques. Ce dogme de la célébration de la mort signifie pour celui qui meurt pour la cause d'Allah (laquelle ?) Celle annoncée à La Mecque ou celle pratiquée à Médine (Yathrib) qu'il est assuré d'aller au paradis entouré de 7 magnifiques houris qui après chaque possession reconstituent leur virginité. Ce fantastique canular tout comme celui du transport par les airs à Jérusalem du Messager d'Allah sur le dos de son légendaire cheval al-Bourâq furent inventés par les Fuqahâ, jurisconsultes spécialistes du droit islamique, pour plaire aux maîtres du moment.

- **Ka'aba**, la pierre noire, est identifiée dans le Coran « **Incréé** » sous le nom de « **Mosquée sacrée** ».

- **Kalâm** : théologie islamique.
- **Khadîdja** : veuve, riche bourgeoise du clan Omeyyade, de confession chrétienne nestorienne, épousa en secondes noces Mohamed avec lequel elle eut trois filles.

La sünna rapporte, d'après un hadith rachidüm, que le cousin de Khadîdja, dénommé Waraqa ben Naufal, professait la religion chrétienne probablement « nestorienne ». D'ailleurs, dans le Coran (Cn. ste 2), on trouve la transcription du dogme de cette secte quant à la nature de Jésus tout comme l'absence de crucifixion.

- **Kharidjisme** : secte issue d'une scission issue des partisans d'Ali le quatrième calife. Cette scission fut la conséquence de l'acceptation par ce calife de l'arbitrage d'Odroth dans le conflit qui l'opposait à Mu'âwiya du clan Omeyyade, gouverneur de Damas.
- **Khazraj** : une des tribus arabes idolâtres, pâturant aux alentours de l'oasis Yathrib. Cette tribu à laquelle appartenaient les clans **Al-Harith**, **Jusham**, **Al-Najjar**, **Sä'ida** et **'Awf**, fut alliée des trois tribus juives. Ses dirigeants trahirent leurs protecteurs et se retournèrent contre elles après leur adhésion à l'Islam.

Cette tribu et ses clans campaient aux abords de l'oasis de Yathrib, la mère de Mohamed était une fille du clan Bani-Najjar associé à cette tribu. Beaucoup en se convertissant à l'Islam furent surnommés Ançars, c'est-à-dire auxiliaires. Ils jouèrent un grand rôle d'opposition sous les califes Omeyyades de Damas. Ils essaimèrent surtout en Afrique du Nord, où les Berbères supportaient mal le joug de l'envahisseur arabo-islamique, aujourd'hui leurs adeptes représentent 1% des musulmans.
Ils envoient au purgatoire éternel Aïcha, la femme préférée du Prophète de l'Islam, et la plupart de ses compagnons.
Leur *credo* principal est la foi dans l'Islam, la connaissance et l'action, les trois branches restent liées, mais la seule qui subsiste encore aujourd'hui est la première.

- **Kunya** : élément onomastique composé d'Abû (**père**) pour les hommes ou Umm (**mère**) pour les femmes, suivi d'un nom propre.
- **Malékite** : partisan de l'une des quatre écoles sunnites de fiqh.
- **Mawâli** : clients non arabes affiliés aux tribus arabes.
- **Mazâlim** : tribunal des abus.

- **La Mecque**, « ümm-al-Qourâ », la « **Mère des Cités** ». Elle fut le lieu des premières prédications où Mohamed s'adossait à la Bible hébraïque et au Talmud.
- **Médine** : nom que le calife Omar donna à l'oasis de Yathrib après le décès du Prophète de l'Islam.
- **Mo'äwiya 1er** : rejeton d'Abû Süfyân Ibn-Harb, gouverneur de Syrie, fonda la dynastie Omeyyade de Damas. Il conduisit Ali le quatrième calife rachidüm à se démettre et supprima les légitimistes et les premiers disciples.

Il s'accapara de la révélation coranique, après avoir persuadé Ali, cousin et gendre de Mohamed de se défaire de son califat. Il fit égorger, dans la Ka'aba après l'avoir détruite, les Expatriés et les Ançârs. Gouverneur de Damas, il fonda la dynastie Omeyyade de Damas. Il fit construire sur le mont du Temple à Jérusalem le Qoubbet es-Sakrah (le « Dôme du rocher »), monument commémoratif de la ligature d'Isaac, que l'Islam attribua faussement à Ismaël, et un autre d'argent, appelé la « Mosquée el-Aksa » lieu où se pratique le culte. L'ensemble se nomme : « Haram-ech-chérif », enceinte sacrée.

- **Mohamed**, « As-Salat' ala n-nabit », Messager de l'Islam, naquit le 20 août 570 et décéda le lundi 8 juin 632 de notre ère. L'Avertisseur, de son vrai nom se nommait Mohamed ben Abdallâh ben Abd el-Muttalib. Son père mourut avant sa naissance et sa mère décéda lorsqu'il fut âgé de 6 ans.
- **Mosquée éloignée** : nom que donne le Coran « **Incréé** » à la cité de Jérusalem.
- **Mouhadjiroûn de Quraych** ou Expatriés, nom donné aux idolâtres qui furent convertis à La Mecque.

405

- **Mu'allaqât** : littéralement « **Suspendus** ». Sept ou dix poèmes antéislamiques considérés comme les plus éminents, et qui étaient suspendus à l'intérieur de la Ka'aba lors de la foire annuelle.
- **Muftî** : celui qui délivre une fatwâ.
- **Mutazilites** : tenants d'une école théologique rationaliste très influente aux VIIIe et IXe siècle.

Ils permirent l'étude des philosophies gréco-latines et la mise en valeur de la civilisation grecque, propulsant ainsi la civilisation Islamique sous la dynastie abbasside au firmament de la science, la technologie, de la médecine, etc. Mais la réaction des intégristes ne se fit pas attendre longtemps. Ils imposèrent la tradition, c'est-à-dire la culture des pieux ancêtres, celle de la tradition, qu'ils appelèrent sunnisme.

- **Omar el-Khattab (scribe)** : serviteur (**esclave**) du clan Omeyyade, meurtrier en puissance de Mohamed. Il offrit sa fille **Sahïfa** au Prophète de l'Islam comme épouse. Une conversion précipitée et cette alliance matrimoniale lui permirent de contrôler son gendre. Il fut le **deuxième** calife rachidüm.
- **Othmân ben Affane**, riche bourgeois, membre du clan Süfyân devint le gendre de Mohamed après avoir épousé sa fille **Rouqayya**. Il donna une grosse somme d'argent à son beau-père contre la délivrance d'un blanc-seing l'exonérant de ses péchés passés, présents et à venir, pour accéder au Paradis sans autre formalité.

Il fut le **troisième** calife rachidüm. Durant son califat, il fit rédiger une seconde compilation du Coran. Cette seconde recension du Coran fut moins favorable aux déshérités, mais plus conforme aux ambitions de son clan celui des Omeyyades.
Pourquoi Mohamed donna-t-il une de ses filles à ce riche bourgeois orgueilleux du clan Omeyyade, soi-disant crédule, qui, la veille encore, critiquait son comportement généreux envers les déshérités et persécutait ses disciples. L'argent n'explique pas tout.
- **Omeyyade**, un des trois clans de la tribu Quraychite, plus dynamique,

ambitieux, riche et puissant, ce clan imposait sa volonté à la tribu. première dynastie de l'histoire islamique Elle fut fondée par Mu'âwiya (**661-750**), rejeton de la famille d'Abû Süfyân

La famille d'Abû Süfyân, du clan Omeyyade, contrôlait le commerce caravanier de la région, ses membres s'étaient considérablement enrichis. Son chef ambitionnait de se faire couronner roi de l'Arabie du Nord et de celle du Sud, mais le caractère arabe, épris de liberté, impétueux et vengeur (vendetta) rendait la réalisation de son projet aléatoire.

- **Ommiyyûn** : idolâtres, Gentils, non-détenteurs d'un Livre révélé. Ce terme est également employé dans le sens d'analphabètes.
- **Ottoman** : mongol blanc islamisé « **sunnite** ». Cette dynastie s'imposa sur le pourtour méditerranéen et dirigea ses conquêtes vers l'Occident après avoir détruit Byzance.
- **Oulémas** : savant musulman versé dans les sciences religieuses.
- **Qibla**, à l'origine, était la Mosquée éloignée (**Jérusalem**). Elle fut changée sur l'injonction de l'ange Gabriel en faveur de la Ka'aba (**Mosquée sacrée**), antre d'idoles, avant que ce lieu en soit purifié dix ans plus tard.
- **Qiyâs** : analogie.
- **Quraychite** : tribu à laquelle appartenait le Messager d'Allah « **Mohamed** ». Celle-ci dominait La Mecque et le trafic caravanier entre l'empire Sassanide (**dynastie perse**) et l'empire Byzantin (**gréco-chrétien**).
- **Qusayy** : ancêtre au cinquième degré de Mohamed.
- **Rachidûm** : bien dirigé, qualificatif attribué aux quatre premiers califes.
- **Ridda** : apostasie.
- **Roch-Hachana** : jour de l'an juif.
- **Rouqayya** : 2ème fille du couple Khadîdja et Mohamed.
- **Sabéen** ou **Himyarite** : désigne les habitants du royaume d'Arabie du sud (**Yémen**).
- **Safavide** : mongol blanc islamisé « **chi'ite** ». Cette dynastie s'imposa à l'est du Tigre, c'est-à-dire en Perse et sur ce que l'on désigne aujourd'hui sous les noms d'Afghanistan et Pakistan.

- **Sâhïfâ** : littéralement, signifie feuillet.

Pacte conclu entre Mohamed et les trois tribus juives propriétaires de l'oasis de Yathrib après l'Hégire. Il est désigné également sous le nom de « 'ahd el-Médine ». Ce pacte prit cette dénomination après qu'Omar el-Khattab, 2ème calife, substitua le nom de l'oasis de Yathrib par celui de Médine.

- **Saïd ibn Thâlit**[82] jeune secrétaire de Mohamed, il présida les deux recensions écrites du Coran.

Ce personnage présida aux deux premières recensions du Coran l'une sous le califat d'Abû Bakr et l'autre sous celui d'Othmân ben Affane. Saïd ibn Thâlit président de la commission de compilation jeune, brillant et ambitieux secrétaire du Prophète de l'Islam, âgé d'une vingtaine d'années savait que sa position sociale comme sa fortune dépendait de son degré de complaisance à l'égard du clan Omeyyade.

- **Salafiyya** : courant réformiste qui prône le retour à l'exemple des pieux ancêtres (**salaf donna naissance à la secte salafite**).
- **Saqifa** : littéralement : vestibule. Lieu de réunion des compagnons après la mort de Mohamed pour décider dans l'urgence du choix de son successeur à la tête de la communauté.
- **Sîra** : biographie ou récit de la vie de l'Avertisseur.
- **Sourate** ou chapitre coranique.
- **Suivants** : générations qui suivirent celle des compagnons du prophète d'Allah.

---

82 Saïd ibn Thâlit, pour plaire à ses maîtres, établit les deux compilations du Coran, il récupéra et assembla les différentes Révélations, qui étaient orales ou copiées sur toutes sortes de supports hétéroclites, sous forme de patchwork ou puzzle. Les versets étaient mélangés sans respect ni de temps ni de lieux. Ce qui rendait la compréhension de la Révélation coranique impossible à déchiffrer par le croyant lambda. Cette incompréhension fut aggravée à la suite de l'évolution du parler arabe dans l'empire, ce qui permit toutes manipulations et mystifications par les théologiens à la solde du pouvoir séculier. Les feuillets de la première recension furent égarés, ce qui rendit suspecte la rédaction de la deuxième compilation. Retrouvés par la suite, ils furent définitivement détruits en l'an 684.

- **Thaqif** : tribu de Ta'if, localité située au sud de La Mecque. Cette cité refusa d'accueillir Mohamed et ses disciples persécutés par les membres de la tribu Quraychite, celle de Mohamed.
- **Tûba's** : dynastie juive, qui domina l'Arabie du sud (**Yémen**) pendant trois siècles, elle fut défaite par une coalition chrétienne byzantine-éthiopienne quelques décennies avant la naissance de Mohamed.
- **Usûl** : fondement du droit islamique.
- **Walâya** : sainteté.
- **Yathrib** : oasis de 35 km^2 appartenant à trois tribus juives. Cette oasis faisait de l'ombre à La Mecque et à son commerce caravanier.
- **Yom Kippour** : jour de jeûne et de repentance du judaïsme.
- **Yousouf As'ar** : roi juif himyarite fondateur de la dynastie Tûbâ's.
- **Zâhirite** : partisan de l'école littéraliste, qui est surtout connue grâce à Ibn Hazm de Cordoue (**Espagne, décédé en 1064**).
- **Zakât** : aumône légale.
- **Zaynab** : épouse de Zeyd ben Hâritha, pour qui Mohamed eut un coup de foudre. En ayant des rapports sexuels avec Zaynab, son ex-belle-fille, le Messager de l'Islam commit un inceste au regard de la tradition antéislamique.
- **Zeyd ben Hâritha** : ancien esclave offert par Khadîdja à son époux, Mohamed l'affranchit et l'adopta. Ce dernier convoita la femme de son fils adoptif. Craignant pour sa vie, celui-ci la répudia pour permettre à son père adoptif de l'épouser.
- **Zeynab** : première fille de Khadîdja et Mohamed.

Telle est l'identité des différents personnages, tribus et clans arabes idolâtres qui vivaient en Arabie du Nord au temps des prédications coraniques et de ceux qui prospéraient en marge de l'oasis de Yathrib, propriété des trois tribus juives avec lesquelles ils étaient liés par un pacte d'alliance et d'assistance. Certaines expressions furent forgées par les théoriciens de l'Islam.